JN485550

SECOND EDITION

NURSING RESEARCH

간호연구

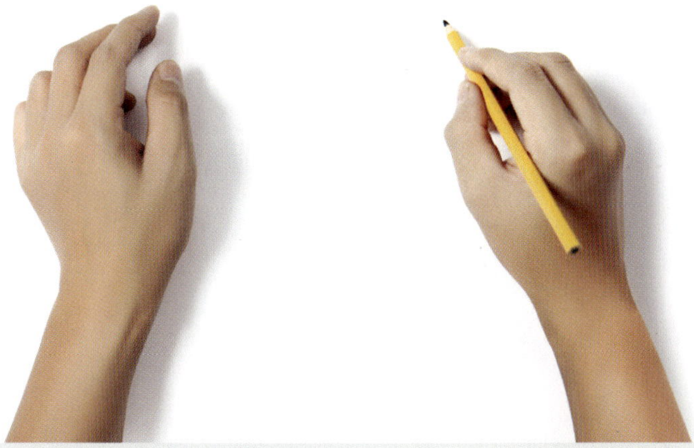

Pacific Books

집 · 필 · 진

대표저자

• 양경희 원광보건대학교

편집위원

• 김동옥 경북보건대학교
• 김영희 원광보건대학교
• 고가연 강릉영동대학교
• 김정호 마산대학교
• 박금숙 원광보건대학교
• 박선정 수원여자대학교
• 박순옥 여주대학교
• 박인숙 진주보건대학교
• 이명인 원광보건대학교
• 최영애 청암대학교
• 최은주 청암대학교
• 남호희 마산대학교
• 안민권 조선간호대학교
• 유영선 울산과학대학교
• 전소연 서울여자간호대학교

통계자문

• 서혜영 원광대학교

NURSING RESEARCH

개정판

INTRODUCTION

머 · 리 · 말

1차 개정을 마치며,

간호연구 강의를 할 때마다 학생들이 연구에 쉽게 접근하도록 '좀 더 간단하고 명확한 설명을 해서 연구를 수행하는 학생들의 이해력을 도울 방법이 없을까?' 고심하다가 한국간호연구학회에서 간호연구 교재집필을 주도하게 되었습니다.

다행히 본 교재로 강의를 하면서 별로 갈등을 느끼지 않아도 되어서 좋았다는 교수님들의 피드백을 받으며 나름대로 친절한 책을 집필하였다는 생각으로 흐뭇한 마음이 들었지요. 그러나 마냥 만족하기에는 간호연구로 잘 안내해야 하는 책임과 역할이 큼을 떨칠 수 없었습니다.

따라서 본 교재에서는 그동안 간호실무와 간호연구를 수행하고, 연구를 지도한 경험들을 총동원하여 저자들의 열띤 논의를 통해 보완하고, 빼고, 조정해서 분명한 용어 선택과 내용과 깊이를 점검하며 교재 집필을 수행합니다. 특히 최신 개정된 연구윤리 지침 내용을 수록하고, 초보연구자도 이해하기 쉽도록 기본에 충실하면서도 새로운 자료와 표 및 그림을 보완하였습니다. 최선을 다해 자료를 찾고 논의하고 노력하였다는 것을 보람으로 여깁니다.

부디 이 책을 사용하게 될 연구초보자들이 쉽게 따라갈 수 있고, 지도하시는 교수님들이 편안한 마음으로 가르치신다면, 오늘 저자들의 노력이 정말 보람되고 행복한 시간이 될 것 같습니다.

마지막으로 교재집필에 수고해주신 모든 저자교수님들과 힘 밀어 주신 퍼시픽 북스 출판사에 감사의 인사를 드립니다.

2021년 2월

저자 대표 드림

초판

I N T R O D U C T I O N

머 · 리 · 말

최근 간호학문의 발전에 간호교육과 간호실무의 개발은 말할 나위 없이 중요하며 이는 간호연구가 갖는 중요한 기능입니다. 근거이론에 바탕한 간호지식체를 발전시켜 실무에서 이론을 생성하기도 하고 이론을 적용하며 교육을 통해 간호업무를 향상하고 또다시 이론을 생성하기도 하는 것이 간호연구의 소명입니다.

간호연구는 생리적, 신체적, 의학적인 요소를 넘어서 사회, 심리, 환경적인 모든 영역에 대한 다학제적 지식체의 적용과 간호현장에 맞는 새로운 지식체 생성을 요구합니다. 아울러 대상자들의 간호요구도 간호의 영역확장과 더불어 양적, 질적으로 높아지고 있습니다. 이런 시점에서 빌려온 다른 분야의 이론이나 개념을 단지 추상적으로 이용하지 않고 습득하되, 이를 응용한 지식체 개발로 간호학이 발전한다면 간호전문직은 인류건강에 지대한 공로자로서 간호가 갖는 소명을 충실히 실천할 것입니다.

간호연구는 간호학제가 4년제로 일원화되면서 간호학도들이 어떠한 간호현장에서도 간호대상인 인간 개인, 집단, 사회의 건강수준을 향상하는 데 막중한 영향을 가지게 됩니다. 간호연구는 이제 간호학을 공부하는 대학생들이 간호전문직으로 서기 위해 갖추어야 할 필수 기본 역량이 되었습니다.

본서를 집필하면서 간호학생들이 연구역량과 자질을 길러 당당히 임상현장에서 연구자로서의 능력을 발휘해가도록 교육하는 데 활용할 수 있도록 하기 위해 기본적으로 이해하기 쉽고 자세하지만 간략하고 명료한 안내서가 되도록 노력하였습니다.

부디 간호교수자나 간호학생들이 부담 없이 연구법을 가르치고 배우는 안내서가 될 것을 고대하며, 끝으로 본 교재집필을 위해 애써주신 학회 집필자 여러분과 퍼시픽 출판사에 감사의 인사를 드립니다.

2018년 3월

저자 일동

CONTENTS

CONTENTS

CONTENTS

CONTENTS

CONTENTS

C·O·N·T·E·N·T·S

CONTENTS

1

C·H·A·P·T·E·R

간호연구의 이해

학|습|목|표

1. 간호연구를 정의할 수 있다.
2. 간호연구의 목적을 설명할 수 있다.
3. 간호연구의 역사와 동향을 이해할 수 있다.
4. 근거기반 간호실무를 설명할 수 있다.

NURSING RESEARCH

1 CHAPTER

간호연구의 이해

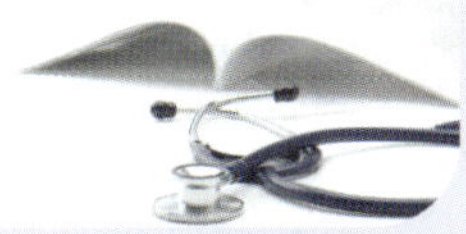

1 간호연구의 정의

연구(research)란 '재탐색하다', '주의 깊게 조사하다'라는 의미로, 새로운 지식을 축적하고 기존의 지식을 검증하며 문제를 해결하기 위하여 학문적 방법을 사용하는 체계적인 탐구과정이다. 연구의 궁극적 목적은 지식체를 개발하고 개선하여, 이를 확장하는 것이다. 즉 연구를 통해 새로운 지식을 획득하거나 기존 지식을 더욱 정교화 할 수 있으며 확장된 지식을 습득할 수 있다.

일반적으로 연구는 과학적 연구 혹은 과학적 방법이라는 의미로 주로 사용되고 있다. 다시 말해서 일반적 사실에서 비롯된 현상들을 체계적이고 논리적인 형태로 자세히 서술하는 것을 의미한다. 실제적으로 과학적 연구란 현상에 대한 관찰, 관찰된 현상에 대한 가설 설정, 설정된 가설을 확인하기 위한 객관적이고 정확한 자료수집 및 철저한 분석, 그리고 가설의 채택 유무에 따른 결론 등으로 이루어진 체계화된 절차를 통해 시행되어야 한다. 또한 그 세부 단계도 과학적인 방법으로 시행되어야만 한다. 이러한 과정을 거쳐야만 나중에 다른 사람에 의해 이러한 절차와 방법으로 같은 연구를 반복하더라도 같거나 비슷한 결과가 도출될 수 있으며, 이를 통해 우리는 실제(reality)에 다가갈 수 있다.

전문직으로서의 간호학은 개인, 가족, 지역사회를 대상으로 질병을 예방하고 관리하며 건강을 유지, 증진시키고자 하는 목표를 가지고 있으며, 이러한 목표달성은 과학적인 지식을 바탕으로 한 지속적인 연구 활동에 의해 이루어질 수 있다(Kim, 1994). 무엇보다 간호연구는 신뢰성 있고 유용한 지식을 실무에 제공함으로써 임상에서 의사결정을 위한 정보제공의 근거로서 활용된다. 간호전문직에 있어서 연구는 기본적인 과학적 지식체를 개발하고 정련하며 확대시키는 데 필수적이며 이러한 지식체의 발달은 간호를 전문직으로 성장시키는 데 절대적으로 필요하다(Lee, Yang, Gu et al. 2009).

간호연구(nursing research)에 대한 정의는 학자들마다 다양하다. Polit과 Beck(2004)은 간호연구를 '간호실무, 교육, 행정 및 정보와 관련된 중요한 주제들에 대한 지식을 개발하기 위한 체계적인 탐구과정'이라고 하였으며, Burns와 Grove(2005)는 '임상간호실무에 직접적이거나 간접적으로 영향을 미칠 수 있는 현존하는 지식을 입증하고 개선하며 새로운 지식을 창출하는 과학적인 과정'이라고 정의하였다. 또한, 간호연구는 간호실무에 타당한 정보를 제공하기 위한 새로운 지식을 창출하는 것을 목적으로 해야 한다. 오늘날에는 더욱 확장하여 간호실무를 안내하기 위한 연구결과물의 통합, 건강에 영향을 미치는 현상에 대한 탐색 및 기술, 현존하는 문제 또는 최근에 떠오르는 쟁점들에 대한 해결책을 찾기 위한 활동까지를 포함하고 있다.

2 간호연구의 목적

간호연구의 목적은 근거기반 간호실무의 증진, 간호 전문성의 신뢰 확립, 간호실무를 위한 책임감 제공, 간호의 비용 효과성을 보여주는 것이다.

첫째는 근거기반 간호실무의 증진으로 환자에게 최상의 간호를 제공하기 위함이다. 근거기반 간호실무는 간호사가 최상의 연구 근거, 임상적 전문성과 환자에 대한 최적의 보건의료에 기반하여 임상적 결정을 내리는 것을 의미한다. 비록 근거기반 간호실무가 환자의 선호나 의학적 전문성과 같은 연구 결과의 요소들에 기반을 둘지라도, 그 목적은 최상의 유용한 연구에 근거한 최적의 돌봄을 제공하는 것이다.

둘째는 간호 전문성의 신뢰 확립이다. 과거에는 간호가 전문성보다는 소명(vocation)으로 받아들여졌으나, 근래에 전문성을 획득하기 위한 노력이 오랫동안 지속되어 왔다. 전문성의 한 가지 기준은 다른 학문과 대비되는 영역에서 지식체가 존재하는가의 여부이다. 간호는 전통적으로 자연과학과 사회과학으로부터 지식을 차용하였고, 최근에 와서야 다른 학문들과 구별되는 특별한 지식체를 형성해가고 있다. 이러한 지식 기반을 개발하기 위한 가장 타당한 방법은 과학적 연구를 통해서만 가능하다. 간호사는 연구를 수행함으로써 보건의료 영역에서 다른 분야와 구별되어 간호사가 할 수 있는 것과 그 방법을 결정할 수 있다.

셋째는 간호실무를 위한 책임감이다. 간호사가 환자에게 간호를 제공함에 있어서 의사결정을 독립적으로 하기 위해서는 더욱 많은 책임감을 필요로 한다. 독립적인 실무자의 특권은 대상자에 대한 책무에서 비롯된다. 간호사가 실무에서 책임 있는 업무 수행을 위해서는 과학적 연구를 통해서 획득한 지식에 기반하여 합리적으로 행동해야만 한다. 따라서 간호사는 최신의 지식을 가지고 있어야 하는 책임이 있으며, 이러한 최신의 지식은 연구 문헌을 통해서 습득할 수 있다. 간호사에게는 연구 논문에 대한 비판적 사고 능력과 실무를 위한 적절한 결과물을 선택하는 능력이 필요하다.

넷째는 간호의 비용 효과성을 보여주는 것이다. 간호는 인본주의적이고 이타적인 전통으로 인해서 간호 행위의 비용 효과적인 측면을 고려하는 것을 간과하고 비용과 무관하게 사람들의 건강 획득과 유지에만 목적을 두었다. 그러나 현대에 들어서 간호사는 보건의료의 재정적 측면을 더욱 잘 이해하고 이를 통해 환자들에게 경제적인 이익을 제공할 수 있는 추가적인 교육도 고려해야 한다. 보건의료의 비용이 증가하면서 보건의료를 포함하는 모든 학문에서는 스스로의 경제적 가치도 증명해야만 한다. 소비자들의 보건의료의 비용에 대한 인식도 증대되고 있으며, 이에 따라 자신들이 받고 있는 서비스에 대해서 설명을 요구하는 경우가 많다. 이러한 사회적 분위기는 간호의 중요성을 인식하게 만들고 있으며, 간호연구에 바탕한 간호의 발전이야말로 과학적이고 합리적인 간호실무를 수행 가능하게 하며, 아픈 사람들의 건강 회복과 재활에 소비되는 비용을 줄이고, 가치있는 대상자 간호를 실행할 수 있도록 한다.

3 간호연구의 역사와 동향

1) 국외 간호연구의 역사와 동향

간호연구는 Florence Nightingale(1820～1910)로부터 시작되었다. Nightingale의 연구는 크림 전쟁(The Crimean War) 동안 군인의 사망률과 이환율에 영향을 미치는 환경과 감염요인들에 대한 정보를 수집하는 것에 초점을 두었다. 그의 기술적인 분석과 발표는 간호의 효과적인 변화를 이끌었으며, 공중보건의 발전에도 영향을 미쳤다. 그러나 한동안 Nightingale의 업적을 학문적 성과에 초점을 두지 못하고 간호인력 양성에 초점을 두었기 때문에 연구활동은 저조하였다.

이후, 1900년에서 1940년 사이에 대부분의 연구들은 간호 행정가, 공중보건 간호사의 교육적 준비과정과 간호학생의 임상적 경험과 같은 간호사의 교육에 대한 내용이 주를 이루었다. 1952년 「Nursing Research」라는 학술지가 출판되면서 간호연구는 빠르게 증가하였다. 1955년 미국 국립보건원(National Institutes of Health, NIH) 내 간호연구센터(National Institutes of Nursing Research, NINR)가 개설되어 간호연구에 대한 지원을 하게 되었다. 1960년대부터는 개념적 기틀(conceptual framework), 개념적 모델(conceptual model), 간호과정(nursing process), 간호실무의 이론적 기반(theoretical base of nursing practice) 등의 용어들이 등장하면서 간호연구에서의 이론적 역할을 강조하였다. 1970년대에는 실무의 중요성에 대한 인식이 증대하였기 때문에 간호연구의 주제가 교육과 교육과정 등의 분야에서 환자 돌봄의 향상으로 이동하였다. 1980년대에는 간호연구자들이 증가하였고, 컴퓨터의 보급으로 인한 자료 수집과 분석 능력의 향상, 다양한 주제에 대한 관심 증가 등으로 간호연구의 수준이 한 단계 발전하였다. 1990년대에는 「Qualitative Health Research」, 「Clinical Nursing Research」, 「Clinical Effectiveness」, 「Outcomes Management for Nursing Practice」 등 다양한 학술지가 출판되기 시작하였다[표 1-1].

21세기 간호연구의 관점과 몇 가지 경향들은 결과중심 연구에 대한 관심 증가, 생체생리학 연구에 대한 관심 증가, 근거기반 실무의 확대, 더욱 엄밀한 연구 방법 및 다양하고 확실한 전략을 통한 강력한 근거의 개발, 다학제간 협력의 강화, 연구 자금의 확대, 간호연구의 가시성(visibility) 증가 등이다.

미국 국립간호연구소(NINH)는 간호연구는 다음과 같은 지식을 개발한다고 하였다(2019).

① 임상실습을 위한 과학적 토대 구축

② 질병과 장애 예방

③ 질병으로 인한 증상 관리와 제거

④ 임종간호와 완화간호(End-of-life & palliative care)

표 1-1 국외 간호연구 역사의 주요 내용

연 도	내 용
1859	• Nightingale의 『Notes on Nursing』 출판
1900	• 「American Journal of Nursing」 출간 시작
1923	• 컬럼비아 대학교(Columbia University)에서 간호사를 위한 박사 프로그램 최초 개설 • 「Goldmark Report」에서 간호교육을 위한 제언 출판
1930년대	• 「American Journal of Nursing」에 임상 사례 연구 게재
1936	• Sigma Theta Tau가 미국에서 첫 번째 간호연구 승인
1948	• Brown이 간호교육의 부적절성에 대한 보고서 출판
1952	• 「Nursing Research」 출간 시작
1955	• American Nurses' Foundation에서 간호연구 지원
1957	• Walter Reed Army Institute of Research에 간호연구센터 설립

표 1-1 국외 간호연구 역사의 주요 내용 (계속)

연 도	내 용
1963	• 「International Journal of Nursing Studies」 출간 시작
1965	• 미국간호협회(American Nurses' Association, ANA)가 간호연구 컨퍼런스 후원
1966	• 보스턴 대학교(Boston University)의 Magar 도서관에 간호 역사 보관소 설립
1969	• 「Canadian Journal of Nursing Research」 출간 시작
1971	• ANA가 연구에 대한 위원회(Commission on Research) 개설
1972	• ANA가 연구진 위원회(Council of Nurse Researchers) 개설
1976	• Stetler와 Marram이 실무에서 사용하기 위한 평가연구에 관한 지침서 출판
1978	• 「Research in Nursing & Health」, 「Advances in Nursing Sciences」 출간 시작
1979	• 「Western Journal of Nursing Research」 출간 시작
1982	• The Conduct and Utilization of Research in Nursing(CURN) 프로젝트의 보고서 출판
1983	• 「Annual Review of Nursing Research」 출간 시작
1985	• ANA Cabinet on Nursing Research의 연구 우선순위 발표
1986	• National Center for Nursing Research(NCNR)가 미국국립건강협회 내에 설립됨
1987	• 「Scholary Inquiry for Nursing Practice」 출간 시작
1988	• 「Applied Nursing Research」, 「Nursing Science Quarterly」 출간 시작 • NCNR에 Conference on Research Priorities(CORP#1) 소집
1989	• U.S. Agency for Health Care Policy and Research(AHCPR) 설립
1992	• 「Clinical Nursing Research」 출간 시작
1993	• NCNR이 완전한 기관인 National Institution of Nursing Research(NINR)로 변경 • CORP#2가 1995～1999년의 우선순위 발표 • Cochrane Collaboration 설립 • 「Journal of Nursing Measurement」 출간 시작
1994	• 「Qualitative Health Research」 출간 시작
1997	• Canadian Health Services Research Foundation이 연방정부 자금으로 설립
1999	• AHCPR이 Agency for Healthcare Research and Quality(AHRQ)로 명칭 변경
2000	• NINR이 2000～2004년의 기금지원 우선순위 발표 • The Canadian Institute of Health Research 발족 • 「Biological Research for Nursing」 출간 시작
2004	• 「Worldwide on Evidence-Based Nursing」 출간 시작
2016	• NINR이 Adnancing Science and Improving Lives를 NINR stratgic으로 결정

출처 : Polit & Beck, 2019.

2) 우리나라 간호연구의 역사와 동향

우리나라에서는 1955년 학위과정 신설, 1960년 석사학위 과정 개설, 1978년부터 박사학위 과정의 신설과 더불어 간호연구가 활성화되었다. 2011년 교육법 개정으로 통해 전문대학내 간호학과가 수업연한 4년제로 개편되어 운영되고 있다.

우리나라에서 1962년 「대한간호」에 최초로 간호연구 논문이 발표되었으며, 간호과학의 연구가 본격적으로 시작된 것은 1970년 「대한간호학회지」의 창간과 함께이다. 이후 대한간호학회의 산하 학회들이 창립되면서 분과 학회별 학술지의 발간이 증가하였다. 2005년에 대한간호학회는 한국간호과학회로 개칭되었으며, 「대한간호학회지」는 2008년부터 「Journal of Korean Academy of Nursing [JKAN]」으로 명칭이 변경되었다. 그 외 각 분야학회가 교과목 분류에 따라 학회지를 발간하고 있다. 2017년에는 전문대학 간호학과 구성원의 학술적 역량증진과 간호교육의 질 향상을 목적으로 한국간호연구학회가 발족되어 교육과정 개선과 교과목 개발, 및 임상실무와 임상실습 질 개선에 관한 연구 등을 실시하고 한국간호연구학회지 「The Journal of Korean Nursing Research [JKNR]」를 발간하고 있다.

1970년부터 간호연구가 활발히 이루어지고 있으며, 대한간호학회지와 회원 학회지에 2010년까지 40년 동안 게재된 6,890편의 논문을 검토한 결과, 2010년까지 양적 연구 83.6%. 질적 연구 14.4%, Triangulation 0.2% 차지한다고 보고되었다(Kim, 2015). 또한 양적 연구에서는 실험연구가 20.6%를 차지하고 있으며, 그 중 간호기술영역 53.5%, 건강교육 19%, 대체요법 13.6% 순이었으며, 종속변수별로는 지식·태도·행동영역 39.8%, 신체증상·활력징후·통증 등 임상결과영역 30.4%, 정서영역 21.0%였다. 질적 연구에서는 대화분석, 근거이론, 현상학, 내용분석 및 개념분석 연구가 주로 수행되고 있으며, 문헌분석 연구도 진행되고 있다. 연구대상자로는 건강한 일반인 35.8%, 환자 23.6% 등이었다.

최근에는 연구비 수혜논문이 증가하고 있으며, 다학제간 연구와 국제 공동 연구도 증가하고 있는 추세이다. 이는 근거기반 간호실무가 강조되면서 연구비를 지원받아 진행할 정도로 규모가 확대된 간호연구가 증가되었으며, 간호연구가 다양한 학문들과 협력하여 진행하거나 국제적 수준으로 이루어져야 하는 연구가 많아졌기 때문이다.

향후에도 간호연구에서는 간호지식체의 발전과 확대를 위한 연구로 간호학 고유의 개념과 범주를 규명하는 연구, 학문적 지속성과 근거 수준이 높은 연구, 다양한 연구방법론을 사용하는 연구, 다학제간 연구 등이 수행되어야 하며, 강화되는 연구윤리를 준수하는 것은 매우 중요하다.

4 근거기반 간호실무

최근의 간호현장에서는 근거기반 실무(evidence-based practice, EBP) 또는 근거기반 간호실무(evidence-based nursing practice, EBNP)를 강조하고 있다. 근거기반 실무는 관련된 질 높은 임상 연구의 정보를 기초로 접근하는 것으로 객관적 자료가 중요하다. 이런 관점에서 보면 임상적 판단, 직관, 경험 등에 의한 방법은 순수한 과학적 방법은 아니라고 할 수 있다. 간호사는 기본적이며 특수한 간호 행위를 수행하는데 이는 임상적으로 적절하고, 비용-효과적이며, 긍정적인 결과를 보여주었다는 근거가 밑받침되어야 한다고 강조한다. 질 좋은 연구 결과를 바탕으로 실무에서 임상적인 결정이나 조언을 수행해야 하고, 전문가로서 간호의 정체성을 확립하기 위해서 노력해야만 한다.

근거기반 간호실무는 치료에 질적으로 우수한 전문적 임상지식(practice knowledge)과 환자 선호도(patients preferences)를 최고의 근거와 통합시킨 실무를 수행하는 것을 의미한다. 즉, 근거기반 실무자는 활용 가능한 자원을 배경으로 가능한 최고의 근거를 찾아내고 임상전문지식과 환자의 선호도 및 가치를 고려하여 임상적 의사결정을 내려야 한다.

간호연구는 간호실무, 행정, 교육 등 모든 간호전문직이 이용하는 이론을 발전시키고 탐구하는 과정이다. 연구를 통하여 근거가 축적되고 이론이 발전되어 근거기반 간호실무를 행할 수 있게 된다. 또한 간호실무를 수행하면서 생겨난 임상적 의문을 간호연구를 통해 해결함으로서 새로운 근거를 축적하고 보다 나은 간호실무를 수행할 수 있게 된다. 보다 신속하고 간편하게 문헌고찰을 할 수 있도록 PICO(Patient, Problem or Population, Intervention, Comparison, control or comparator, Outcome(s)를 활용할 수 있다.

Flemming(1998)은 근거기반 간호를 5단계 과정으로 다음과 같이 설명하였다.

① 제1단계(임상적 질문 작성단계) : 간호사가 실무현장에서 당면하는 문제를 해결하기 위한 정확한 답을 찾도록 실무현장에 필요한 정보에 초점을 맞추어 구조화된 질문을 만든다.

② 제2단계(근거검색단계) : 작성한 질문을 기초로 다양한 유형의 문헌을 검색한다.

③ 제3단계(비평적 평가단계) : 타당성과 일반화를 위하여 문헌검색을 통하여 확인된 근거를 비판적으로 평가한다.

④ 제4단계(실무적용단계) : 간호계획을 세울 때 활용 가능한 최상의 근거를 임상적 전문지식과 환자의 관점(patient perspective)과 함께 이용한다.

⑤ 제5단계(평가 및 실무 확산단계) : 자가점검과 동료평가를 통해서 수행결과를 평가하고 바람직한 결과를 얻는 것은 널리 확산시킨다.

이러한 과정을 통한 근거기반 실무의 수행에는 다음과 같은 어려움이 있다. 간호사, 의사 및 보건의료 전문가들은 근거기반 실무의 지식과 기술이 부족하고, 연구와 근거를 평가하는 데 할애할 수 있는 시간이 부족하고, 환자를 돌보는 데 너무 많은 노력을 쏟고 있으며, 행정적 지원이나 보상이 부족하게 되는 등 근무기관이 갖는 제한점이 있어 근거기반 실무 수행에 부정적인 태도를 가질 수 있다. 이러한 장애를 극복하기 위하여 근거기반 실무에 대한 오해를 바로잡고, 현재 수행하고 있는 임상 실무에 대하여 스스로 질문해보며, 근거로 판단하는 훈련을 지속적으로 실시해야만 한다.

2 C·H·A·P·T·E·R

양적 연구와 질적 연구의 이해

학습목표

1. 양적 연구와 질적 연구의 특성을 설명할 수 있다.
2. 양적 연구와 질적 연구의 목적을 설명할 수 있다.
3. 양적 연구와 질적 연구의 방법과 종류를 설명할 수 있다.
4. 양적 연구와 질적 연구의 제한점을 설명할 수 있다.
5. 양적 연구와 질적 연구를 비교하여 설명할 수 있다.

NURSING RESEARCH

2 CHAPTER 양적 연구와 질적 연구의 이해

연구자가 연구 현상을 보는 연구자의 철학적 관점에 따라 연구 수행 시 틀, 과정을 제공하기 때문에 연구 질문, 연구문제를 해결하려는 조사방법, 연구 설계, 자료 분석법, 해석하는 방법들이 구별된다. 간호연구는 실증주의(positivistic)와 자연주의(naturalistic) 두 개의 세계관에 바탕을 두고 크게 양적 연구와 질적 연구로 분류된다.

1 양적 연구의 이해

양적 연구는 실증주의적인 패러다임에서 유래되었다. 실증주의는 합리성, 객관성, 예측 및 통제에 상당한 가치를 부여하며 2가지의 가정을 갖는다.

첫째, 양적 연구는 존재론적 가정(Ontological assumption)에 의해서 '인간이 발견하거나 관찰할 수 있는 독립적이고 객관적인 실재가 존재한다.'고 가정한다. 즉 세계는 인간정신의 창조물이 아니라 실재하는 것이고, 일어나는 다양한 현상은 인간의 존재 여부와 상관없이 지속적으로 존재한다는 것이다.

둘째, 양적 연구는 인식론적 가정(Epistemological assumption)에 의해서, 관심 있는 현상을 주의깊게 측정하여 지식을 정의하고 탐색할 수 있으며, 모든 인간의 행동은 객관적이고 목적이 있으며, 측정가능하다는 것이다. 양적 연구는 모든 현상이 질서와 규칙성을 가지고 있다는 관점(결정론, Determinism)을 가지고 연구를 통해서 현상 속에 존재하는 원인이나 선행요인을 찾아 인과관계를 밝힌다. 이러한 가정이 전제되지 않으면 양적 연구는 수행할 수 없다.

이러한 두 가지 기본 가정을 바탕으로 양적 연구는 객관적인 실재에 체계적으로 접근하여 새로운 지식을 발견하거나, 알려진 지식을 확실히 입증하기 위해서 수행된다.

1) 양적 연구의 특성

일반적으로 양적 연구에서 나타나는 공통적인 특성은 다음과 같다.

(1) 체계성(Order and Systematization)

체계성은 연구자가 사전에 설정한 계획에 따라 단계적으로 연구를 진행하는 것을 뜻한다. 연구자는 이를 바탕으로 연구문제를 확인하고 정의하며, 기대되는 결과를 유도하는 가설을 세우고, 계획한 단계에 따라 정보를 수집하며, 그 정보를 분석하여 최종적으로 결론을 유도한다. 이러한 체계성은 연구의 객관성을 높이고 연구결과의 신뢰성을 증가시킨다.

(2) 통제(Control)

통제는 변수 간의 옳은 관계를 규명하기 위하여 그 관계를 혼동시키는 요인을 제거하는 것이다. 이러한 통제는 연구결과의 편중(bias)을 최소화하고, 높은 타당성(validity)과 정밀성(precision)을 획득하기 위함이다. 양적 연구에서는 현상의 원인이나 관계를 밝히는 것이 중요하므로, 변수 간의 관계에 영향을 미칠 수 있는 다른 요인들을 통제하는 것이 무엇보다 중요하며, 이를 통해서 특정 현상의 원인-결과의 관계가 확실시 될 수 있다.

(3) 경험성(Empiricism)

경험성은 객관적인 실재를 바탕으로 하여 그것을 인간의 감각을 통해 직접 또는 간접적으로 수집할 수 있다는 것이다. 이는 연구자의 편견이나 믿음보다는 개인의 감각기관을 통해서 지각될 수 있음을 전제하면서도, 다른 한편으로는 한 사람의 경험을 다른 사람들도 함께 공유할 수 있는 객관성을 가정하는 것이다.

(4) 일반화(Generalization)

경험성을 바탕으로 얻어진 자료는 개별 현상을 나타내지만 연구자가 더욱 중요하게 생각하는 것은 일반적인 관계의 이해이다. 따라서 개별 현상에 내재한 공통원리를 찾고 그 공통원리가 다시 개별적 현상으로 발현되는 것을 관찰하는 과정은 양적 연구에서 중요한 부분이다. 이러한 공통원리를 찾기 위해 밝혀진 기존 개념들의 관련성을 구체화한 것이 이론(theory)이며, 이론의 개발이나 검증은 양적 연구과정을 통해 지식을 일반화하는 데 기여할 수 있다.

2) 양적 연구의 목적

양적 연구의 목적은 가설을 검증하고 일반화할 수 있는 결과를 찾는 것이다(Marshall, 1996). 양적 연구에서 관찰된 행동들의 정보는 통계적 데이터를 통해 얻어지며, 데이터는 숫자적 형태로 분석된다. 양적 연구는 관찰된 것의 객관성과 타당성에 더욱 관심을 가지며, 흔히 많은 수의 표본을 포함하는 것이 일반적이다.

일반적으로 양적 연구를 수행하는 구체적인 목적은 현상에 대한 서술, 탐색, 설명, 예측과 통제의 단계로 이루어진다.

(1) 서술(Description)

서술은 여러 가지 사실, 실험이나 관측으로부터 얻은 갖가지 자료를 과학에서 인정하는 일정한 표시를 사용하여 기록하는 것이다. 양적 연구의 기본적인 목적인 서술은 현상의 특성이 어떠한가를 보여주는 것이며, 이는 지식체 개발의 기초가 된다. 연구자의 관심은 현상의 원인 규명이 아니라 현상의 발현 양상이다. 이러한 연구를 서술적 연구(descriptive research)라고 한다.

(2) 탐색(Exploration)

탐색적 연구(exploratory research)는 서술적 연구의 확대이다. 이론이 없는 상태에서 연구가 진행된다는 것은 서술적 연구와 같지만, 탐색적 연구는 서술적 연구와는 달리 관계의 발견에 더 관심을 가진다. 탐색적 연구는 현상과 관련이 있는 원인이 무엇인지를 질문하고 이를 찾아내는 과정이며, 새로운 영역이나 주제를 연구할 때 특히 유용하다.

(3) 설명(Explanation)

설명적 연구(explanatory research)는 현상 간의 관계를 규명하기 위한 연구이다. 일반적으로 설명적 연구는 이론과 연결되어 시행된다. 즉 이론으로부터 현상에 대한 설명이 도출된 후, 이를 경험적으로 검증하는 연구를 수행한다. 따라서 서술적 연구와 탐색적 연구가 새로운 정보와 통찰력을 준다면, 설명적 연구는 현상의 이해를 증진시킨다.

(4) 예측과 통제(Prediction and control)

설명적 연구를 통해 어떤 현상의 인과관계에 대한 설명이 가능해지면, 원인적 요인의 발생시 그 현상의 출현을 예측할 수 있다. 더 나아가 현상에 대한 예측이 가능해지면 원하는 결과를 초래하기 위한 원인적 요인의 통제가 가능해진다. 이러한 예측과 통제는 양적 연구의 최종 목적이라고 할 수 있다.

3) 양적 연구의 방법 및 종류

양적 연구방법은 경험적 자료를 수집하고 계량화하여 통계적으로 분석하는 연구방법이다.

양적 연구는 일반적으로 실험연구와 비실험연구로 구분한다. 실험연구(experimental research)에서 연구자는 적극적으로 중재(intervention)나 조작(treatment)을 수행한다. 반면에 비실험연구(non-experimental research)에서는 변화나 조작 없이 데이터를 수집한다. 실험연구는 유사실험연구(quasi-experimental research), 순수실험연구(randomized clinical research)로 분류하고, 비실험연구는 서술적 연구(descriptive research), 상관성 연구(correlational research)로 분류할 수 있다. 이와 관련하여 각각의 연구방법에 대한 자세한 내용은 '제8장 연구설계'에서 다루기로 한다.

4) 양적 연구의 제한점

양적 연구는 과학적 방법론의 한 종류로서 인간이 자신을 포함한 세상을 이해하기 위한 수단으로 고안한 것이므로 나름의 한계를 갖는다.

(1) 도덕 또는 윤리적 문제

양적 연구는 인과관계나 수치적으로 효과를 보여주는 것에는 유용하다. 그러나 가치의 문제, 옳고 그름의 문제를 결정하지는 못한다. 예를 들어 "존엄사를 법적으로 허용하는 것은 옳은가, 그른가?", "동성애 결혼은 옳은가, 그른가?" 등의 질문에 대하여 양적 연구는 절대적인 해답을 줄 수 없다. 간호사가 실무에서 마주치는 많은 상황은 이처럼 수치적 세계뿐만 아니라 가치와 도덕적 판단이 필요한 경우가 대부분이다. 이때 간호사는 단지 양적 연구방법에만 의존하여 여러 가지 상황에서 주어진 문제를 판단하면 안 된다.

(2) 인간의 복잡성

간호연구에서 중요한 주제 중의 하나가 바로 인간이다. 그런데 인간은 복잡한 존재이다. 인간은 물리적 세계에 존재하면서도 심리적이고 영적인 존재이다. 특히 인간의 행동이나 태도,

믿음 등의 문제는 인간의 복잡성 및 가변성과 관련이 높기 때문에 양적 연구를 통해서만 이러한 문제를 이해하는 것에는 많은 한계점이 존재한다.

(3) 측정의 문제

양적 연구에서 연구자는 관심 있는 현상을 관찰하고 측정한다. 그러나 측정을 위한 도구가 완벽한지에 대해서는 절대적인 기준점이 존재할 수 없다. 측정을 위한 도구의 정확성과 타당성, 그리고 신뢰성의 기반이 확고하지 않으면, 그 연구 자체의 가치가 흔들릴 수 있다. 물론 기존까지 타당성을 인정받은 도구가 존재하는 것은 사실이지만, 그 기준에 절대성은 없기 때문에 이를 도구로 사용하는 대부분의 양적 연구방법 또한 절대적이지 않다.

(4) 통제의 문제

양적 연구에서 중요한 특성은 통제인데, 모든 외생변수의 통제는 불가능하다. 이는 현상에 영향을 미치는 변수의 성격을 규명하는 것에는 한계가 있다는 전제를 가진다. 즉 무엇이 독립-종속 변수이고, 무엇이 외생변수인지를 우리가 절대적으로 알 수 없다는 것이다. 그래도 실험실의 연구에서는 변수의 통제가 가능한 측면이 있지만, 간호학에서 다루는 인간의 연구는 통제가 불가능한 경우가 많으며, 이러한 통제의 불가능은 연구결과의 신뢰성과 타당성을 낮춘다.

(5) 연구의 일반적 제한점

어떠한 연구도 완전하게 설계되거나 수행될 수 없다. 하나의 현상의 원인을 규명하기 위한 방법론 또한 다양하다. 그리고 연구의 수행에는 많은 시간과 비용이 소요된다. 연구자는 연구문제를 해결하기 위하여 자신의 역량과 주어진 조건에 맞추어 최상의 연구를 진행하려고 노력하지만, 그 한계는 분명히 존재한다. 따라서 하나의 연구문제는 다양한 연구자와 다양한 연구방법으로 접근하여야만 한다. 양적 연구는 그 다양한 연구방법 중의 하나일 뿐이지 절대적인 연구방법론은 아니다.

2 질적 연구의 이해

질적 연구는 해석적, 인본주의적, 자연주의적인 세계관에서 유래되었으며, 다음 두 가지의 기본 가정을 바탕으로 한다.

첫째, 질적 연구는 인간이 발견하거나 관찰할 수 있는 독립적이고 객관적인 실재가 존재하지 않는다는 것을 가정한다. 즉 실재는 인간의 관점들로 구성되므로 개인마다 현실에 대한 경험이 다르기 때문에 도구를 사용하여 정량화하지 않으며, 관심의 현상에 대한 지식을 얻기 위해, 지각, 느낌, 신념, 기대 및 행동을 탐구한다.

따라서 실재는 주관적이며 다중적인 것이며, '누가 무엇을 보고자 하는가'와 '어떻게 보는가'에 따라 달라진다는 존재론과 인식론 등의 철학적 관점에 기반한다. 즉 존재론적 가정에서 질적 연구는 상이한 실재들을 받아들이며, 인식론적 가정에서 질적 연구는 연구자와 연구 대상과의 사이에서 '객관적 분리' 또는 '거리의 최소화'를 강조한다.

둘째, 질적 연구는 인간을 자유의지를 가진 존재로 인식하며, 예정되어 있지 않고 변화하며 환경과의 상호작용 속에서 자신의 실재를 구성하는 능동적인 존재로 가정한다. 인간은 언어라는 수단을 통하여 외부 세계와 소통하고, 지각(perception)을 매개로 지속적인 상호작용을 한다. 따라서 질적 연구는 이러한 인간의 주관적 세계를 이해하고 해석하는 것을 중요시한다.

이러한 두 가지 기본 가정을 바탕으로 질적 연구는 삶의 경험을 기술하고 그것에 의미를 부여하며 연구하고자 하는 현상에 대한 통찰력을 얻기 위해 수행되며, 양적 연구와 마찬가지로 연구 과정은 체계적으로 수행되어야 한다.

1) 질적 연구의 특성

질적 연구는 기본적으로 사회과학에서 발전하였다. 질적 연구는 현상을 발견하고 경험과 관점, 그리고 대상자의 생각을 이해하는 것에 초점을 둔다. 따라서 질적 연구는 의미(meaning), 목적(purpose), 실재(reality)를 탐구하며(Hiatt, 1986), 사회적으로 구성된 다양한 진실(multiple truths)을 밝힌다(Lincoln & Guba, 1985).

일반적으로 질적 연구에서 나타나는 공통적인 특성은 다음과 같다.

(1) 주관성(Subjectivity)

주관성이란 인간이 자신의 경험으로 삶을 이해하는 방식을 말한다. 이는 실재에 대한 사적이고 개인적인 이해 또는 해석(interpretation)이다. 또한 내부와 외부의 분리를 거부하고, 연구 대상자의 관점을 중시하고 이를 존중한다.

(2) 귀납적 추론과정(Inductive reasoning process)

양적 연구가 주로 이론으로부터 연역적으로 가설을 검정하는 과정이라면, 질적 연구는 '아래에서 위로(bottom-up)' 올라가는 귀납적 추론과정을 따른다. 귀납적 추론과정은 연구의 주제가 되는 사건이나 현상을 많은 사례들 속에서 경향을 찾고, 이를 통해 지식의 발견이 이루어지는 추론과정이다. 따라서 연구결과의 예측이나 기대보다는 연구 속에서 나타나는 현상을 추적하고 해석하는 것에 더욱 관심을 가진다.

(3) 자연스러운 상황(Natural setting)

자연스러운 상황이란 연구자에 의해 조작되거나 통제되지 않은 상황을 의미한다. 이는 연구하고자 하는 현상의 본질을 자연 그대로의 상태에서 이해하는 데 목표를 두기 때문이다. 따라서 질적 연구에서 연구자는 연구문제나 이슈를 주로 경험하는 장소 내에서 수집한다. 또한 현상의 맥락(context)을 중요시하기 때문에 자연스러운 상황이 매우 중요하다.

(4) 과정 중심(Process oriented)

질적 연구에서는 인간을 매우 복잡하고 역동적인 존재로 인식하기 때문에, 결과보다는 과정에 초점을 맞추어야 한다. 이는 인간의 경험이 환경과의 상호작용 속에서 인간 이해의 폭이 넓어지고 더 나은 해석이 가능해진다는 것이다.

(5) 글쓰기(Narrative description)

질적 연구에서 연구자는 자신의 분석과 해석뿐만 아니라 대상자의 말이나 글을 인용하여 연구주제나 현상에 대한 독자들의 이해를 높인다. 글쓰기는 이러한 과정을 표현하는 하나의 방식으로, 정확하고 적절해야만 하며, 그 자체로도 연구의 가치를 가질 수 있다. 따라서 질적 연구를 수행하는 연구자는 평소 지속적이고 바른 글쓰기에 대하여 깊이 생각하고 훈련하여야만 한다.

2) 질적 연구의 목적

질적 연구의 목적은 연구 현상의 의미를 발견하고 이를 이해하는 것이다. 질적 연구의 구체적인 목적으로는 다음과 같은 것들이 있다.

(1) 현상에 대한 새로운 관점

질적 연구는 기존의 양적 연구방법으로 연구 현상을 충분히 기술하지 못하거나 이해하는데 한계가 있을 경우에 새로운 관점을 제공한다. 즉 양적 연구로 모든 연구 현상을 이해할 수 없으며, 그 한계점이 도출된 경우에 질적 연구를 통해 새로운 관점에 접근할 수 있다.

(2) 이론 개발

질적 연구는 이론 개발을 위해서도 사용될 수 있다. 개념화(conceptualization)는 실제 경험에 기초하여 개념을 구성하는 과정을 말하며, 실재로부터 구성된 개념을 기반으로 이론을 구축하게 된다. 이론 개발을 위한 질적 연구방법은 근거이론 방법이 주로 사용된다. 이를 통해 서술 수준을 넘어서 추상적이고 분석적 구조인 이론의 생성이 가능해진다.

(3) 도구의 개발

질적 연구는 양적 연구의 토대가 될 수 있다. 즉 양적 연구에서 현상을 측정하기 위해 사용되는 도구는 질적 연구를 통해 기본을 갖추게 된다. 도구를 개발하기 위한 질적 연구는 현상의 모든 범주를 포함하는 개념을 도출할 수 있도록 도와주고, 이를 구조화하여 설문지 등의 도구를 개발할 수 있다.

3) 질적 연구의 방법 및 종류

질적 연구는 인간의 경험을 기술하고 그것에 의미를 부여하는 체계적이고 주관적인 접근법이다. 질적 연구는 관심 있는 주제의 사례 연구, 문화기술지(ethnographic) 작업, 면담 등을 통하여 수집된 자료를 바탕으로 현상을 설명한다. 링컨과 쿠바(Lincoln & Cuba, 1985)는 질적 연구 방법론과 관련하여 자연스러운 상황(natural setting), 도구로서의 인간(human as instrument), 직관적이고 감각적인 지식(intuitive, felt knowledge), 목적 있는 표본추출(purposive sampling), 새로운 연구 설계(emergent design), 절충된 결과(negotiated outcomes) 등을 강조하였다.

여기에서는 질적 연구방법 가운데 간호연구와 관련하여 가장 흔히 사용되는 현상학, 근거이론, 그리고 문화기술지를 소개한다.

(1) 현상학(Phenomenology)

현상학은 철학의 한 종류이면서도 사람들의 일상 경험을 탐험하는 연구 방법이기도 하다. 현상학적 연구자는 주관적인 현상을 연구한다. 이러한 주관적인 현상의 연구는 기술적 현상학과 해석학적 현상학으로 크게 분류하기도 한다. 현상학적 연구(phenomenological research)의 질문은 "이것은 어떤 경험인가?", "이러한 경험이나 현상의 의미는 무엇인가?" 등이다.

현상학에서는 데이터 수집에 주로 대상자 관찰을 활용한다. 자연스러운 일상 상황에서 대상자를 관찰하고 이러한 상황에서 연구자는 대상자와 상호교류 한다. 이때 면담(interview)이 주로 사용되며, 문헌고찰(literature review)은 자료수집 이후에 수행한다. 데이터는 종종 현상을 묘사하기 위하여 주제별로 구분되며, 인용문을 강조하고 의미 있는 진술들을 찾는 데 노력한다. 예를 들어, 생게인과 커(Sengane & Cur, 2009)는 흑인 남자들이 그들의 아내와 파트너의 노동에 도움을 주는 경험에 대하여 연구를 하였다. 10명의 흑인 남성에 대하여 비구조적인 면담이 진행되었고, 긍정적이고 부정적인 감정이 모두 관찰되었다. 이를 통해 향후 중재 연구는 긍정적인 감정을 강화하고, 정보 부족, 두려움, 문화적 요소 등과 같은 장애물을 제거하는 방향으로 나아가도록 제안하였다.

(2) 근거이론(Grounded theory)

근거이론은 글래서와 스트라우스(Glaser & Strauss, 1967)에 의해서 개발된 질적 연구방법으로 데이터에 기반을 두고 이론의 생성이나 개발을 중요시 하는 접근법이다. 근거이론은 사람들이 어떤 방식으로 실재를 규정하고 그들의 신념이 행동과 어떤 연관이 있는지를 탐구하는 상징적 상호주의(symbolic interaction) 이론에 기초를 두고 있으며, 현상학의 일반적인 관점과 많은 부분을 공유하고 있다.

근거이론 연구(grounded theory research)에서 중요한 방법론적 기술은 모든 자료들을 다른 모든 자료들과 비교하는 일정한 비교 과정이다. 또한 연구자가 대상자의 관점에 근거한 과정, 행동, 상호작용 등에 대한 일반적이고 추상적 이론을 추출하는 탐구전략으로, 여러 단계를 거쳐 자료의 입력과 분류에 의해 범주를 가다듬고 상호 관련성을 찾는 것을 강조한다. 이를 통해 연구자의 관찰, 자료 수집, 자료의 체계화, 자료로부터의 이론 정립이 동시에 이루어진다. 예를 들어, 렙(Reb, 2007)은 난소암을 가진 여성의 희망 경험을 연구하였는데 포커스그룹인터뷰를 이용한 근거이론 접근으로 자료를 수집하였다. 이때 죽음에 대한 위협을 비교 방법으로 사용하여, '쇼크(shock)', '쇼크 이후(after shock)', 그리고 '재구축(rebuilding)'의 과정을 도출하였다. 이를 통해 '희망(hope)'이 삶에서 의미가 있음을 강조하였다.

(3) 문화기술지(Ethnography)

문화기술지 연구는 민속학적 연구(ethnographic research)라고도 하며, 이는 집단의 문화에 대한 연구에 초점을 둔다. 주로 인류학자들이 개발한 연구방법이나 최근에는 사회심리학, 사회학, 간호학 등 여러 분야에서도 연구방법으로 많이 사용되고 있다.

문화기술지 연구자들은 문화적인 행동의 묘사와 해석을 강조한다. 문화기술지 연구의 전통적인 방법을 '현장 작업(fieldwork)'이라고 부르는데, 이는 연구자가 조직에 들어가서 장기간(수개월에서 수년까지)의 대상자 관찰을 통해 '내부자의 시각(insider's perspective)'을 얻는 것을 말한다. 따라서 문화기술지 연구자는 그 문화에 대한 풍부하고 자세한 묘사를 통해 자료를 얻고 이를 분석한다. 예를 들어, 헨콕과 이즌(Hancock과 Easen, 2006)은 심장수술을 시행한 환자들에 대한 간호사의 의사결정을 조사하였다. 연구자들은 18개월에 걸쳐서 반구조화된 면담과 대상자 관찰을 실시하여 자료를 수집하였다. 연구 결과, 간호사의 의사결정은 현재의 최상의 근거 프로토콜보다는 다른 요소들에 의해서 이루어졌다는 것을 발견하였다. 즉 의사결정은 관계(relationship), 계층(hierarchy), 권력(power), 리더십, 교육, 경험 및 책임과 같은 요소에 영향을 받았다.

4) 질적 연구의 제한점

질적 연구는 과학적 연구에 기여를 하지만, 양적 연구와 마찬가지로 다음과 같은 제한점을 가지고 있다.

(1) 방법론의 패러다임 문제

질적 연구의 제한점으로 가장 많은 의문점은 바로 '질적 연구는 과학적인가?'라는 문제이다. 왜냐하면 질적 연구에서는 양적 연구에서 제시하고 있는 연구 설계와 표본의 대표성, 일반화 및 연구의 신뢰도와 타당도가 엄격하게 고려되고 있지 않기 때문이다. 그래서 질적 연구는 양적 연구를 수행하기 위한 기초 연구 수준으로 폄하되기도 하고, 그 방법론의 타당성에 대해 종종 의구심을 갖기도 한다.

그러나 질적 연구는 양적 연구와 비교하여 그 가정부터가 다르기 때문에, 옳고 그름의 문제가 아니라, 과학적 접근법의 차이로 인식해야만 한다. 개별적인 연구방법론이 가지고 있는 문제나 현상의 접근방법, 그리고 해석의 논리성이 과학적인가가 중요하며, 그것이 나름의 과학적 신뢰성과 타당성을 갖는다면 질적 연구 또한 과학적인 방법이라고 할 수 있다.

그래서 최근에는 다양한 연구방법을 혼합하여 사용하는 혼합방법(mixed methods)이 대두되고 있다. 양적 연구와 질적 연구의 논쟁이 이를 빠르게 촉진시켰으며, 표면상으로는 이 두 방법론의 다리 역할을 수행하고 있다. 이 방법론의 기초는 Campbell과 Fiske(1959)의 다속성(multi-trait), 다중 기법(multi-method)이며, 1990년대 이후에는 철학적이고 방법론적 기반과 실무 기준에 따른 새로운 방법론으로 고려되고 있다.

(2) 윤리적 문제

연구대상자와의 거리감을 좁히고 그의 삶에 관여하여 연구를 진행하는 질적 연구의 특징은 또 다른 윤리적 문제를 야기할 수 있다. 예를 들어, 특정한 연구에 참여하는 간호연구자는 참여 관찰자로서의 연구자 역할과 간호 제공자 역할 사이에서 갈등할 수 있다. 그래서 Munhall과 Oiler(1986)는 질적 연구를 수행하는 간호연구자를 위한 윤리적 기준을 제시하였다. 즉 연구에서 연구자의 역할에 대한 갈등이 발생하면, 연구를 통한 지식의 추구보다는 간호의 제공이 우선시 되며, 간호학은 기본적으로 인간을 수단으로 간주하지 않는다는 윤리적 입장을 지지한다고 하였다. 그러나 여전히 질적 연구에서는 대상자의 사생활과 개인정보의 노출, 연구를 위한 연구자의 의도 숨김 등의 윤리적 문제가 발생할 가능성을 안고 있다.

3 양적 연구와 질적 연구의 비교

양적 연구는 문제 해결의 접근법이 형식적이고 객관적이며 연역적이다. 반면에 질적 연구는 보다 비형식적이고 주관적이며 귀납적인 접근법에 가깝다. 과거에는 양적 연구가 더욱 엄격한 연구방법으로 여겨졌으나, 최근에는 질적 연구도 과학계에서의 신뢰성이 증가하고 있는 추세이다. 사실 연구를 수행함에 있어서 두 가지 연구방법이 모두 적절하게 사용될 수 있으며, 과학적 지식체에 기여할 수 있다. 어떤 연구 방법을 선택할 것이냐는 기본적으로 연구 질문에 의존하는데, 이러한 연구 질문은 연구 문제와 목적에 따라 달라질 수 있다. 예를 들어, 병원에서의 '낙상 예방 프로그램의 효과'에 관한 연구를 수행한다면 연구자는 프로그램 수행 전의 기본적인 낙상 비율과 프로그램 수행 이후의 낙상 비율을 알아내어 통계적으로 비교할 수 있다. 이러한 경우엔 양적 연구 설계가 유용하다. 그러나 낙상 환자의 삶의 질에 영향을 미치는 요인에 대하여 연구를 수행한다면, 연구자는 개인 면담을 통해 낙상과 관련성이 있는 정보를 얻을 수 있다. 이러한 경우엔 질적 연구 설계가 더욱 유용하다.

이상 살펴본 바에 따라 양적 연구와 질적 연구를 [표 2-1]과 같이 비교할 수 있다.

표 2-1 양적 연구와 질적 연구의 특성 비교

	양적 연구	질적 연구
기원	• 자연과학	• 인간과 사회현상 연구
연구목적	• 서술, 탐색, 설명, 예측과 통제 • 가설검증, 일반화	• 연구현상과 경험의 의미 발견 • 이론개발, 도구개발
자료수집	• 객관적	• 주관적
추론방법	• 연역적 추론	• 귀납적 추론
초점	• 간결하고 좁음	• 복잡하고 넓음
이론과의 관계	• 이론을 검증함	• 이론을 개발함
지식의 기본	• 원인과 결과의 관계	• 의미와 발견
분석의 기본 요소	• 숫자와 통계 분석	• 단어와 서술
연구현상	• 측정되고 일반화할 수 있는 실재	• 개인의 해석에 따른 지속적 변화가 가능한 실재

4 혼합방법과 Q방법론(Mixed methods & Q methodology)의 활용

일반적으로 양적 연구 또는 질적 연구 방법을 연구목적에 맞게 선택하여 사용하고 있으나, 단일방법으로 자료를 수집하면 연구에 제한이 있는 경우, 다른 관점에서 보고자 할 때, 혼합연구방법을 사용한다. 혼합설계의 사용이 증가하고 있는데, 이는 인문·사회과학 분야의 트라이엥귤레이션 설계(Triangulation design)에서 시작되어 최근 간호학과 가정의학 등 건강전문 분야에서 유용하게 사용되고 있다. 혼합연구 방법은 양적 연구에서의 정량적인 자료나 질적 연구에서의 정성적인 자료를 단독으로 수집 분석하는 것보다 통합 또는 혼합함으로써 연구의 시너지효과를 가져오기 때문에 활용되고 있다. 동일한 자료나 다른 자료를 동시에 또는 순차적으로 수집할 수 있으며, 논의에서 자료를 통합할 수 있다.

Q방법론은 물리학과 심리학 박사인 윌리엄 스티븐슨(William Stevenson)에 의해 시작되었으며, 간호학, 수의학, 공중보건, 교육 등의 분야 연구에 활용되고 있다. 연구자들이 연구 이슈에 대한 연구대상자의 다양한 주관적인 관점을 이해하고 설명하고자 할 때 유용성이 높다. 양적 연구방법이 인간의 객관적이며 측정될 수 있는 속성을 쪼개어 본다면, Q방법론은 주관적이며 쪼갤 수 없는 총체적 반응으로 보며 양적 연구가 가설을 증명한다면 Q방법론은 가설을 발견하도록 하므로 양적 연구에 선행될 수 있다(김흥규, 1997).

3

C·H·A·P·T·E·R

연구윤리

학|습|목|표

1. 연구윤리의 역사적 배경을 이해할 수 있다.
2. 인간 대상자 보호를 위한 윤리 원칙을 설명할 수 있다.
3. 인간 대상자 보호를 위한 윤리 원칙의 적용방법을 설명할 수 있다.
4. 연구자의 연구윤리를 설명할 수 있다.

CHAPTER 3 연구윤리

1 연구윤리의 역사적 배경

연구윤리의 생성 배경을 보면 인류의 고통스런 역사를 빼놓을 수 없다. 1940년대 나치 독일의 일부 과학자들은 독일 비행사들이 추운 환경에 노출되었을 때의 가장 효과적인 치료 방법을 찾기 위하여 "사람의 체액이 어느 점 이하에 노출된 경우 신체 기관이 실제로 동결될 때까지 어느 정도의 시간이 걸릴 것인가"라는 의문을 가지고 포로들을 이용하여 실험을 수행하였다. 한편, 미국에서도 앨라바마 농촌지역 흑인들을 대상으로 1932년부터 40년에 걸쳐 터스키기(Tuskegee) 연구라는 비윤리적 실험을 실시하였다. 터스키기 실험은 매독을 치료하지 않으면 어떻게 되는지 자연적인 경과를 알기 위하여 인위적으로 사람을 매독에 감염시키고, 치료군·비치료군·비감염군으로 나누어 관찰하면서 비치료군에 해당되는 매독환자들에게 치료제를 투약하지 않고 진행하였다.

제2차 세계대전이 끝난 후 전범재판을 실시한 뉘렌베르크 국제군사재판부는 1949년 '자발적 동의 등 인간을 대상으로 하는 실험에 대한 10가지 원칙'을 주제로 한 뉘른베르크 강령(Nuremberg code)을 발표하였고, 이를 기초로 1964년 세계의사회 총회에서는 '인간대상 의학연구의 윤리원칙'을 명시한 헬싱키 선언(Declaration of Helsinki)이 채택되었다. 한편 미국에서는 터스키기 매독 연구 이후 미국의회에 '생의학·행동연구에서 인간 대상자 보호를 위한 국가위원회(The National Commission for Protection of Human Subjects of Biomedical and Behavioral Research)'가 구성되어 1979년에 벨몬트 보고서를 발표(Belmont Report)함으로써 생체실험뿐 아니라 다양한 분야에서 진행되는 연구 윤리기준을 제공하고 있다.

연구윤리(Research ethics)란 윤리학에서 다루어지는 기본적인 원칙들을 연구에 적용하여 과학의 이름 아래 비윤리적인 일들이 일어나지 않도록 하는 분야이다. 간호사는 실무를 수행하는 가운데 생명연장이나 질병 치료라는 이름으로 환자에게 행해지는 다양한 처치나 약물 투여 등을 보거나 실행하면서 윤리적인 문제에 자주 직면하게 된다. 간호학 분야의 연구는 대부분

인간을 대상으로 수행하기 때문에 연구 참여자의 권리에 대한 윤리적 관심과 대상자의 권리에 대하여 알고, 권리 보호를 위하여 노력하는 것은 매우 중요한 일이다.

2 인간 대상자 보호를 위한 윤리 원칙

인간 대상자 보호를 위한 윤리 원칙과 그 적용은 벨몬트 보고서를 중심으로 살펴보고자 한다.

벨몬트 보고서(Belmont Report, 1979)는 인간을 대상으로 하는 연구의 '기본적 윤리 원칙(basic ethical principles)'으로 인간 존중(Respect for persons), 선행(Beneficence), 정의(Justice)를 제시하고 있다. '기본적 윤리 원칙'은 윤리적 처방을 정당화하는 기초이자 인간 행동을 평가하는 일반적 판단 기준이 된다.

1) 인간 존중(Respect for persons)

인간 존중은 최소 두 가지의 윤리적 신념을 가지고 있다. 인간은 자율적 존재로 취급되어야 하며, 자율적 능력이 부족한 인간은 보호를 받을 권리가 있다는 것이다. 따라서 인간 존중의 원칙은 자율성 인정에 대한 요구와 자율성이 부족한 사람을 보호하는 두 가지 서로 다른 도덕적 요구로 나눌 수 있다.

자율적인 인간이란 자의적으로 자신의 목적을 신중히 생각하고 행동할 능력이 있는 사람을 말하며, 자율성 존중은 자율적인 인간이 숙고하여 얻은 의견과 선택, 그들의 행동이 다른 이들에게 피해를 주지 않는다면 방해하지 않고 존중해주는 것이다. 불가피한 이유가 없는데도 개인의 판단을 무시하거나, 개인의 판단에 따라 행위 할 자유를 부인하거나, 판단을 내리는 데 필요한 정보를 주지 않는 것은 자율적 도덕 행위자를 존중하지 않는 것이다.

그러나 자기결정 능력은 성장과 더불어 증대되는데 질병, 정신이상, 또는 자유가 심하게 제한되는 상황 등으로 인해 그 능력의 일부 또는 전체를 상실할 수도 있다. 미성년자나 무능력자에 대한 존중은 그들이 성장해 나가는 동안 또는 장애를 가지고 있는 동안 그들을 보호함으로써 달성될 수 있다.

그러면 보호가 필요한 사람들에 대하여 어느 정도 보호를 해야 할 것인가? 해를 줄 수도 있는 행위들로부터의 광범위한 보호가 필요한 사람도 있지만, 잘못된 결과의 위험성에 대한 인식능력은 있어서 자유로운 행동을 보장하는 것 외에 별다른 보호가 필요하지 않는 사람도 있다. 제공되는 보호 수준은 예상되는 위험과 이득의 정도에 달려 있으며, 자율성이 결여되어 있는지의 여부에 대한 판단은 다양한 상황을 고려하여 주기적으로 재평가 되어야 한다.

인간 대상의 연구에서 인간 존중은 자발적인 연구 참여와 참여자에게 적절한 정보를 제공하는 것, 그리고 중단할 수 있는 결정을 대상자가 할 수 있도록 보장하는 것이 기본이다.

2) 선행(Beneficence)

선행의 원칙이란 연구대상자들의 결정에 대한 존중과 피해로부터의 보호뿐만 아니라 그들의 행복을 위한 노력까지 윤리적으로 고려되어야 한다는 것이다. 벨몬트 보고서에서 선행의 의미는 첫째로 해를 입히지 말 것, 둘째로 가능한 한 이익을 극대화하고 피해를 최소화하는 것이다. 선행의 의무는 대개 개인 연구자와 사회 모두에 영향을 미치기 때문에 연구자는 이익을 최대화하고 피해를 최소화 할 수 있는 방안에 대해서 미리 고민하여야 한다.

선행의 원칙은 연구에 대한 정당성을 부여하는 역할을 하기도 한다. 예를 들어 아동 질환의 효과적인 치료법과 건강증진법을 개발하는 아동 대상 연구의 경우 개별적인 연구대상자에게는 직접적인 이익이 없을지라도 미래의 어린이들에게 이익을 줄 수 있으므로 아동을 연구대상자에 포함시키는 것이 타당할 수 있다. 그러나 선행의 원칙의 역할이 언제나 그리 명확하게 적용되지는 않는다. 예를 들어 관련된 아동에게 직접적인 이득이 즉각적으로 나타날 것 같지 않은데, 최소 수준 이상의 위험이 예상되는 경우 윤리적 문제의 어려움이 있게 된다. 어떤 이들은 그런 연구가 용인되어서는 안 된다고 주장하는 반면, 다른 이들은 만약 그런 연구를 제한한다면 미래의 아동들에게 더욱 큰 이득을 줄 수 있는 기회가 박탈된다고 주장한다. 다른 어려운 문제들과 마찬가지로 여기서도 다시 한 번 선행의 원칙에 근거한 서로 다른 주장이 충돌을 일으키고 선택의 어려움이 따른다.

3) 정의(Justice)

정의의 원칙은 '분배의 공정성(fairness of distribution)'에 대한 것으로 "누가 연구의 이득을 누리고, 누가 연구의 부담을 감당해야 하는가?"라는 질문에 대한 답이라고 볼 수 있다. 이득을 누릴 자격이 있는 사람에게 갈 수 있는 이득이 정당한 이유 없이 부인된다거나 부당한 부담이 지워지는 경우, 분배의 공정성에 문제가 생기게 되며 균등한 분배가 강조되게 된다. 그러나 경험, 나이, 결핍, 의사결정능력, 공적, 지위 등과 같이 차별을 충분히 설명할 수 있는 근거가 있다면 불균등한 분배가 정당화되는 경우도 있다. 부담과 이득의 공정한 분배를 위하여 각자에게 똑같은 몫을 각자의 개별적인 필요에 따라, 각 개인의 노력에 따라, 각자의 사회적 기여도에 따라, 각자의 공적에 따라 분배하는 것을 고려할 수 있다.

정의의 문제는 인간 피험자를 포함하는 연구의 윤리적 측면을 살펴보면 쉽게 알 수 있다. 19세기와 20세기에 연구 피험자로서의 부담은 주로 가난한 병동 환자들의 몫이었던 반면, 연구에 따른 의학적 진보의 이득은 대개 경제적 지불능력이 있는 부유한 환자들에게 돌아갔다. 나치 수용소의 수용인들에 대한 착취, 시골의 가난한 흑인 남성들을 대상으로 효과적인 치료를 제대로 제공하지 않은 채 진행한 터스키기 매독 연구 등은 대표적인 불공정 사례라고 볼 수 있다. 정의의 원칙 측면에서 볼 때 공공 기금의 지원을 받는 연구가 치료 기술이나 장치의 개발을 목적으로 한다면 그것들을 활용할 여유가 있는 사람에게만 편익이 돌아가서는 아니 되며, 그 연구 결과의 적용을 받는 수혜자가 될 가능성이 없는 집단에서 연구대상자를 부당하게 뽑아서도 안 될 것이다.

3 인간 대상자 보호를 위한 윤리적 원칙의 적용

앞에서 논의한 일반적 원칙들을 연구 수행 과정에 적용하려면 충분한 정보에 근거한 사전 동의, 위험과 이득의 평가, 연구대상자의 선정 등을 고려해야 한다.

1) 충분한 정보에 근거한 동의(Informed Consent)

연구에서 지켜져야 할 인간 존중은 연구대상자가 그들의 능력 범위 내에서 자신들에게 일어나거나 일어나서는 안 될 것들에 대하여 충분히 알고 자율적으로 선택할 기회를 가져야 한다는 것이다.

연구를 수행하기 전 사전 동의는 대상자에게 연구 참여에 대한 동의를 받는 것으로서 동의를 받기 전 연구대상자에게 충분한 정보를 제공하였는가, 대상자가 그 내용을 잘 숙지하였는가, 연구대상자가 자발적으로 동의하였는가의 세 가지가 중요한 요소이다.

연구대상자에게 연구목적과 절차, 연구에 사용되는 시술, 연구에 따른 위험과 예상되는 이득, 피험자 선정방법, 연구책임자 등에 대한 정보를 제공하고 충분히 설명해야 하며, 설명과 함께 질문의 기회를 주고 언제라도 연구 참여를 그만둘 수 있고 익명성과 비밀이 보장됨을 알려 주어야 한다.

연구자는 연구대상자의 능력에 따라 정보제공 방식을 조절하고, 대상자가 그 정보를 숙지하였음을 확인할 책임이 있다. 특히 위험에 관한 정보에 대해 완전하고 충분하게 숙지하였는지 확인하고 경우에 따라서는 숙지 정도를 구두나 서면으로 시험할 수도 있다. 또한 영아와 어린이, 정신질환자, 말기 환자나 혼수상태 환자 등과 같이 판단능력이 부족한 대상자는 인간 존중의 정신에 기초하여 그들을 대변하여 해악으로부터 보호할 수 있도록 위임받은 사람을 활용할 수 있다.

따라서 연구자는 연구 참여자 개인과 사회의 위험과 이익을 상호적으로 고려해야만 한다. 대체로 연구 참여자들이 겪게 되는 위험의 정도가 연구를 통해 얻게 될 잠재적인 이익보다 커서는 안 된다.

2) 위험과 이익의 사정(Assessment of risks and benefits)

위험과 이익의 사정은 수행하고자 하는 연구가 적절하게 설계되어 있는지를 살펴보아야 함을 의미하는 것으로 선행의 원칙과 밀접한 관련성을 갖는다. '위험(risk)'은 위해(harm)가 발생할 수 있는 가능성을 뜻하고, '이익(benefit)'은 건강과 복지와 관련하여 긍정적인 가치를 갖는 것을 의미한다.

따라서 연구자는 연구 참여자 개인의 위험과 사회적 위험, 그리고 이익을 상호적으로 고려해야만 한다. 대체로 연구 참여자들이 겪게 되는 위험의 정도가 연구를 통해 얻게 될 잠재적인 이익을 넘어서는 안 된다.

3) 대상자 선택(Selection of Subjects)

인간 존중의 원칙이 동의(consent)를 요구하고, 위험과 이익의 사정에서 선행의 원칙이 강조되듯이, 정의(justice)의 원칙은 대상자 선택에 있어서 공정한 과정과 결과에 대한 도덕적 요구와 관련된다.

대상자 선택에서 정의는 개인과 사회로 구분할 수 있으며, 개인적 정의는 연구자가 공정성을 표방하는 것이다. 이는 특정한 환자에게만 연구의 잠재적 이익을 제공하지 않는 것이다. 사회적 정의는 대상 집단들 사이에 차별을 두지 않는 것이다. 연구자가 공정하게 개인 대상자를 선택하고 연구 과정에서 공정하게 치료를 수행하였다고 할지라도, 사회적, 인종적, 성적 또는 문화적인 불평등(injustice)이 발생할 수 있다. 그래서 개인 연구자의 공정성은 연구윤리심의위원회(Institutional Review Board, IRB)로부터 평가받는 과정이 필요하다. 특히 정신병원이나 교도소와 같은 특수한 조직적인 상황에 놓인 대상자들은 이미 여러 가지 방식으로 부담되는 상황이기 때문에, 연구 참여를 통한 직접적인 이익이 존재하지 않는 이상, 위험의 가능성이 높은 연구에 참여시키는 것은 부적절하다.

4 연구자의 연구윤리

연구에 참여하는 모든 사람은 연구윤리를 지켜야 하고, 특히 연구자는 책임 있는 연구를 수행해야 한다. 또한 연구에 부정행위를 저질러서는 안 되고, 출판윤리를 준수하기 위해 노력해야 한다.

우리나라에서는 2005년 황우석 연구팀의 줄기세포논문 조작 사건 이후, 2007년에 정부 차원의 「연구윤리 확보를 위한 지침」이 처음으로 제정되었다. 당시까지만 해도 연구윤리에 대한 인식이 높지 않았고, 관련 지침이 체계적으로 마련되어 있지 않았다. 「연구윤리 확보를 위한 지침」은 대학 등 연구기관의 자율적인 규정 마련의 토대가 됨으로써 대학 등 연구기관과 연구자들이 연구윤리에 대한 관심을 높이고 바람직한 연구윤리의 실천을 위해 노력해야 한다는 인식을 갖게 하는 계기가 되었다. 이 지침은 2007년 2월에 제정된 이후, 몇 번의 부분 개정을 거쳤으며, 최근 2018년 7월에 교육부 훈령 제263호가 제시되었다.

이와 더불어 2007년 한국연구재단 지정 연구윤리정보센터(Center for Research Ethics Information, http://www.cre.or.kr)가 처음 조직되어 연구윤리 정보와 교육 자료를 제공하고 있으며, 연구윤리 상담센터를 운영하는 등, 연구자의 연구윤리 준수를 위해 조직적인 체계를 마련하여 운영하고 있다.

연구윤리 정보센터에서는 책임 있는 연구, 연구공동체, 출판윤리, 연구 부정행위, 생명윤리 및 학습윤리와 같은 연구윤리를 주제별로 소개하며 관련 내용을 제공하고 있다. 이 가운데 중요한 몇 가지 내용에 대하여 정리하고 소개하고자 한다.

1) 책임 있는 연구 수행

연구윤리 정보센터에 의하면, '책임 있는 연구 수행이란 연구과정에서 연구자가 지켜야 할 연구의 핵심가치들을 준수함으로써 연구진실성(research integrity) 및 연구윤리를 확보하고, 전문가로서 과학적·사회적 책임을 지키는 것'을 말한다. 이때, '연구진실성'이란 '전문가 집단, 연구 기관 그리고 정부나 일반인에 의해 제시된 높은 도덕적 원리와 전문가에게 요청되는 기준을 갖고 이를 확고하게 잘 지키는 성질'을 의미한다(이인재, 2012).

미국 연구윤리국(Office of Research Integrity, ORI)은 책임 있는 연구 수행을 위한 4가지 중요한 공통 가치들을 다음과 같이 제시하고 있다.

- **정직성** : 정보를 정직하게 전달하고 약속을 지키는 것
- **정확성** : 연구 결과를 정확하게 보고하고, 오차를 피하는 데 최선을 다하는 것
- **효율성** : 자원을 현명하게 사용하고 낭비하지 않는 것
- **객관성** : 설명이 필요 없을 정도로 사실을 명확하게 밝히고, 부당한 편견을 피하도록 하는 것

미국의 윤리학자 레스닉(D.B. Resnik)은 과학 활동 또는 연구에서 요구되는 윤리의 원칙으로 12가지를 제시하고 있다[표 3-1].

표 3-1 레스닉의 과학윤리 또는 연구 수행의 12가지 원칙

연구윤리 원칙	내 용
정직성(Honesty)	과학자는 데이터나 연구 결과를 조작, 위조, 또는 왜곡하지 말아야 한다.
조심성(Carefulness)	과학자는 연구에 있어 오류를 피해야 한다. 특히 결과 부분의 제시에 있어서 더욱 주의해야 한다.
개방성(Openness)	과학자는 데이터, 결과, 방법, 아이디어, 기업, 도구 등을 공유해야 한다.
자유(Freedom)	과학자는 어떤 문제나 가설에 대한 연구든지 자유롭게 수행해야 한다.
공로(Credit)	공로는 마땅히 그것이 주어져야 할 사람에게 주어져야 한다.
교육(Education)	과학자는 예비 과학자들을 교육시키고 그들이 더 나은 과학을 수행할 방법을 확실히 배우도록 도와야 한다. 더 나아가서는 대중에게까지 교육할 의무를 지닌다.
사회적 책임 (Social Responsibility)	과학자는 사회에 대해서 해(harms)를 끼치는 것을 피하고 사회적 이익(benefit)을 창출하도록 노력해야 한다.
합법성(Legality)	연구의 과정에서 과학자는 자신의 작업에 적용되는 법을 준수할 의무가 있다.
기회(Opportunity)	어떤 과학자라도 과학적 자원을 사용하거나 과학적 직업에서 승진할 기회가 부당하게 거부되어서는 안 된다.
상호존중(Mutual Respect)	과학자는 동료들을 존중해야 한다.
효율성(Efficiency)	과학자는 자원을 효율적으로 사용해야 한다. 이를테면 논문 작성 시 연구를 일부러 여러 편의 논문으로 쪼개어 출간하거나 동일한 결과를 단지 미세한 수정을 통해 여러 편의 상이한 논문들에 이용하는 것은 안 된다.
실험대상에 대한 존중 (Respect for Subjects)	과학자는 인간을 실험대상으로 사용할 때 인권 또는 존엄성을 침해해서는 안 된다. 이는 동물을 실험으로 사용할 때도 조심스럽게 적절한 존중을 가지고 해야 하는 것을 의미한다.

출처 : 연구윤리정보센터(http://www.cre.or.kr)

또한 Hall(2012)도 연구 및 과학의 위법행위를 [표 3-2]와 같이 설명하였다.

표 3-2 과학적 위법행위 간주 사례(Hall, 2012)

- **데이터의 날조 및 변조(Fabrication or falsification of data)**
- **표절(Plagiarism)**
  - 아이디어 표절(Plagiarism of ideas)
  - 본문 표절(Plagiarism of text)
  - 자기 표절(Self-plagiarism)
  - 이중게재 및 중복출판(Redundant/duplicate publication)
- **비밀 누설(Breach of confidentiality)**
  기금의 오용(Misuse of funds)
- **기록의 파괴(Destruction of records)**
- **보복(Retaliation)**
  규제사항의 불이행(Noncompliance with regulatory requirements)
- **REB* 제한의 위반(Violation of REB restrictions)**
- **쟁점 사항의 비공개(Nondisclosure of conflicts of interest)**
- **거짓/오해의 소지가 있는 진술(False/misleading statements)**
- **오해의 소지가 있는 출판(Misleading publication)**
- **고의성 있는 허위진술(Willful misrepresentation)**
- **장려/용서/위법행위 신고의 방치(Encouraging/condoning/failure to report misconduct)**

* REB : Research Ethics Board(연구윤리위원회)

2) 연구 부정행위

연구윤리 정보센터에 의하면 연구 부정행위는 연구 수행과정에서의 속임수, 자기기만 등 연구 공동체 및 사회에 심각한 피해를 유발하는 학문적·과학적 위반 행위로 위조, 변조, 표절이 대표적이며, 우리나라에서는 부당한 저작권과 부당한 중복게재 등을 포함하고 있다.

2018년 7월에 개정된 교육부의 「연구윤리 확보를 위한 지침」의 내용을 보면, 제3장 12조에서 연구 부정행위의 범위를 다음과 같이 명시하고 있다.

(1) 위조(Fabrication)와 변조(Falsification)

위조는 존재하지 않은 각종 데이터(자료)를 마치 있는 것처럼 허위로 만들어 내는 행위이고, 변조는 실제로 얻었거나 사용된 각종 데이터(자료)를 연구자가 연구 성과를 그럴듯하게 또는 보다 설득력 있게 보여주기 위해 인위적으로 조작(변경)하는 행위를 말한다.

대한의학학술지 편집인 협의회(Korean Association of Medical Journal Editors, KAMJE)는

날조를 위조와 같은 맥락으로 이해하면서, '의학논문 출판윤리 가이드라인'(2015)에서 "과학적 연구 자료의 날조는 존재하지 않는 기록을 의도적으로 창조하는 것으로 근거가 없고 판단을 그르치게 하고 속이기 위한 것이 목적이다. 날조는 대단히 비윤리적인 것으로 간주되며 불법으로 판결된다."라고 하였다.

또한 같은 가이드라인에서 "과학연구를 시행하여 얻은 연구 자료를 선택적으로 변경하거나 연구 자료의 통계 분석에서 불확실한 것을 그릇되게 설명하는 것을 변조라고 한다. 또한 과학적 혹은 통계학적 검정 없이 일치하지 않는 연구 자료를 선택적으로 생략/삭제/은폐하는 것도 변조에 포함된다."라고 하였다.

(2) 표절(Plagiarism)

표절은 타인의 독창적인 생각과 저작물을 정확한 출처 표시 없이 활용하는 행위를 말한다. 개정된 「연구윤리 확보를 위한 지침」에서는 다음의 7가지 표절 유형의 분류를 시도하고 연구윤리 전문가 및 연구자를 중심으로 의견을 수렴하는 과정을 거쳤다.

- **내용 표절** : 타인의 연구내용 전부 또는 일부를 적절하게 출처를 표시하지 않고 활용하는 경우
- **아이디어 표절** : 이미 발표된 타인의 독창적인 생각, 사고의 방식 등을 활용하면서 출처를 표시하지 않은 경우
- **번역 표절** : 타인의 저작물을 번역하여 활용하면서 적절하게 출처를 표시하지 않은 경우
- **2차 문헌 표절** : 재인용 표시를 하여야 하는데, 직접 원문에서 인용한 것처럼 일차문헌을 출처로 표시한 경우
- **말 바꿔쓰기 표절** : 타인의 저작물의 문장구조를 일부 변형하거나 단어 추가 또는 동의어 대체 등을 통하여 사용하면서도 출처표시를 하지 않거나 일부에만 하는 경우
- **짜깁기 표절** : 출처를 표시하지 않고 타인(1인 또는 다수)의 저작물을 조합하여 활용하거나, 자신과 타인의 문장을 결합하는 경우
- **논증 구조 표절** : 구체적인 연구 대상이나 문장은 다를지라도, 결론의 도출 방식 등 논리 전개 구조를 타인의 저작물에서 응용하면서도 출처를 밝히지 않은 경우

(3) 부당한 저자 표시

저자의 종류로는 제1저자(first author), 교신저자(corresponding author), 공동저자(co-author)가 있다. 제1저자는 저자 중 이름이 가장 앞에 배치되는 사람으로 연구의 개념과 설계, 자료수집과 해석, 초안 작성에서 가장 기여도가 큰 사람이다(KAMJE, 2015). 연구 시작부터 연구를

계획하고 진행과정의 총괄 책임자를 연구책임자(primary investigator, PI)라고 하는데, 보통 연구책임자가 제1저자가 된다. 교신저자는 연구과정에 참여하였으며, 논문을 학술지에 투고하여 심사하는 과정에서 심사위원과 의사소통하고, 출판 이후 독자들과의 교신을 책임지는 사람이다. 공동저자는 연구 수행에 참여한 사람으로 등재 여부와 순서는 연구의 기여 정도에 따라 연구자들 사이에서 합의 하에 이루어진다.

이러한 내용과 관련하여 개정된 「연구윤리 확보를 위한 지침」에서 부당한 저자 표시 행위 유형으로는 다음과 같은 것들이 있다.

- 연구내용 또는 결과에 대한 공헌 또는 기여가 없음에도 저자 자격을 부여하는 경우
- 연구내용 또는 결과에 대한 공헌 또는 기여가 있음에도 저자 자격을 부여하지 않는 경우
- 지도학생의 학위논문을 학술지 등에 지도교수의 단독 명의로 게재·발표하는 경우

(4) 부당한 중복게재

중복게재(overlapping publication)는 이미 발표 및 게재된 자신의 저작물의 일부나 전부를 당해 연구에서 처음 발표하거나 게재하는 등의 행위를 말한다. 이에 대한 유형은 다음과 같다.

- 이미 발표·게재된 자신의 저작물에서 중요한 아이디어, 연구내용·결과를 출처를 표시하지 않고 다시 사용하는 경우
- 연구의 독자성을 해할 정도로 자신의 이전 저작물과 동일 또는 실질적으로 유사한 내용을 다시 사용하는 경우
- 자신의 이전 저작물과 동일 또는 실질적으로 유사한 저작물을 게재한 후, 연구비를 수령하거나 별도의 연구업적으로 인정받는 등 부당한 이익을 얻는 경우

중복게재와 관련하여 중복투고(이중투고, duplicate submission)와 중복출판(redundant publication)으로 세분될 수 있다. 중복투고는 동일한 원고를 한 잡지에서 게재 여부가 결정되기 전에 다른 잡지에 투고하는 것을 말한다. 중복투고는 동시에 혹은 서로 다른 두 개 이상의 잡지가 논문을 게재하여 이중게재(duplicate publication)가 이루어지거나 서로 출판권을 주장할 가능성이 있고 두 개 이상 잡지에서 불필요하게 상호심사 과정을 거치는 문제가 있기 때문에 금지한다. 즉 중복출판이나 이중게재란 이미 인쇄 또는 전자 출판된 논문과 상당 부분 중첩된 논문을 출판하는 것을 말한다.

표 3-3 연구부정행위의 종류와 내용

종 류	내 용
위 조	존재하지 않는 연구 원자료 또는 연구 자료, 연구 결과 등을 허위로 만들거나 기록 또는 보고하는 행위
변 조	연구 재료·장비·과정 등을 인위적으로 조작하거나 연구 원자료 또는 연구 자료를 임의로 변형·삭제함으로써 연구 내용 또는 결과를 왜곡하는 행위
표 절	일반적 지식이 아닌 타인의 독창적인 아이디어 또는 창작물을 적절한 출처표시 없이 활용함으로써, 제3자에게 자신의 창작물인 것처럼 인식하게 하는 행위 • 타인의 연구내용 전부 또는 일부를 출처를 표시하지 않고 그대로 활용하는 경우 • 타인의 저작물의 단어·문장구조를 일부 변형하여 사용하면서 출처표시를 하지 않는 경우 • 타인의 독창적인 생각 등을 활용하면서 출처를 표시하지 않은 경우 • 타인의 저작물을 번역하여 활용하면서 출처를 표시하지 않은 경우
부당한 저자 표시	연구내용 또는 결과에 대하여 공헌 또는 기여를 한 사람에게 정당한 이유 없이 저자 자격을 부여하지 않거나, 공헌 또는 기여를 하지 않은 사람에게 감사의 표시 또는 예우 등을 이유로 저자 자격을 부여하는 행위 • 연구내용 또는 결과에 대한 공헌 또는 기여가 없음에도 저자 자격을 부여하는 경우 • 연구내용 또는 결과에 대한 공헌 또는 기여가 있음에도 저자 자격을 부여하지 않는 경우 • 지도학생의 학위논문을 학술지 등에 지도교수의 단독 명의로 게재·발표하는 경우
부당한 중복게재	연구자가 자신의 이전 연구결과와 동일 또는 실질적으로 유사한 저작물을 출처표시 없이 게재한 후, 연구비를 수령하거나 별도의 연구 업적으로 인정받는 경우 등 부당한 이익을 얻는 행위
연구부정행위에 대한 조사 방해 행위	본인 또는 타인의 부정행위에 대한 조사를 고의로 방해하거나 제보자에게 위해를 가하는 행위
그 밖에 각 학문분야에서 통상적으로 용인되는 범위를 심각하게 벗어나는 행위	

출처 : 교육부(2018). 「연구윤리 확보를 위한 지침」

■ 참고하기

『연구윤리 확보를 위한 지침』

[시행 2018.7.17] [교육부훈령 제263호, 2018.7.17., 일부개정]

교육부(학술진흥과), 044-203-6852

제1장 총 칙

제1조(목적) 이 지침은 「학술진흥법」 제15조에서 위임한 사항을 정함으로써, 연구자 및 대학 등의 연구윤리를 확보하는 데 필요한 역할과 책임에 관하여 기본적인 원칙과 방향을 제시하고, 연구부정행위를 방지하기 위한 사항을 정함을 목적으로 한다.

제2조(정의) 이 지침에서 사용하는 용어의 정의는 다음과 같다.

1. "연구자"란 「학술진흥법」 제2조 제5호에서 규정한 연구자를 말한다.
2. "대학 등"이라 함은 「학술진흥법」 제2조 제2호, 제3호, 제4호와 제5조 제2항에서 규정한 대학·연구기관·학술단체(이하 "대학 등"이라 한다)를 말한다.
3. "전문기관"이라 함은 연구자 및 연구기관 등을 지원하고 관리·감독하는 기관(이하 "전문기관"이라 한다)을 말한다.
4. "연구 원자료"란 연구 목적을 달성하기 위해 연구자가 실험, 관찰, 조사 등을 거쳐 수집한 가공 이전의 자료와 문헌 등을 말한다.
5. "연구자료"란 연구 원자료를 가공한 자료와 이를 활용한 2차 자료 및 문헌을 말한다.
6. "연구결과"란 연구자가 연구 활동을 통해 얻은 연구자료를 활용하여 도출한 체계화된 결론을 말한다.
7. "연구결과물"이란 연구자가 연구 활동을 통해 최종적으로 얻은 결과를 기술한 보고서·논문·간행물·단행본 등의 학술적 저작물과 지식재산을 말한다.

제3조(적용대상 및 방법) ① 대학 등 및 전문기관이 다음 각 호의 사업을 수행하는 경우 이 지침의 제2장, 제3장, 제4장 및 제5장을 적용한다.

1. 「학술진흥법」 제5조에 따른 학술지원사업
2. 「기초연구진흥 및 기술개발지원에 관한 법률」 제6조 및 제14에 따른 교육부 소관 기초연구사업 및 특정연구개발사업
3. 제1호 및 제2호 외의 교육부 소관 연구개발사업
4. 그 밖에 교육부장관이 필요하다고 인정하는 사업 및 분야

② 대학 등 및 전문기관은 자체의 연구 활동과 국가 이외의 외부기관으로부터 수탁 받은 과제의 연구윤리 문제에 대해 이 지침 제2장, 제3장, 제4장을 토대로 자체적인 연구윤리 지침을 제정하여 시행할 수 있다.

③ 대학 등 및 전문기관은 자체적인 연구윤리지침이 없을 경우, 이 지침 제2장, 제3장, 제4장의 사항을 자체의 연구 활동, 교육부 이외의 국가기관 및 국가 이외의 외부기관으로부터 지원받은 과제의 연구윤리 문제에 적용할 수 있다. 이때, '자체의 연구 활동'이란 학위논문 발표, 대학 등 및 전문기관의 자체 예산으로 수행되는 연구 등을 포함하고, '교육부 이외의 국가기관 및 국가 이외의 외부기관으로부터 지원받은 과제'란 교육부를 제외한 국가기관, 기업 및 민간단체로부터 수탁 받은 연구 등을 포함한다.

제4조(적용범위) 이 지침은 연구개발의 과제의 제안, 연구개발의 수행, 연구개발결과의 보고 및 발표 등 연구개발의 전범위에 적용하며, 다른 법령에서 정한 경우를 제외하고는 이 지침을 따른다.

제 2 장 연구자 및 대학 등의 역할과 책임

제5조(연구자의 역할과 책임) 연구자는 연구의 자유에 기초하여 자율적으로 연구를 수행하되, 다음 각 호의 사항을 준수하여야 한다.

1. 연구대상자의 인격 존중 및 공정한 대우
2. 연구대상자의 개인 정보 및 사생활의 보호
3. 사실에 기초한 정직하고 투명한 연구의 진행
4. 전문 지식을 사회에 환원할 경우 전문가로서 학문적 양심 견지
5. 새로운 학술적 결과를 공표하여 학문의 발전에 기여
6. 자신 및 타인의 저작물 활용 시 적절한 방법으로 출처를 밝히는 등 선행 연구자의 업적 인정·존중
7. 연구계약의 체결, 연구비의 수주 및 집행 과정의 윤리적 책임 견지
8. 연구비 지원기관의 이해관계에 영향을 받지 않고, 연구결과물에 연구와 관련된 모든 이해관계 명시
9. 연구결과물을 발표할 경우, 연구자의 소속, 직위(저자 정보)를 정확하게 밝혀 연구의 신뢰성 제고
10. 지속적인 연구윤리교육의 참여

제6조(대학 등의 역할과 책임) ① 대학 등은 연구자가 연구에 전념하고 연구윤리를 준수

할 수 있도록 합리적이고 자율적인 연구 환경과 연구 문화를 조성하는 데 적극 노력하여야 한다.

② 대학 등은 연구윤리 확립을 위하여 자체적으로 연구윤리 지침을 마련하여야 한다.

③ 대학 등은 연구윤리를 확보하고 연구부정행위의 발생을 예방하기 위하여 연구 수행과정에서의 갈등이나 분쟁을 중재하거나 조정하는 기구를 설치·운영할 수 있다.

④ 대학 등은 연구부정행위가 발생하였을 경우 이에 대해 검증·판단하는 기구를 설치·운영하여야 한다.

⑤ 대학 등은 연구자가 연구 수행과정에서 연구윤리를 준수하고 연구부정행위를 예방할 수 있도록 정기적으로 연구윤리 교육을 실시하여야 한다.

⑥ 대학 등은 교육부장관 또는 전문기관의 장이 연구윤리 실태 조사 등 연구윤리 확립을 위한 업무를 수행할 때 이에 적극 협조하여야 한다.

⑦ 대학 등은 학술지 발간, 학술대회 개최, 연구업적 관리 등을 할 경우, 관련 연구결과물의 저자 정보를 확인하고 관리하며, 교육부장관 또는 전문기관의 장으로부터 관련 자료를 요청받을 경우 이에 적극 협조하여야 한다.

⑧ 대학 등은 인지하거나 제보 받은 연구부정행위 의혹에 대해 엄정하게 조사하여야 하며, 교육부장관, 전문기관 및 대학 등으로부터 소속 연구자의 연구부정행위 의혹에 대한 조사 또는 자료를 요청받을 경우 이에 적극 협조하여야 한다.

제7조(전문기관의 역할과 책임) ① 전문기관의 장은 이 지침 제2장, 제3장, 제4장을 토대로 하여 자체 연구윤리 지침을 마련하여야 한다.

② 전문기관의 장은 소속 구성원을 대상으로 정기적으로 연구윤리 교육을 실시하여야 한다.

제8조(연구윤리 교육 및 지원) ① 교육부장관과 전문기관의 장은 연구윤리 인식 확산을 위한 교육·홍보 및 정보제공, 연구윤리 교육 자료의 개발·보급 등을 위해 필요한 지원 시책을 마련하여야 한다.

② 교육부 소관 연구개발사업에 선정된 연구자는 협약에 따라 지정된 교육기관으로부터 연구윤리교육을 이수하여야 한다.

제9조(연구윤리 자체 규정 마련) 대학 등이 자체적으로 연구윤리 규정을 마련할 때에는 「학술진흥법 시행령」 제17조 제1항에 따라 다음 각 호의 사항 및 이 지침의 내용 등을 포함하여야 한다. 다만, 정부출연연구기관이 교육부 소관 연구개발사업 협약 체결 시 협약 내용에 이 지침에서 제시하는 연구부정행위의 검증, 보고, 후속조치 등을 포함하는

경우 자체규정을 마련한 것으로 본다.

1. 연구자의 역할과 책임
2. 연구부정행위의 범위
3. 연구부정행위의 신고접수 및 조사 등을 담당하는 기구, 부서 또는 책임자
4. 연구부정행위 자체조사 절차 및 기간
5. 예비조사 및 본조사 실시를 위한 위원회(이하 "조사위원회"라 한다) 등 검증기구의 구성 및 운영 원칙
6. 제보자 및 피조사자 보호방안
7. 판정 이후의 처리절차

제10조(연구윤리자문위원회의 구성 및 운영) ① 교육부장관은 연구윤리 정책 등에 대한 전반적인 자문을 받기 위하여 관계전문가로 구성된 연구윤리자문위원회를 둘 수 있다.

② 연구윤리자문위원회는 위원장 1명을 포함하여 15명 이내로 구성한다.

③ 연구윤리자문위원회의 위원은 관련분야의 학식과 경험이 풍부한 자 중에서 교육부장관이 위촉하며, 위원장은 위원 중에서 호선한다.

④ 그 밖의 위원회 운영을 위하여 필요한 사항은 위원장이 따로 정할 수 있다.

⑤ 연구윤리자문위원회의 운영에 필요한 비용은 예산의 범위 안에서 지출할 수 있다.

제11조(연구부정행위 접수 및 처리) ① 교육부장관, 전문기관 및 대학 등의 장은 연구부정행위 제보 접수창구를 마련하여야 한다.

② 교육부 및 전문기관이 연구부정행위에 대한 제보를 접수하거나 그 발생 사실을 인지한 경우에는 해당 기관에 내용을 이관하여 조사할 수 있도록 조치하여야 한다.

제 3 장　연구부정행위

제12조(연구부정행위의 범위) ① 연구부정행위는 연구개발 과제의 제안, 수행, 결과 보고 및 발표 등에서 이루어진 다음 각 호를 말한다.

1. "위조"는 존재하지 않는 연구 원자료 또는 연구자료, 연구결과 등을 허위로 만들거나 기록 또는 보고하는 행위
2. "변조"는 연구 재료·장비·과정 등을 인위적으로 조작하거나 연구 원자료 또는 연구자료를 임의로 변형·삭제함으로써 연구 내용 또는 결과를 왜곡하는 행위
3. "표절"은 다음 각 목과 같이 일반적 지식이 아닌 타인의 독창적인 아이디어 또는 창작물을 적절한 출처표시 없이 활용함으로써, 제3자에게 자신의 창작물인 것처럼

인식하게 하는 행위

가. 타인의 연구내용 전부 또는 일부를 출처를 표시하지 않고 그대로 활용하는 경우

나. 타인의 저작물의 단어·문장구조를 일부 변형하여 사용하면서 출처표시를 하지 않는 경우

다. 타인의 독창적인 생각 등을 활용하면서 출처를 표시하지 않은 경우

라. 타인의 저작물을 번역하여 활용하면서 출처를 표시하지 않은 경우

4. "부당한 저자 표시"는 다음 각 목과 같이 연구내용 또는 결과에 대하여 공헌 또는 기여를 한 사람에게 정당한 이유 없이 저자 자격을 부여하지 않거나, 공헌 또는 기여를 하지 않은 사람에게 감사의 표시 또는 예우 등을 이유로 저자 자격을 부여하는 행위

   가. 연구내용 또는 결과에 대한 공헌 또는 기여가 없음에도 저자 자격을 부여하는 경우

   나. 연구내용 또는 결과에 대한 공헌 또는 기여가 있음에도 저자 자격을 부여하지 않는 경우

   다. 지도학생의 학위논문을 학술지 등에 지도교수의 단독 명의로 게재·발표하는 경우

5. "부당한 중복게재"는 연구자가 자신의 이전 연구결과와 동일 또는 실질적으로 유사한 저작물을 출처표시 없이 게재한 후, 연구비를 수령하거나 별도의 연구업적으로 인정받는 경우 등 부당한 이익을 얻는 행위

6. "연구부정행위에 대한 조사 방해 행위"는 본인 또는 타인의 부정행위에 대한 조사를 고의로 방해하거나 제보자에게 위해를 가하는 행위

7. 그 밖에 각 학문분야에서 통상적으로 용인되는 범위를 심각하게 벗어나는 행위

② 대학 등의 장은 제1항에 따른 연구부정행위 외에도 자체 조사 또는 예방이 필요하다고 판단되는 행위를 자체 지침에 포함시킬 수 있다.

제13조(연구부정행위의 판단) ① 연구부정행위는 다음 각 호의 기준으로 판단한다.

1. 연구자가 속한 학문 분야에서 윤리적 또는 법적으로 비난을 받을 만한 행위인지
2. 해당 행위 당시의 '연구윤리 확보를 위한 지침' 및 해당 행위가 있었던 시점의 보편적인 기준을 고려
3. 행위자의 고의, 연구부정행위 결과물의 양과 질, 학계의 관행과 특수성, 연구부정행위를 통해 얻은 이익 등을 종합적으로 고려

② 제12조 제1항 제7호에서 정한 '그 밖에 각 학문분야에서 통상적으로 용인되는 범

위를 심각하게 벗어난 행위'를 판단하고자 할 때에는 대학 등 연구자의 소속기관에서 금지되는 행위를 명문으로 정하고 있거나 연구자가 속한 학계에서 부정한 행위라는 인식이 널리 퍼져 있는지 등을 고려하여야 한다.

제 4 장 연구부정행위의 검증

제14조(제보자의 권리 보호) ① "제보자"란 연구부정행위를 인지하여 인지한 사실 또는 관련 증거를 해당 대학 등 또는 교육부, 전문기관에 알린 자를 말한다.

② 제보는 구술·서면·전화·전자우편 등의 방법을 통하여 실명으로 하여야 한다. 단, 익명 제보라 하더라도 연구과제명, 논문명, 구체적인 연구부정행위 등이 포함된 증거를 서면이나 전자우편으로 받은 경우 전문기관 및 대학 등은 실명 제보에 준하여 처리할 수 있다.

③ 교육부장관, 전문기관 및 대학 등의 장은 제보자가 연구부정행위를 제보했다는 이유로 신분상의 불이익이나 근무 조건상의 차별을 받지 않도록 보호하여야 한다.

④ 제보자의 신원에 관한 사항은 정보공개의 대상이 되지 않는다.

⑤ 제보자가 제3항의 불이익 또는 차별을 받거나 자신의 의지에 반하여 신원이 노출될 경우 해당 기관은 이에 대한 책임을 진다.

⑥ 제보자는 제보 접수기관 또는 조사기관에 연구부정행위 신고 이후에 진행되는 절차 및 일정 등에 대해 알려줄 것을 요구할 수 있으며 해당 기관은 이에 성실히 응하여야 한다.

⑦ 제보내용이 허위인 줄 알았음에도 이를 제보한 제보자는 보호 대상에 포함하지 않는다.

제15조(피조사자의 권리 보호) ① "피조사자"란 제보자의 제보나 대학 등의 인지로 연구부정행위의 조사 대상이 된 자 또는 조사과정에서 연구부정행위에 가담한 것으로 추정되어 조사 대상이 된 자를 말하며, 조사과정에서의 참고인이나 증인은 이에 포함되지 아니한다.

② 조사기관은 검증과정에서 피조사자의 명예나 권리를 침해하지 않도록 주의하여야 한다.

③ 연구부정행위에 대한 의혹은 판정 전까지 외부에 공개되어서는 아니 된다. 다만, 제29조 제3항 각 호의 사항이 발생하여 필요한 조치를 취하고자 할 경우에는 해당되지 아니한다.

④ 피조사자는 조사기관에 연구부정행위의 절차 및 일정 등에 대해 알려줄 것을 요구할 수 있으며, 해당 기관의 장은 이에 성실히 응하여야 한다.

제16조(연구부정행위 검증 책임주체) ① 연구부정행위에 대한 검증 책임은 해당 연구가 수행될 당시 연구자의 소속 기관에 있다.

② 대학 등은 연구부정행위 검증을 위하여 조사위원회 등 관련 기관(이하 "조사위원회"라 함)을 두어야 한다.

제17조(연구부정행위 검증 원칙) ① 연구부정행위 여부를 입증할 책임은 해당 기관의 조사위원회에 있다. 단, 조사위원회가 요구한 자료를 피조사자가 고의로 훼손하거나 제출을 거부한 경우에 그 책임은 피조사자에게 있다.

② 조사위원회는 제보자와 피조사자에게 의견진술, 이의제기 및 변론의 권리와 기회를 보장하여야 하며 관련 절차 및 일정을 사전에 알려주어야 한다. 이 경우 피조사자에게는 해당 제보 내용을 함께 알려주어야 한다.

③ 대학 등의 장은 조사위원회가 부당한 압력이나 간섭을 받지 않고 독립성과 공정성을 유지할 수 있도록 노력하여야 한다.

제18조(연구부정행위 검증 절차) ① 전문기관 및 대학 등의 장이 연구부정행위를 검증하고자 할 경우에는 "예비조사"와 "본 조사", "판정"의 절차를 거쳐야 한다.

② 해당 기관의 장은 연구부정행위에 대한 충분한 혐의를 인지하였을 경우에는 예비조사 없이 바로 본 조사에 착수할 수 있다.

③ 대학 등의 장은 연구부정행위 검증을 위해 제16조 제1항에 따른 해당 연구가 수행될 당시 연구자의 소속 기관에서 협조를 요청할 경우 이에 적극 응하여야 한다.

④ 대학 등의 장이 연구자의 연구부정행위를 제보 받아 검증하였을 때에는 그 결과를 해당 연구자의 소속 기관 및 해당 논문의 발간 학술단체에 통보하여야 한다.

제19조(예비조사) ① 예비조사는 연구부정행위 의혹에 대하여 본 조사 실시 여부를 결정하기 위한 절차로, 제보를 접수한 날로부터 30일 이내에 착수하여야 한다. 예비조사기구의 형태는 해당기관의 장이 자율적으로 정한다.

② 해당 기관의 장은 피조사자가 연구부정행위 사실을 모두 인정할 경우에는 본 조사를 거치지 않고 바로 판정을 내릴 수 있다.

③ 해당기관의 장은 증거자료에 대한 중대한 훼손 가능성이 있다고 판단되는 경우에는 조사위원회 구성 이전이라도 제23조 제2항에 따른 증거자료 보전을 위한 조치를 취할 수 있다.

④ 해당기관의 장은 예비조사가 종료된 날로부터 10일 이내에 제보자에게 예비조사 결과를 문서로 통보하여야 하며, 본 조사를 실시하지 않기로 결정한 경우에는 이에 대한 구체적인 사유를 포함하여야 한다. 단, 익명제보의 경우는 그러하지 않는다.

제20조(본 조사) ① 본 조사는 연구부정행위의 사실 여부를 입증하기 위한 절차로, 제21조에 따른 조사위원회를 구성하여 실시하여야 한다.

② 조사위원회는 제보자와 피조사자에게 의견진술 등의 기회를 주어야 하며, 당사자가 이에 응하지 않을 경우에는 이의가 없는 것으로 간주한다.

제21조(조사위원회 구성 등) ① 해당기관의 장은 본 조사를 위해 위원장 1명을 포함한 5명 이상으로 조사위원회를 구성하여야 한다.

② 제1항의 조사위원회 또는 검증기구를 구성할 경우에는 다음 각 호의 조건을 모두 충족하여야 한다.

1. 조사위원 전체에서 외부인의 비율이 30% 이상이어야 함
2. 조사위원 중 해당 연구 분야 전문가 50% 이상으로 하되, 이 중 소속이 다른 외부 전문가 1인 이상이 반드시 포함되어야 함

제22조(조사위원의 제척·기피·회피 등) ① 다음 각 호의 어느 하나에 해당하는 경우에는 당해 사건에 조사위원이 될 수 없다.

1. 제보자 또는 피조사자와 민법 제777조에 따른 친인척 관계가 있거나 있었던 자
2. 제보자 또는 피조사자와 사제관계에 있거나 공동으로 연구를 수행하거나 하였던 자
3. 기타 조사의 공정성을 해할 우려가 있다고 판단되는 자

② 해당기관의 장은 본 조사 착수 이전에 제보자에게 제18조 제1항에 따른 조사위원 명단을 알려야 하며, 제보자가 정당한 사유로 조사위원에 대해 기피 신청을 할 경우 이를 수용하여야 한다. 단, 제보자의 사정에 의해 연락을 취할 수 없을 경우에는 해당하지 않으며, 이 경우 관련 내용을 조사결과보고서에 포함시켜야 한다.

③ 조사위원이 조사대상 과제와 이해관계가 있는 경우 스스로 회피 신청을 하여야 한다.

제23조(조사위원회의 권한) ① 조사위원회는 조사과정에서 제보자, 피조사자, 증인 및 참고인에게 진술을 위한 출석을 요구할 수 있으며, 이 경우 피조사자는 반드시 이에 응하여야 한다.

② 조사위원회는 피조사자에게 자료의 제출을 요구할 수 있으며, 증거자료의 보전을 위하여 해당 기관의 장의 승인을 얻어 연구부정행위 관련자에 대한 실험실 출입제한 및 관련 자료의 보전을 위한 조치를 취할 수 있다.

③ 조사위원회는 해당기관의 장에게 연구부정행위 관련자에 대한 적절한 제재조치를 건의할 수 있다.

제24조(판정) ① “판정”은 해당기관의 장이 조사결과를 확정하여 이를 제보자와 피조사자에게 문서로 통보하는 것을 말한다.

② 예비조사 착수 이후 판정까지의 모든 조사는 6개월 이내에 종료하여야 한다. 단, 이 기간 내에 조사가 이루어지기 어렵다고 판단될 경우 해당 기관은 제보사실 이관기관, 제보자 및 피조사자에게 그 사유를 통보하고 조사 기간을 연장할 수 있다.

제25조(이의신청) ① 제보자 또는 피조사자는 예비조사 결과 또는 판정 결과에 이의가 있는 경우 그 결과를 통보받은 날부터 30일 이내에 조사를 실시한 기관의 장에게 서면으로 이의신청을 할 수 있다.

② 조사를 실시한 기관의 장은 제1항에 따른 이의신청이 특별한 사유가 없으면 이의신청이 접수된 날로부터 60일 이내에 처리하여야 한다.

제26조(연구부정행위에 대한 조치) ① 대학 등의 장은 연구부정행위에 대한 판정과 이의신청에 관한 모든 절차를 종료한 후, 연구부정행위에 대해 적절한 조치를 취하여야 한다.

② 연구부정행위에 대한 조치의 내용은 대학 등의 내부 규정과 관련 법령 그리고 사회일반의 인식에 반하지 않도록 하여야 한다. 이때 대학 등의 장은 징계 등의 조치가 당해 연구부정행위에 상당한 수준으로 비례성이 있는지 등을 고려하여야 한다.

제 5 장 교육부 소관 연구개발사업에 대한 특칙

제27조(연구부정행위 검증 책임주체의 예외) ① 대학 등의 장은 제16조 제1항에도 불구하고 다음 각 호의 어느 하나에 해당되는 때에는 교육부장관이 지정하는 전문기관의 장에게 조사를 실시해 줄 것을 요청할 수 있다. 요청을 받은 전문기관의 장은 특별한 사유가 없는 한 이에 응하여야 한다.

1. 검증 전문가 확보가 어려워 자체조사가 곤란한 경우
2. 공정하고 합리적인 조사를 할 수 없다고 판단한 경우
3. 2개 이상의 연구기관이 참여한 연구부정행위에 대한 검증이 원활하게 이루어지지 않을 경우

제28조(재조사) ① 제보자 또는 피조사자는 제25조의 이의신청에 대한 처리결과에 이의가 있는 경우 그 결과를 통보받은 날부터 30일 이내에 교육부장관 또는 교육부장관이 지정하는 전문기관의 장에게 당해 건에 대하여 재조사를 요청할 수 있다.

② 교육부장관 또는 교육부장관이 지정하는 전문기관의 장은 다음 각 호의 경우 적절한 조치를 취하여야 한다.

1. 제28조 제1항에 따른 제보자 또는 피조사자의 재조사 요청 내용에 합리적인 이유가 있다고 인정되는 경우
2. 대학 등의 판정 또는 절차에 중대한 하자가 발견되어 재조사가 필요한 경우

제29조(조사결과의 제출) ① 전문기관 및 대학 등의 장은 이 지침 제3조 제1항의 사업 수행 결과에 대해 예비조사 및 본 조사를 실시한 경우, 이의신청 처리를 포함한 조사 결과를 종료 후 각각 30일 이내에 교육부장관에게 그 결과를 제출하여야 한다.

② 제1항의 보고서에는 다음 각 호의 사항이 반드시 포함되어야 한다.

1. 예비조사의 경우
   가. 제보의 내용
   나. 조사결과
   다. 본 조사 실시 여부 및 판단의 근거
   라. 제보자와 피조사자의 진술내용
2. 본 조사의 경우
   가. 제보의 내용
   나. 조사결과
   다. 조사위원회의 위원 명단
   라. 해당 연구에서의 피조사자의 역할과 연구부정행위의 사실 여부
   마. 관련 증거 및 증인, 참고인 기타 자문에 참여한 자의 명단
   바. 제보자와 피조사자의 진술내용
   사. 검증결과에 따른 판정 결과

③ 대학 등의 장은 제2항의 조사 과정에서 다음 각 호의 사항을 발견한 경우 즉시 교육부장관 및 전문기관의 장에게 보고하여야 하며, 이를 보고받은 교육부장관 및 전문기관의 장과 조사를 실시한 연구기관 등의 장은 수사기관에 수사의뢰 또는 고발 등의 조치를 취해야 한다.

1. 법령 또는 해당 규칙에 중대한 위반사항
2. 공공의 복지 또는 안전에 중대한 위험이 발생하거나 발생할 우려가 명백한 경우
3. 기타 전문기관 또는 공권력에 의한 조치가 필요한 경우

제30조(조사결과에 대한 후속조치) ① 교육부장관은 제29조 제1항에 따라 통보받은 조사

결과가 연구부정행위로 판단되는 경우에는 연구부정행위자에 대한 징계 요구, 「학술진흥법」 제19조 및 제20조에 의한 사업비 지급 중지 및 환수, 학술지원대상자 선정 제외 등의 후속조치를 취할 수 있으며, 이를 연구자의 소속기관에 통보하여야 한다.

② 교육부장관은 제29조 제1항에 따른 보고서가 합리성과 타당성에 문제가 있다고 판단되는 경우, 조사를 실시한 기관에 대하여 추가조사 및 조사와 관련된 자료의 제출을 요구하거나 필요한 경우 직접 재조사를 실시할 수 있다.

제31조(조사의 기록과 정보의 공개) ① 조사를 실시한 기관은 조사 과정의 모든 기록을 음성, 영상, 또는 문서의 형태로 반드시 5년 이상 보관하여야 하며, 교육부는 제29조제1항에 따라 제출받은 해당 보고서를 10년 이상 보관하여야 한다.

② 조사보고서 및 조사위원 명단은 판정이 끝난 이후에 공개할 수 있다.

③ 조사위원, 증인, 참고인, 자문에 참여한 자의 명단 등은 당사자에게 불이익을 줄 가능성이 있을 경우 공개하지 않을 수 있다.

제32조(업무의 위탁) 교육부장관은 이 지침에서 정한 교육부 소관 연구개발사업에 대한 연구부정행위의 접수 및 조사에 관한 사항, 수사의뢰 또는 고발 등에 관한 사항, 후속조치 및 조사, 보고서의 보관 등에 관한 사항을 전문기관에 위탁할 수 있다.

제33조(재검토 기한) 「훈령·예규 등의 발령 및 관리에 관한 규정」에 따라 2018년 1월 1일 기준으로 매 3년이 되는 시점(매 3년째의 12월 31일까지를 말한다)마다 그 타당성을 검토하여 개선 등의 조치를 하여야 한다.

부 칙 <제263호, 2018.7.17.>

제1조(시행일) 이 지침은 발령한 날부터 시행한다.

제2조(소급 적용) 이 지침 시행 이전의 사안에 대해서는 당시의 규정이나 학계에서 통상적으로 적용되는 관례에 따른다.

4

C·H·A·P·T·E·R

연구문제

학|습|목|표

1. 연구문제 출처에 대해 설명할 수 있다.
2. 연구문제의 개발과정을 설명할 수 있다.

4 CHAPTER 연구문제

연구를 시작할 때 연구자가 가장 먼저 해야 할 일은 연구문제를 선정하는 일이다. 즉 '무엇을 연구할 것인가?'를 결정하는 것이다.

연구문제를 선정하는 일은 연구에 있어서 아주 중요한 단계로 연구자에게 관심있는 연구문제의 선정은 연구과정에서 연구자의 연구 동기를 고취시켜 의미있는 연구결과를 도출할 수 있으며, 학문적으로 중요한 연구문제는 결과적으로 지식체 발전에 기여할 수 있다. 따라서 문제를 '해결'하거나 그 해답에 기인하는 관련된 정보를 탐색하여 확보해야 하며, 문제진술(problem statement)을 통해 정확하게 문제를 설명하고 연구의 필요성을 서술해야 한다.

이와 관련하여 기본적인 용어의 정의를 살펴보면, 우선 연구문제(research problem)는 미루어 헤아릴 수 없고 이해할 수 없는 문제의 상태를 말한다. 연구자는 관심있는 영역에서 연구문제를 찾아낸다. 연구질문(research question)은 연구문제에 대한 해답을 주기 위한 구체적인 질문이다. 연구질문은 연구에서 수집되어야 하는 정보의 종류를 알도록 해준다. 따라서 연구자는 예측되는 해답을 가설(hypothesis)로 제시하고 이를 경험적으로 증명하는 과정을 거친다.

1 연구문제의 출처

연구문제의 출처는 연구자에 따라 매우 다양하다. 그러나 주로 연구자의 경험, 간호관련 문헌 및 이론 등이 있다. 이때 중요한 것은 연구자가 얼마나 간호와 관련하여 주변 현상에 대해서 관심을 가지고 있느냐이다. 간호에 대한 호기심은 자신의 경험과 주변 현상에 대한 깊은 고찰을 유도하고 이를 바탕으로 기존의 지식체를 탐구하고 싶은 욕구를 불러일으킨다.

1) 연구자의 경험

간호사의 임상 실무 경험은 연구문제 선정에 큰 도움이 된다. 간호사가 실무에서 직접 업무를 수행하고 있기 때문이며, 평소 임상에서 대하는 개인의 탐구적인 태도가 매우 중요하다. 간호사는 임상현장에서 발생하는 다양한 현상의 이유나 문제해결 방법 등에 대하여 호기심을 가지고 있어야 한다. '왜 이 일은 이런 식으로 행해질까?', '이 문제를 해결하는 방법은 무엇일까?', '이런 상황에서 다른 방법은 없을까?' 이런 질문들을 제기하는 것이 연구문제의 출처가 될 수 있다. 특히 초보 연구자들이 개인이 경험하는 임상현장에서 연구문제를 선정하도록 하는 것은 간호실무를 연구와 관련시켜 문제해결을 실행하도록 하여, 실무에 임하는 과학적 태도를 확립하고 실무를 개발하는 데 관심을 갖게 된다. 연구자가 간호 현상에 대하여 과학적이고 비판적인 사고를 하는 것은 간호 발전에 매우 바람직하다.

2) 간호 문헌

간호학과 관련된 서적이나 논문 등은 연구에 대한 단서를 제공해 줄 수 있다. 출판된 논문의 대부분은 논문의 뒷부분에 향후 이루어져야 할 연구에 대해 언급하고 있다. 서적이나 논문, 간호학을 주제로 하는 기사나 잡지 등에서 저명한 연구자들이 계속해서(향후, 또는 지속적으로) 간호학이 직면하고 있는 문제들을 서술하고 있고, 학회 등에서도 많은 연구자들을 통해 간호연구의 주제들이 제시된다. 따라서 관심 분야가 선정되고 이에 대한 사전지식이 부족하다면 다양한 문헌들을 폭넓게 고찰하는 과정이 반드시 필요하다.

3) 이 론

현재 존재하는 간호학 및 다양한 학문의 이론 또한 간호연구의 주제가 될 수 있다. 그런데 간호학과는 다른 분야에서 생성된 이론을 간호학에 적용시키려고 할 때, 과연 '그 이론이 간호에 적절하게 적용될 수 있을까?'를 검토해야 한다. 예를 들어 '생산 공장에서 효율적이었던 이론이 과연 병원에서도 효율적으로 작동할 수 있을 것인가?'라는 의문이 제기된다면 이를 해결하기 위해 간호연구가 수행될 수 있다. 또한 간호학이 발달함에 따라 다양한 가설이 제기되고 그 가설을 발달시켜 공고히 만들기 위해, 또는 기존 가설이나 이론을 반박하기 위한 간호연구가 수행될 수 있다. 아직 확립되지 않은 가설에 대한 연구는 간호학 발달에 절실히 필요한 연구이므로, 이런 가설들은 간호연구의 좋은 주제가 될 수 있다.

이전에 이루어진 연구를 새로운 연구의 주제로 활용할 수 있다. 연구를 수행하는 연구자에게 있어서 독창적인 연구를 수행하는 것도 중요하지만, 이미 이루어진 연구를 반복하여 수행함으로써 그 연구에서 밝혀진 사항들을 더 확실히 만들어줄 수 있다.

간호실무의 방향이 간호연구에 의해 제시될 수 있기 때문에 간호연구는 확실하게 검증되어야 할 필요가 있고, 반복적인 연구 수행이 검증에 도움을 준다. 그러나 연구자가 기존 연구를 그대로 따라하는 것이 아니라, 그 연구결과를 바탕으로 가설을 보완하고 다양한 방법론과 대상자를 선택하여 진행해야만 한다.

2 연구문제의 개발 과정

연구문제가 연구자의 경험이나 문헌, 이론 등에 의해서 도출되었다고 하더라도, 이를 직접 연구와 접목시키기 위해서는 연구문제를 구체적으로 기술하고, 연구목적을 설정하는 과정이 필요하다.

우선 알아보아야 할 것은 연구문제와 연구목적의 차이이다. 연구문제와 연구목적은 종종 같은 의미로 사용되나 엄밀하게는 서로 다른 의미를 가지고 있다. 연구문제는 연구자에 의해 연구되는 것, 또는 연구의 내용을 의미한다. 이에 비해 연구목적은 이 연구가 수행되어야 하는 이유이다. 예를 들어, 한 연구의 연구문제가 '정신과적 문제를 갖고 있는 환자를 처음 대면할 때 간호사가 환자의 의무기록지를 미리 읽은 경우와 그렇지 않은 경우, 간호사의 불안 정도에는 차이가 있는가?'라면, 이 연구의 연구목적은 '정신과적 문제를 갖고 있는 환자를 처음 대면할 때, 간호사가 환자의 의무기록지를 미리 살펴보는 행위 여부에 따라 간호사의 불안 정도에 차이가 있는지를 파악하는 것'이다. 만약 연구의 결과가 의무기록지를 미리 읽은 경우 간호사의 불안도가 높아졌다면 정신과적 문제를 갖고 있는 환자를 처음 대면할 때는 미리 의무기록을 읽지 않는 것이 도움이 된다는 결론을 얻을 수 있을 것이다.

1) 주제 선정

연구문제의 개발은 상상력과 독창성에 기반한 창조적인 과정이다. 초기 단계에서 연구 주제(topic)가 떠올랐을 때에는 이를 비판하는 것보다는 편하고 자유롭게 놓아두는 것이 중요하다. 즉 주제에 대해서 문서에 기록하고 관련되어 있는 다른 내용들을 자유롭게 기술하는 것이다.

연구자는 일단 관심 있는 주제를 선정한 다음 연구 질문을 할 수 있다. 예를 들어 치매교육

프로그램 효과 측정의 경우 다음과 같은 연구 질문을 할 수 있다.

- 왜 치매교육프로그램의 효과 측정을 수행하려고 하는가?
- 언제 치매교육프로그램을 수행하는가?
- 치매교육프로그램 효과에는 어떤 요인이 관련되어 있는가?
- 치매교육프로그램 실시군과 비실시군 간에는 어떤 차이점이 있는가?
- 치매교육프로그램 시행 결과는 무엇인가?
- 치매교육프로그램 효과에 기여하는 요소는 무엇인가?
- 치매교육프로그램은 얼마나 효과적인가?

연구 경험이 많지 않은 연구자는 종종 연구문제를 너무 광범위하게 잡거나 경험에 비하여 너무 복잡하게 설정하는 경우가 있다. 따라서 문제의 범위를 축소하고 개념을 명료화하는 과정이 필수적으로 필요하다.

2) 연구문제의 진술

연구문제를 설정할 때 연구문제를 설명하는 문장은 서술문보다는 의문문으로 구성하는 것이 좋다. 이는 의문문 형식이 연구가 다루고자 하는 문제를 가장 명확하게 알려줄 수 있기 때문이다. 의문이 제시되면 의문에 대한 답을 찾게 되고 그 답이 곧 연구가 목표로 하는 것이 된다. 단순히 서술문으로 문제설정을 하게 되면 어느 부분이 연구문제인지 불명확해질 수 있다.

또한 연구하고자 하는 대상을 제시해야 한다. 단순히 간호사, 학생, 환자 등으로 기술하면 인구집단이 너무 광범위하고 연구대상으로 삼기에는 부적절하다. 예를 들어 '신생아 집중관리실의 간호사' 정도로 연구범위를 좁히는 것이 좋다.

문제를 설정할 때 변수 또한 포함되어야 한다. 연구문제에서 변수는 하나일 수도 있고, 둘 또는 다수일 수도 있다. 예를 들어 '집중치료실의 간호사로서 받는 업무상 스트레스는 어떤 것이 있을까?'라는 연구문제에서 변수는 업무상 스트레스이다. 다양한 상황의 간호사들에 의해 다양한 종류의 업무상 스트레스가 보고될 수 있고 이것이 곧 변수가 된다. 변수가 하나이면 하나의 변수를 가진 단일 변량 연구(univariate study)가 된다.

연구문제가 '집중치료실의 간호사가 받는 업무상 스트레스의 정도와 평균 근속년수의 상관관계가 있을까?'라면 변수는 업무상 스트레스와 평균 근속년수 두 가지가 되고, 이 연구는 이변량 연구(bivariate study)가 된다. 변수가 두 개보다 많아지면 다변량 연구(multivariate study)라고 한다.

그리고 연구문제에 포함된 변수들은 연구자가 측정할 수 있는 것이어야 한다. 연구문제 설정이 측정 가능하기 위해서는 연구문제의 변수들 역시 측정 가능해야 한다. 예를 들어 윤리적 문제나 옳고 그름에 관한 것은 연구주제로는 적절하지 않다. 우리가 듣고, 보고, 만지고, 맛보고, 냄새 맡을 수 있는 객관적인 지표들이 변수로서 합당하다. 또한 연구문제를 서술할 때 원인, 결과 등의 단어를 쓰는 것은 삼가는 게 좋다. '집중치료실의 간호사가 받는 업무상 스트레스의 정도와 평균 근속년수의 상관관계'가 있다고 하더라도 상관관계란 원인과 결과를 증명해 주지는 않는다면, 단지 두 변수가 관련된다는 것이다.

따라서 임상연구에서 원인과 결과는 증명하기 어려운 경우가 대부분이므로 상관관계로 표현한다.

3) 연구문제의 평가

연구문제의 최종 선택 기준은 없다. 의사결정 과정에서 반드시 고려되어야 할 기준들은 연구문제의 중요성, 연구 가능성과 연구의 수행가능성이다.

(1) 연구문제의 중요성(Significant)

연구문제 선택의 중요한 요소 중의 하나는 그 문제가 간호 또는 간호실무에 얼마나 중요하느냐이다. 연구의 결과는 간호 지식에 의미 있게 기여해야만 한다. 따라서 연구자는 다음의 질문을 해볼 필요가 있다. '그 문제는 중요한 것인가?', '그 연구결과가 간호대상자, 간호사, 보건의료인 또는 사회에 이익을 줄 수 있는가?', '연구결과가 실무에 적용될 수 있는가?', '연구결과가 이론과 관련성을 가지는가?', '연구결과가 간호실무나 정책에 변화를 줄 수 있는가?' 만일 이런 질문에 어느 것에도 해당되지 않는다면 연구를 진행하지 않는 편이 나을 것이다.

(2) 연구 가능성(Researchability)

모든 문제가 과학적 탐구를 통해서 해결될 수 있는 것은 아니다. 도덕적이거나 윤리적 본질에 대한 문제나 질문은 연구 대상이 아니다. 예를 들어 '자살을 돕는 것은 합법적인가?'라는 질문에 대한 답은 개인의 가치에 따라 달라진다. 이는 옳고 그름의 답을 할 수 없다. 이는 논쟁(debate)의 상황이지 연구의 상황은 아니다. 따라서 연구문제는 연구 가능성이 있어야 한다. 예를 들어, 다음의 질문들은 연구 주제로 가능한 것들이다. '불치병을 앓고 있는 사람의 안락사(조력자살, assisted suicide)에 대한 간호사의 태도에는 무엇이 있는가?', '종양병동의 간호사는 다른 부서의 간호사에 비하여 안락사에 대해 호의적인가?', '안락사에 관련된 간호사의 도덕적 딜레마는 무엇인가?', '안락사하는 말기 환자의 태도에는 무엇이 있는가?', '안락사와 관련하여 가족의 경험은 어떠한가?'

이러한 가설에 대한 연구결과는 안락사의 합법적 여부와 상관없이, 이러한 주제에 대한 이해를 증진시키는 것에 유용하게 사용될 수 있다.

(3) 연구 수행가능성(Feasibility)

연구의 중요성과 가능성의 문제가 해결되었다고 해도 연구의 수행가능성이 없다면 연구를 수행할 수 없다. 연구의 수행가능성은 어떤 연구를 수행하더라도 중요한 요소이다. 연구 수행가능성에 영향을 미치는 요소들로 시간, 비용, 장비, 대상자 등이 있다. 예를 들어, 어떤 연구자가 네쌍둥이에 관한 연구를 수행하고자 할 때 충분한 수의 네쌍둥이가 모여야 연구를 수행할 수 있을 것이다. 네쌍둥이의 희귀성을 생각해 볼 때 이 연구는 연구를 시작하기도 전에 피험자를 모으기 위해 많은 시간을 소모해야 할 것이다. 비용문제 역시 빼놓을 수 없는 부분이므로, 연구를 계획함에 있어서 현실적으로 재정적 자원이 어느 정도일지를 생각하고 그에 맞추어 연구를 설계할 필요가 있다. 그리고 연구 수행에 적절한 장비들이 필요하다. 연구를 설계할 때 어떤 장비들이 필요할지 미리 예측되어 있어야 한다. 어떤 장비가 필요한지, 장비는 제대로 작동하는지, 장비를 적절히 다룰 수 있는 사람이 있는지, 소모품의 공급은 충분한지 등이 고려되어야 한다. 다양한 종류의 지원도 연구의 수행가능성을 판단하는 데 필요한 요소이다. 독자적으로 연구를 수행하는 것은 매우 힘든 일이다. 숙련된 지도자나 동료의 도움이 있을 때 훌륭한 연구가 수행될 수 있다. 마지막으로 연구주제는 연구대상자가 참여하기에 용이해야 한다. 연구대상자들이 이미 다른 연구에 참여하고 있을 수도 있고, 대상자의 참여의도를 유발하지 못하는 연구주제가 있을 수도 있다. 따라서 연구자는 연구를 설계하고 주제를 선정함에 있어서 대상자도 중요하게 고려해야 한다. 이와 같은 요소들을 정리하면 다음과 같다.

- **시간** : 문제를 연구하기에 충분한 시간과 적절한 시기가 필요하다.
- **대상자의 이용가능성** : 연구에 참여할 대상자를 일정한 시간에 확보할 수 있어야 한다.
- **관련기관의 협조** : 연구 수행기관과 연구관련 책임자의 승인을 받을 수 있어야 한다.
- **시설과 장비** : 연구에 필요한 시설과 장비를 갖추고 있어야 한다.
- **비용** : 연구에 필요한 문헌 구입, 인건비, 대상자 참여비, 이동 비용 등의 사용가능한 예산이 있어야 한다.
- **연구자의 경험** : 주제의 선정뿐만 아니라, 자료수집과 분석에 필요한 기술을 가지고 있어야 한다.

(4) 윤리적 고려

마지막으로 윤리적 문제가 고려되어야 한다. 앞장에서 서술한 바와 같이 윤리성이 결여된 연구는 아무리 과학적으로 잘 설계되고 엄격하게 수행되었다고 해도 연구로서의 가치를 가질 수 없다. 연구윤리가 확립되기 전 수많은 비윤리적인 연구들이 수행되어 왔고 우리는 그것이 인간의 존엄성을 해치고 가치를 말살하는 사실을 보았다. 따라서 연구자는 잘 설정된 윤리지침을 따라서 연구를 해야 할 의무가 있다.

연구자는 연구를 시작하기 전에 국가생명윤리정책연구원(Korea National Institute for Bioethics Policy, KoNIBP) 또는 질병관리본부(Korea Centers for Disease Control & Prevention, KCDC)에서 실시하는 온라인 연구윤리 강의를 수료해야 한다. 또한 학회지에 논문을 게재해야 하거나 학위 논문을 준비할 때는 논문을 시도하기 전에 의료기관이나 대학 또는 공용기관생명윤리위원회 등의 기관윤리위원회(Institutional Review Board, IRB)의 연구 승인을 위한 심의를 받아야 한다.

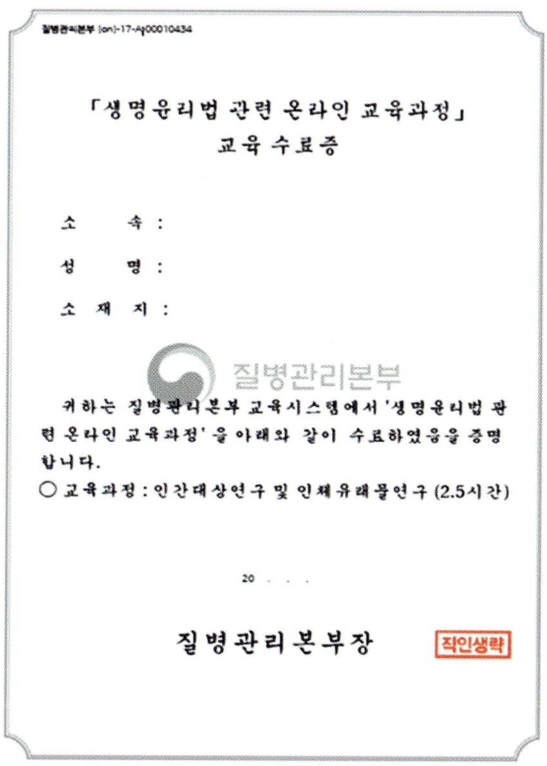
질병관리본부 (on)-17-Aj00010434

「생명윤리법 관련 온라인 교육과정」
교육 수료증

소 속 :

성 명 :

소 재 지 :

질병관리본부

귀하는 질병관리본부 교육시스템에서 '생명윤리법 관련 온라인 교육과정'을 아래와 같이 수료하였음을 증명합니다.

○ 교육과정 : 인간대상연구 및 인체유래물연구 (2.5시간)

20 . . .

질병관리본부장 직인생략

그림 4-1 생명윤리법 관련 온라인 교육과정 〈질병관리본부〉 교육수료증 사례

5

C·H·A·P·T·E·R

문헌고찰

학|습|목|표

1. 문헌고찰의 목적을 설명할 수 있다.
2. 문헌고찰의 범위를 설명할 수 있다.
3. 문헌고찰의 과정을 설명할 수 있다.
4. 의료정보 데이터베이스를 활용할 수 있다.
5. 문헌 관리 및 질 평가를 설명할 수 있다.

NURSING RESEARCH

5 CHAPTER

문헌고찰

문헌고찰(literature review)은 연구자가 전문적인 지식, 임상경험, 질 높은 임상연구 등에서 얻은 참신한 연구를 뒷받침하는 연구 과정 중 가장 중요한 단계이며, 근거 중심 연구의 핵심단계이다. 문헌고찰은 연구의 방향, 계획 및 문제와 관련된 선행연구를 체계적으로 검색하고 찾아내는 과정이며, 이런 과정을 통해 찾아낸 관련 연구를 읽고 비판하여 질 높은 연구가 이뤄질 수 있는 초석이 된다. 즉 문헌고찰을 통해 연구자는 관심 분야의 구체적인 지식을 얻을 수 있을 뿐만 아니라, 이전에 수행된 연구의 경향과 향후 이루어질 연구의 방향을 조망할 수 있다.

문헌고찰은 여러 관련 연구 중 질 높은 연구를 바탕으로 작성되는 것이 우선이며, 체계적으로 정리하는 것이 필요하다. 정확하고 질 높은 문헌고찰은 연구의 질이 결정되는 중요한 단계이므로 꼼꼼하게 이뤄져야 한다.

1 문헌고찰의 목적

문헌고찰은 근거기반 실무를 위한 간호사뿐만 아니라 연구 과정에서도 중요한 역할을 담당한다. 연구자에게 연구 문헌과 관련된 지식이 필요한 목적은 다음과 같다.

- 연구문제의 확인(identification)과 개발, 또는 연구질문이나 가설의 정련(refinement)
- 알려진 것과 알려지지 않은 것에 대한 방향 제시 및 현존하는 근거에 기여할 수 있는 연구가 무엇인지에 대한 판단
- 기존 연구를 다른 상황이나 다른 대상자에게로의 적용 여부
- 경험적 연구를 통한 임상적 중재의 개발 또는 정련
- 연구문제와 관련된 이론적 틀 또는 개념적 틀의 정의
- 적절한 연구설계와 자료수집 방법의 정의
- 연구결과의 해석과 적용 등에 대한 도움

문헌고찰은 연구의 기초를 세우는 것을 돕고, 새로운 연구 아이디어를 제공한다. 또한 연구 결과의 해석에도 필요하다. 대부분의 연구 보고서는 관련 문헌의 요약을 포함한다. 문헌고찰은 주제와 관련하여 현재의 지식을 이해하기 위한 바탕이 되고, 연구자가 연구를 수행하기 위한 계획 및 수행 방법 등을 참고할 자료를 제공한다. 다만, 간호연구에서도 문헌고찰을 하는 과정에서 비판적 사고가 필요하며, 이를 위한 기술을 연마하는 과정이 필요하다.

2 문헌고찰의 범위

문헌고찰은 연구문제의 인식과 이해를 위해 광범위하게 시작하여 연구문제와 직접적인 연관성이 있는 분야까지 구체적이고 깊이 있게 이루어져야 한다. 따라서 문헌고찰의 범위는 정해져 있는 것이 아니라 연구 유형이나 주제에 따라 달라질 수 있다. 예를 들어, 간호학에서 널리 연구된 주제는 전문적인 간호학 문헌만으로 고찰이 가능하지만, 만일 해당 주제가 간호학에서 연구된 것이 아니라면 타 학문의 문헌까지 고찰해야 한다.

1) 정보원의 유형

문헌고찰을 위한 정보원은 다양하다. 이 가운데 일반적으로 이용되고 있는 문헌 정보원의 유형들은 다음과 같다.

(1) 통계자료

보건복지부, 질병관리본부, 국민건강보험공단 등의 국가기관에서 제공하거나 정기적으로 조사하여 발간하는 통계자료는 연구문제와 관련하여 현재의 상태를 보여줄 수 있는 자료이다. 예를 들어, 만성질환의 유병률이나 감염성 질병의 발생률 등의 정보는 연구의 필요성에서 활용할 수 있는 유용한 정보가 된다.

(2) 연구보고서

연구논문이나 연구보고서는 연구를 진행함에 있어서 관련된 핵심 정보를 얻을 수 있는 좋은 자료이다. 이를 일차 문헌이라고 하며 원저자가 발표한 글을 말한다. 일차 문헌은 연구자가 직접 연구를 수행하고 그 결과를 발표한 논문으로 연구 수행 방법과 결과 및 논의가 기술되어 있어, 연구자의 주장과 연구결과를 직접적으로 파악할 수 있다. 따라서 다른 연구자는 이를 통해 선행연구자가 특정한 연구문제에 대해서 접근하게 된 동기나 연구에 참고한 문헌이 무엇인지 알 수 있다. 또한 기존 연구의 연구설계나 연구과정에 대해서도 정보를 얻을 수 있으며, 연구결과를 자신의 논문과 비교 및 분석할 수 있다. 그리고 논의와 제언을 통해서 향후 진행해야 하는 연구의 주제나 범위를 결정할 수도 있다. 관심주제에 관하여 많은 연구들이 나와 있는 경우에는 먼저 요약집(초록)을 보고 선별하여 읽는 것이 효율적이다.

(3) 단행본

① 단행본은 일반적으로 저자가 관심 영역에 대한 다양한 지식체를 모아서 정리한 것으로 다양한 형태를 갖는다.

② 단행본에는 일반적으로 특정주제에 대한 다양한 저자들의 연구논문을 모아 종합적으로 정리하여 기술한 것과 다양한 주제에 대한 개념정의 등을 포함한 저서들이 있다. 이론을 소개한 단행본은 각 개념의 정의와 개념들의 관계를 제시하여 이론을 찾을 수 있는 근거가 된다.

③ 또한 단행본은 관심 영역의 사전지식을 습득하고 이를 통합적으로 이해하는 데 도움이 된다. 연구를 수행할 때 이론적 기틀이나 개념적 기틀을 설정하는 근거를 얻고자 하면 하나의 이론 개발부터 검증까지의 과정이 수록된 단행본을 고찰하는 것이 매우 유용하다.

2) 문헌고찰의 범위

자신의 연구와 관련하여 모든 문헌을 읽어보는 것은 불가능하지만, 불충분한 문헌고찰은 중요한 정보를 놓치게 되어 논문의 질을 떨어뜨리게 된다. 연구자의 경험이나 연구 논문의 유형들은 문헌고찰의 깊이와 범위에 영향을 준다. 문헌고찰의 깊이와 범위는 정해진 것은 아니지만, 문헌의 양보다는 질을 확보하는 데 매우 중요하다. 즉 많은 양의 문헌을 읽는 것보다는 연구주제와 관련하여 질 높고 정확한 정보를 제공해주는 문헌을 읽는 것이 더욱 중요하다. 연구변수나 연구도구들에 대한 충분한 고찰은 연구의 결과를 정확하게 제시할 수 있는 질적 보장에 대한 필수적인 부분이다. 또한 질적 연구나 Q방법론 등에서는 연구자의 철학과 방법에 대한 고찰이 매우 중요하다.

(1) 연구자의 배경

연구주제와 관련하여 경험이 풍부하지 못한 연구자는 물리적으로 많은 시간을 문헌고찰에

할애해야만 한다. 그러한 연구자는 많은 문헌을 읽고 이해하는 데에는 많은 시간이 소요되지만, 이는 반드시 필요한 과정이라고 할 수 있다. 반면, 연구주제에 대해서 친숙한 연구자는 관련 문헌을 쉽게 찾을 수 있는 정보와 기술을 가지고 있으며, 스스로도 관련 지식을 보유한 상태이기 때문에 경험이 풍부하지 못한 연구자에 비해서 문헌고찰 시간이 단축되고, 질 높은 문헌을 찾아 읽을 수 있다. 주로 최신 정보를 중심으로 문헌고찰을 수행해가며, 오래된 문헌은 가능하면 최신 문헌으로 교체해나간다.

(2) 연구논문 유형

연구주제와 관련하여 문헌고찰을 수행할 때에도 연구자가 필요로 하는 정보의 종류에 따라 고찰할 연구논문의 유형이 달라질 수 있다. 예를 들어 관련 연구주제에 대한 기존 연구를 알고 싶다면, 우선 단행본으로 출판된 문헌을 통해 기본적인 지식을 습득하고, 이후 학술지에 게재되었거나 박사학위논문으로 발표된 연구논문을 참고하는 것이 좋다. 특히 박사학위논문은 일반적인 논문작성의 절차를 모두 포함하고 있기 때문에 초보적인 연구자나 학생들이 체계적으로 연구를 진행하는 데 도움이 된다. 반면, 연구보고서는 최신의 자료를 다양하게 수록하고 있어서, 연구주제와 관련하여 현재의 상황 및 최신의 흐름을 파악하는 데 도움을 줄 수 있다.

3 문헌고찰의 과정

문헌을 효율적으로 찾기 위해서는 그 출처에 익숙해야 한다. 출처로는 저서, 학술지, 초록집 등이 있다. 또한 연구주제와 관련된 문헌들은 무수히 많기 때문에 모든 자료를 살펴보는 것은 불가능하므로, 주제와 변수 등을 문헌고찰 전에 올바르게 설정하고 향후 이를 수행해야만 한다. 일반적으로 문헌고찰의 과정은 아래와 같이 진행된다.

① 우선 의학 지식, 임상경험, 이론적 배경을 통해 주제를 선정한다. 주제를 선정할 때에는 대상자, 중재방법, 임상결과를 바탕으로 선정한다. 주제 선정 시에는 PICO 방법을 사용하는 것이 효과적인데, PICO 방법이란 체계적 문헌고찰을 위한 핵심질문(key question)으로 연구대상(population), 중재(intervention), 비교중재(comparison), 중재결과(outcome)의 앞글자를 딴 것이다. 여기에 시점(timing), 세팅(setting), 연구설계(study design)를 추가하여 PICOTS-SD기준에 의해 연구방법을 구체화하기도 한다.

※ PICOTS-SD

- P(Patient/Participants/Population, Problem, 연구대상) : 연구하고자 하는 질환이나 상태를 서술, 질환의 중증도, 인구학적 특징(성별, 나이) 등
- I(Interventions, 중재) : 연구하고자 하는 중재법 혹은 노출(exposure), 용량, 중재기간, 투여경로 등
- C(Comparison, 비교중재) : 위약(placebo), 비스테로이드성소염진통제(NSAIDs) 등
- O(Outcomes, 중재결과) : 1차 결과와 2차 결과변수 등을 서술, 사망률, 이환율과 관련되거나 삶의 질, 통증이나 신체기능과 관련된 변수, 이상반응 등
- T(Time, 시점) : 보고자하는 결과변수의 추적관찰 기간의 기준을 설정하는 것이 필요, 1년 후 통증변화 등
- S(Setting, 세팅) : 어느 세팅에서 이루어진 임상연구를 선택할 것인지 설정
- D(Study desings, 연구설계) : 체계적 문헌고찰, 무작위배정 비교임상시험연구, 비무작위 연구(코호트연구, 단면연구, 전후비교 연구) 중 어느 연구 설계까지 포함할지 여부를 결정

적/용/예/시

예시 1 ▸ **정유진, 김지민, 박동아(2018). 천식 아동 및 청소년에서 원격모니터링 중재의 효과: 체계적 문헌고찰 및 메타분석. 대한간호학회지, 48(4), 389-406.**
연구목적 : 아동 및 청소년 천식 환자에서 증상 조절을 위해 적용한 원격모니터링 중재의 임상적 효과를 보고한 국내·외 논문들을 대상으로 증상조절, 천식악화, 삶의 질 등에 미치는 효과를 확인하고 원격모니터링중재의 세부적인 내용을 확인하는 것

- P : 천식아동 청소년, 중증도는 제한하지 않음
- I : 질환 관리를 주목적으로 ICT를 이용하여 환자의 정보(생체정보, 증상, 약물 복용정보)가 전송되고 이를 바탕으로 환자상태를 모니터링하여 환자에게 필요한 피드백 등이 제공되는 중재
- C : 천식 환자에게 제공되는 외래 기반의 통상적 관리
- O : 원격모니터링 중재의 일차 결과로 천식조절 점수, 천식 악화를 설정, 이차결과로 입원, 응급실 방문, 계획되지 않은 외래 방문, 천식 관련 삶의 질, 활동 제한, 1초간 노력성 호기량, 노력성 폐활량, 최대호기유량, 약물 순응도, 중재 순응도
- SD : RCT(무작위배정 비교임상시험)

적/용/예/시

예시 2 ▶ **한수연, 황지혜, 김초희, 장혜영, 방경숙(2017). 소아암 환자의 형제자매 중재에 관한 연구 논문의 체계적 문헌고찰.** Child Health Nurs Res, 23(3), 394-404.
연구목적 : 2000년 이후 소아암 환자의 형제자매를 대상으로 국내 및 국외에서 시행된 중재 연구를 분석하고 중재 연구의 특성과 결과를 비교하고 확인하기 위함

- P : 소아암 아동의 형제자매
- I : 소아암 환자의 형제자매를 위해 이루어진 중재
- C : 소아암 형제자매 관련 중재를 받지 않은 군
- O : 소아암 환자 형제자매 관련 중재의 효과
- SD : RCT(무작위배정 비교임상시험), 유사실험연구, 원시실험연구, 예비조사도 포함

적/용/예/시

예시 3 ▶ Cochrane Library **검색자료**

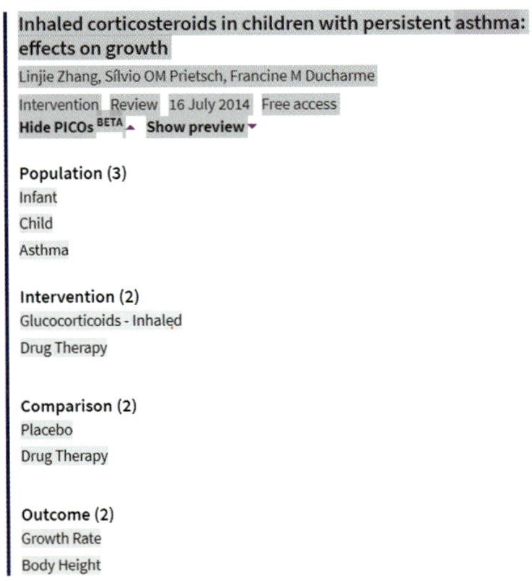

② 주제와 관련된 이론적 배경과 관련된 문헌고찰을 통해 연구를 계획한다. 문헌고찰은 이론적 배경과 필요성의 작성을 위해서 반드시 필요한 과정이다. 문헌고찰에서 검색의 범위를 정하여 검색하는 것이 효율적이며, 문헌고찰의 체계적이고 신속한 검색을 위해서는 검색 전략이 필요하다. 검색전략의 기본이 되는 민감도와 특이도 검색 방법을 적절히 활용하고 검색 용어를 설정하여 검색하는 것이 효율적이다. 민감도 검색은, 검색하고자 하는 핵심용어를 빠짐없이 각각 포함되게(핵심용어들의 합집합) 검색하는 방법으로 종설을 쓸 때 주로 사용된다. 검색용어로는 OR를 사용한다. 특이도 검색은 핵심용어들을

공통적으로 함께 포함되어 있는 문헌을 검색하는 방법이다(핵심용어들의 교집합). 검색용어로는 AND를 사용한다[그림 5-1]. 검색전략을 적절히 사용하면 시간과 노력을 감소시키고 검색의 효율을 극대화시키는 효과가 있다.

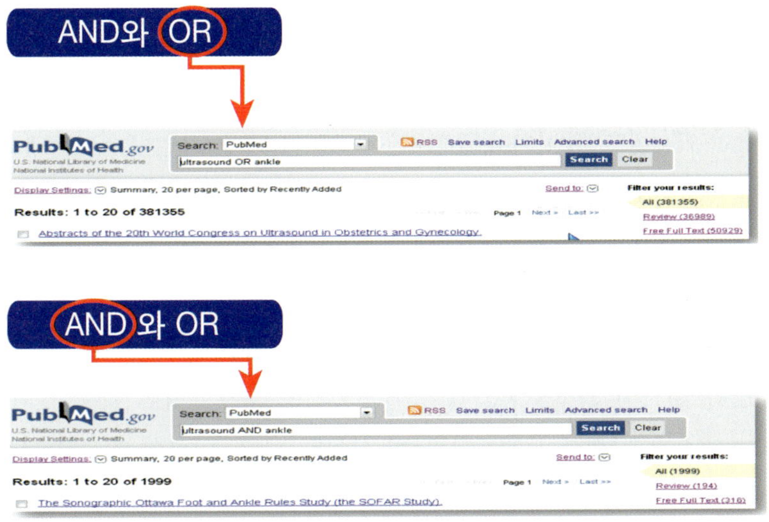

출처 : https://www.ncbi.nlm.nih.gov/pubmed

그림 5-1 AND와 OR의 활용

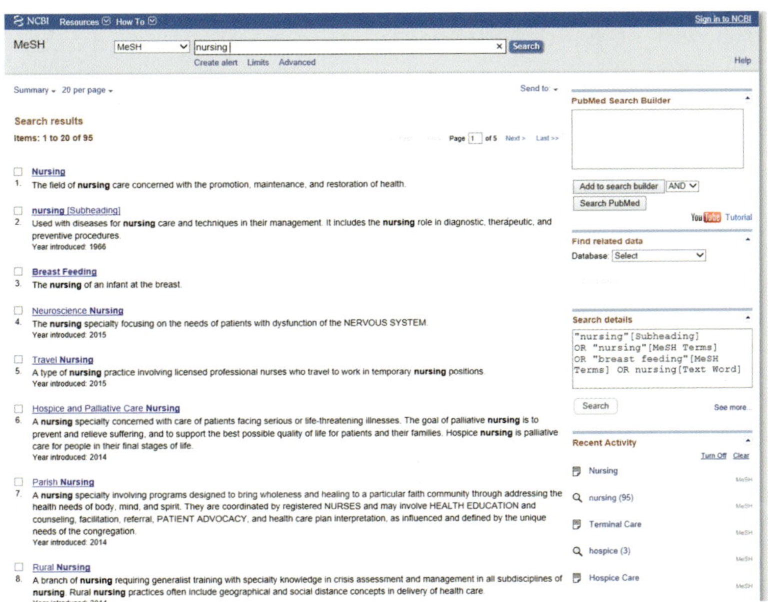

출처 : https://www.ncbi.nlm.nih.gov/mesh?term=nursing&cmd=DetailsSearch

그림 5-2 Mesh 검색 활용

③ 최근 외국 저널에서는 MeSH(medical subject heading) 용어를 사용하여 객관적으로 공인된 핵심용어를 사용하여야 하며, 최근에는 MeSH 용어만을 사용하도록 규정되고 있다. MeSH 용어는 PubMed에서 검색 가능하므로 적극적으로 활용하도록 한다[그림 5-2].

④ 단어의 다양성을 확보하기 위해 축소검색자를 이용한다. 축소검색자는 문자열에 대한 위임을 통해 간단한 용어를 집어넣고 *(별표) 표기를 하면 비슷한 용어를 찾아주는 기능을 말한다. 예를 들어, proprio 단어를 PubMed에 넣으면 오른쪽 search detail 부분에 proprio[All Fields]라고 표기되고 해당 단어만을 찾는다. 그러나 proprio*로 검색을 하면 proprio[All Fields] OR propriobular[All Fields] OR propriobulbar[All Fields] OR propriocaption[All Fields] OR propriocepation[All Fields] 등 유사한 단어를 모두 찾아 주기 때문에 비슷한 단어에 해당되는 연구를 모두 검색할 수 있다.

⑤ 제목 안에서만 검색하는 방법으로 만약 'TENS' 내용에 해당하는 정보를 얻기 위해 'TENS [ti]'를 넣으면 TENS라고 표기된 제목부터 우선순위로 검색이 된다.

⑥ 위의 검색방법으로 검색된 문헌으로 문헌 고찰을 한다. 저자의 연구와 관련된 중재방법, 실험방법, 대상자, 연구 절차 등을 철저히 분석하여 표로 작성하여 한눈에 볼 수 있도록 다음 [표 5-1]과 같이 작성한다. 문헌고찰의 정리는 반드시 논문 작성 전에 반드시 선행되어야 하며, 관련된 연구는 모두 검색하여 정리하도록 한다. 또한, 질 높은 연구는 따로 분리하여 정리하는 것이 효율적이다. 기본적으로 피험자를 무작위 배정한 문헌들 위주로 정리하는 것이 가장 효율적이다.

⑦ 문헌고찰을 바탕으로 연구계획서(배경, 목적, 연구방법)를 작성한다. 특히 현재 계획하고 있는 연구가 이전에 발표된 연구인지 정확하게 검색하여 표절이나 모방 논문이 되지 않도록 주의하도록 한다.

표 5-1 TENS에 관한 연구

연구자	연도	인 원	연구과제 및 방법	결 과
Tekeoglu 등	1998	• 실험군 : 30명(뇌졸중) • 대조군 : 30명(뇌졸중)	마비측에 실험군은 TENS를 대조군은 placebo TENS 적용하고 두 군 모두 40개의 과정으로 된 운동프로그램을 8주간 훈련하여 강직과 Barthel Index 중재 전후 결과를 비교하였다.	• 실험군의 강직이 감소하였다. • Barthel Index 점수가 대조군보다 증가하였다.
Levin & Hui-Chan.	1992	• 실험군 : 11명(뇌졸중) • 대조군 : 6명(뇌졸중)	마비측 총비골신경에 실험군은 TENS를 대조군은 placebo TENS를 3주간 주 5회 60분씩 적용하여 하지 기능을 비교하였다.	• 실험군의 강직이 감소하였다. • 발목의 굽힘에 힘이 증가하였다.

4 의료정보 데이터베이스

문헌 고찰의 다음 단계는 검색할 의료정보 데이터베이스를 결정하는 것이다. 이 경우 국내 문헌과 국외 문헌으로 나누어 생각할 수 있다.

1) 국내

국내의 문헌을 검색할 수 있는 대표적인 사이트는 아래와 같다.

(1) KoreaMed

KoreaMed(http://www.koreamed.org)는 대한의학학술지편집인협의회의 평가를 거친 106종의 국내 학술지에 대한 서지사항 및 초록을 검색할 수 있는 데이터베이스이다. 1997년 이후의 데이터 수록을 기본으로 하고 있으며 자료에 따라 창간호부터 수록된 경우도 있다. 모든 자료를 영문으로 검색해야 한다는 단점은 있으나 현재까지 국내 의학학술지를 검색하기 위해 먼저 검색하는 것이 좋다.

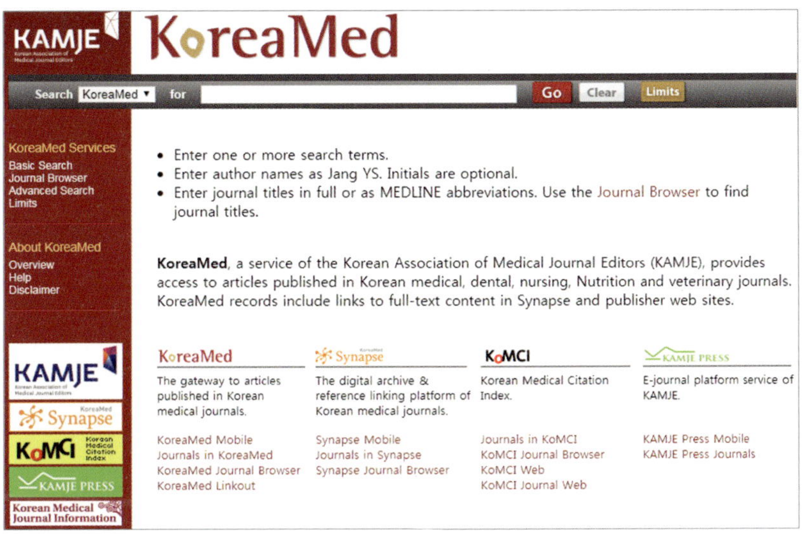
KAMJE
KoreaMed
Search KoreaMed for Go Clear Limits
KoreaMed Services
Basic Search
Journal Browser
Advanced Search
Limits
About KoreaMed
Overview
Help
Disclaimer
• Enter one or more search terms.
• Enter author names as Jang YS. Initials are optional.
• Enter journal titles in full or as MEDLINE abbreviations. Use the Journal Browser to find journal titles.
KoreaMed, a service of the Korean Association of Medical Journal Editors (KAMJE), provides access to articles published in Korean medical, dental, nursing, Nutrition and veterinary journals. KoreaMed records include links to full-text content in Synapse and publisher web sites.
KoreaMed
The gateway to articles published in Korean medical journals.
KoreaMed Mobile
Journals in KoreaMed
KoreaMed Journal Browser
KoreaMed Linkout
Synapse
The digital archive & reference linking platform of Korean medical journals.
Synapse Mobile
Journals in Synapse
Synapse Journal Browser
KoMCI
Korean Medical Citation Index.
Journals in KoMCI
KoMCI Journal Browser
KoMCI Web
KoMCI Journal Web
KAMJE PRESS
E-journal platform service of KAMJE.
KAMJE Press Mobile
KAMJE Press Journals
KAMJE
Synapse
KoMCI
KAMJE PRESS
Korean Medical Journal Information

그림 5-3 KoreaMed

(2) 의과학연구정보센터(Medical Research Information Center, MEDRIC)

의과학연구정보센터(MEDRIC, http://kmbase.medric.or.kr)는 국가전문정보센터 계획에 따라 설립된 의학 전문 정보센터이다. 여기에서는 국내의학학술지 초록 검색 데이터베이스인 KMbase를 구축하여 서비스하고 있다. 약 500여종의 학술지를 대상으로 하며 30여종의 학술지의 경우 원문을 구축하여 함께 제공하고 있다.

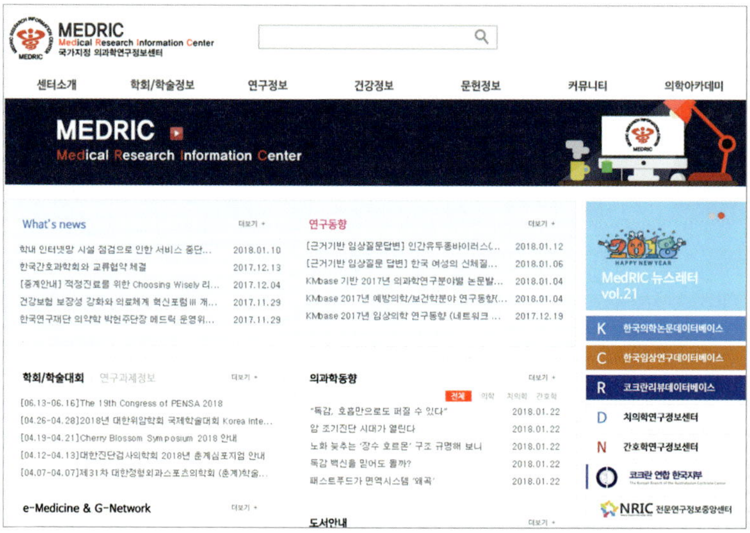

그림 5-4 의과학연구정보센터(MEDRIC)

(3) 간호학연구정보센터(Nursing Research Information Center, NRIC)

간호학연구정보센터(NRIC, http://nursing.medric.or.kr)는 의학, 간호학, 치의학 관련 분야의 서지 및 초록정보를 지속적으로 업데이트하여 국내외 최신 논문의 통합 검색이 가능하고 또한 온라인을 통하여 원스톱 원문 제공 서비스를 확대 실시하고 있다. 의학, 간호학, 치의학 논문 제공 서비스, 연구경향정보 제공 서비스, 근거중심의학(임상시험문헌) 데이터베이스 구축 및 제공 서비스, 체계적 고찰 데이터베이스 제공 서비스, 연구자 네트워크 지원 서비스를 제공하고 있다.

(4) 한국간호학논문데이터베이스(Korean Nursing Database, KNBase)

한국간호학논문데이터베이스(KNBase, http://knbase.medric.or.kr)는 Korean Nursing database로 한글 명칭은 '한국간호학논문데이터베이스'이다. KNBase는 한국에서 발간되는 생의학 분야(의학, 치의학, 약학, 간호학, 한의학) 저널의 서지, 초록 및 원문 데이터베이스로서 비영리적 목적으로 운영된다. 수록된 데이터 건수는 총 55만여 건 이상이다.

(5) 학술연구정보서비스(Research Information Service System, RISS)

한국교육학술정보원에서 제공하는 학술연구정보서비스(RISS, http://www.riss.kr)는 현재까지 가장 큰 데이터베이스이며 인문과학, 사회과학, 공학/기술, 의약학, 예술/체육, 교육학, 경영/경제 등 여러 영역의 데이터베이스가 존재한다. 현재 국내 1,100개 학회 및 대학부설연구소 발행 학술지에 수록된 64만 건 논문의 원문 접근 및 전국대학이 소장한 해외학술지에 수록된 1,500만 건의 논문을 검색할 수 있다.

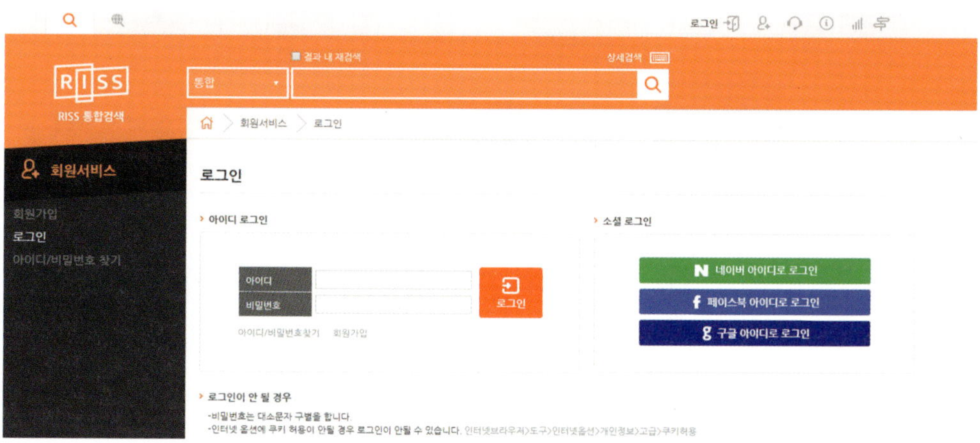

그림 5-5 학술연구정보서비스(RISS)

(6) 국회도서관

국회도서관(http://www.nanet.go.kr)은 각종 목록과 색인 등의 국가서지데이터베이스를 구축하고 있으며, 국회회의록 전문을 비롯한 원문 데이터베이스 구축에 있어서도 선도적 역할을 하고 있다. 현재 1910년 이후 190만 건의 기사 색인 자료가 있다[그림 5-6].

(7) 기타 데이터베이스의 활용

그 밖에 상업화된 데이터베이스로는 한국학술정보라는 기업체에서 제공하는 KISS(http://kiss.kstudy.com), 누리미디어에서 제공하는 DBPIA(http://www.dbpia.co.kr)가 있으며 관련학회 홈페이지 한국간호과학회와 산하학회, 한국간호교육학회, 한국호스피스완화의료학회, 한국간호연구학회 등 홈페이지에 데이터베이스를 구축하여 무료로 활용할 수 있다.

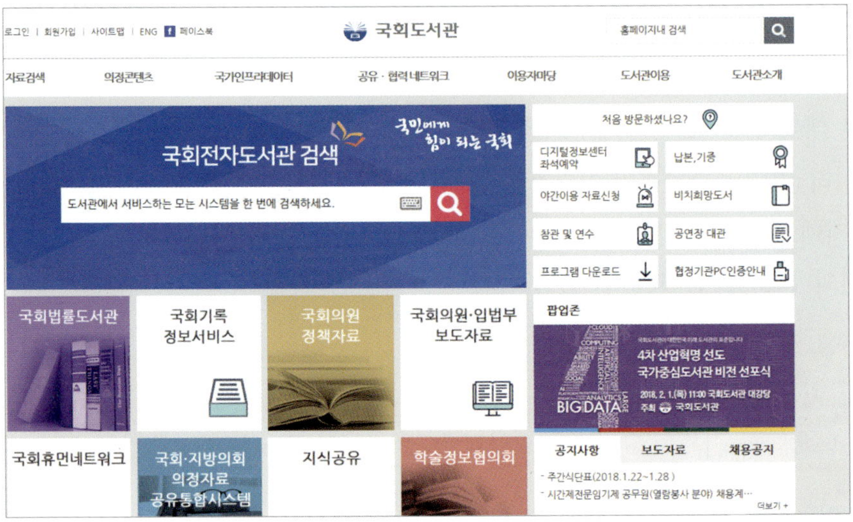

그림 5-6 국회도서관

또한 Koreamed, KMbase, MEDRIC 학술정보를 통해 검색된 정보의 원문을 구하고 싶을 경우 해당 학회사이트를 접속하여 원문 이용여부를 확인해보거나, 한국의학도서관협회(http://www.kmla.or.kr)에 개인회원으로 가입하여 원문을 입수할 수 있다.

2) 국 외

앞에서 언급한 바와 같이 국외 데이터베이스 중 가장 자주 사용되는 것은 Medline과 CINAHL 등이다.

(1) MEDLINE

MEDLINE은 MEDLARS on the LINE의 약자로, MEDLARS 데이터베이스 중의 하나로서 초기에는 Index Medicus를 전산화한 것이었으나 근래에는 간호학 분야와 치과학 분야의 색인지인 Index Nursing Index와 Index to Dental Literature가 포함되어 수록되어 있다. MEDLINE은 미국뿐만 아니라 전 세계적으로 우수한 의학 관련 서지 데이터베이스로서 생물의학과 관련된 문헌이 수록된 광범위한 정보를 얻기 위한 검색도구이다. 1966년 이후 4,300개 잡지에서 1,100만 개의 문헌을 포함하고 있다. 자료는 매주 업데이트하며 1965년 이전 자료는 OLD medline에서 찾을 수 있고, 인쇄본은 1879년도 자료까지 찾을 수 있다. 그러나 이 데이터베이스의 가장 큰 문제점은 초점이 북미 저널에 맞추어져 있다는 것이다. 전체 잡지 중 52%가 미국의 자료이다. MEDLINE은 PubMed(https://www.ncbi.nlm.nih.gov/pubmed/)에 접속하면 무료로 이용할 수 있다.

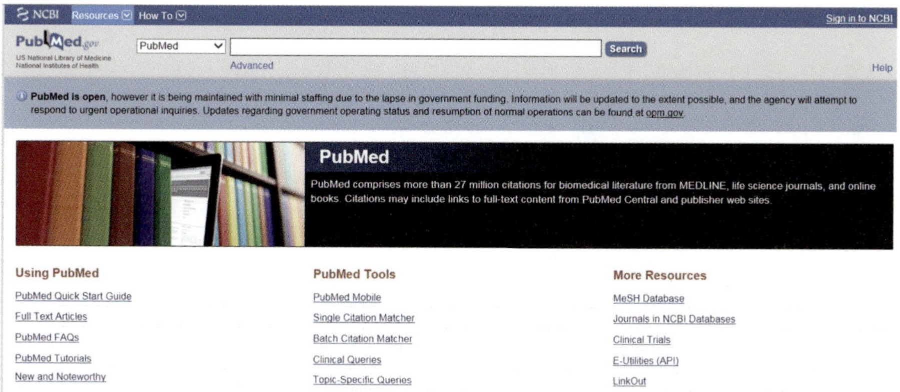

그림 5-7 PubMed

(2) CINAHL

CINAHL은 간호학 관련 문헌의 검색 시 가장 유용한 데이터베이스로서 영어로 발간되는 간호 및 건강관련 분야의 학술지 문헌을 포함하고 있다. 그 외에도 단행본, 단행본의 장(chapters), 간호학 학위논문, 기타 학회의 자료집(proceedings)을 포함한다. 이 데이터베이스의 장점은 주요

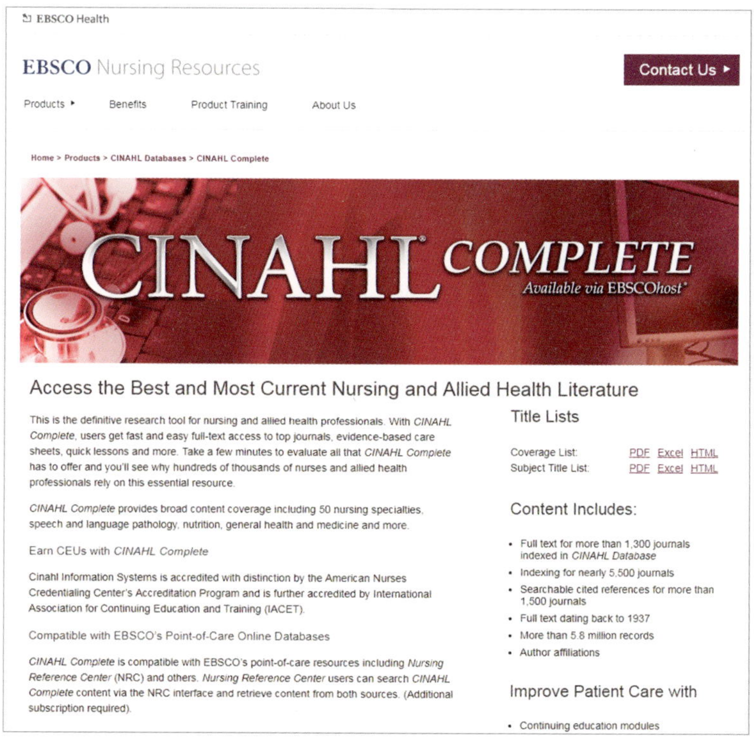

그림 5-8 CINAHL direct online service

어가 간호학 용어로 되어 있으며 MEDLINE에 비하여 더 많은 간호학 학술지를 포함하고 있다는 것이다. CINAHL은 1982년부터 현재까지의 자료를 웹 데이터베이스와 온라인을 통해 유료로 서비스를 제공하고 있으며, CINAHL direct online service(https://www.ebscohost.com/nursing)에 접속하여 이용할 수 있다. 많은 간호대학은 대학내 도서관에 구축하여 구성원들에게 무료로 제공되어 활용도가 높다.

(3) EMBASE

EMBASE(https://embase.com/login)는 Elsevier와 Ovid에서 제공하는 생의학 및 의약품, 신약 연구 및 개발과 관련된 최신정보로 구성된 유료 데이터베이스이다. Embase(1947～현재)와 Medline(1966～현재)이 통합된 데이터베이스로 미국과 유럽저널을 포함하고 있으며, PubMed /Medline에서 색인되지 않은 2,900여종의 저널을 수록하고 있다. 의약품, 질병, 의료기기 데이터에 대한 전문성을 제공하며, 2009년 이래 개최된 7,000여 학회에서 나온 230만여 건의 학회 초록 색인을 제공하고 있다.

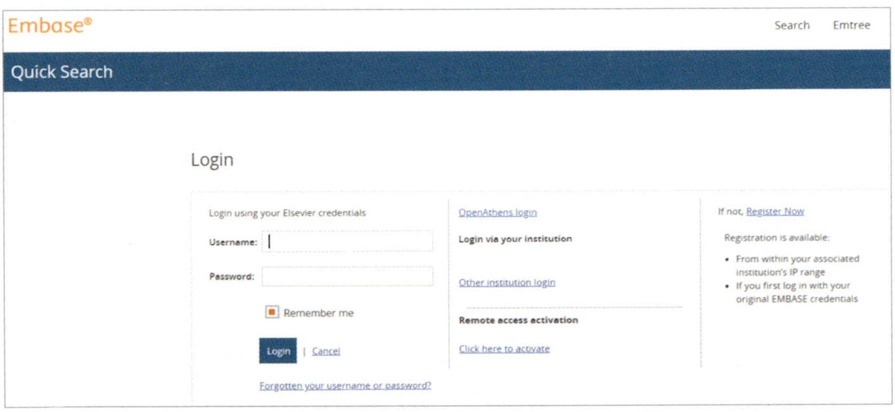

그림 5-9 Embase

(4) Cochrane Library

Cochran Library(https://www.cochranelibrary.com)는 영국에 기반을 둔 국제적인 비영리 기구로 1993년 Oxford에서 설립하였다. 인류건강증진에 목적을 두고 Heath Care에 대한 최상의 결정을 내릴 수 있도록 엄격한 가이드라인을 통해 의료중재의 효과에 대한 체계적 문헌고찰 들을 수집하고 축적 및 홍보를 한다. 체계적 문헌고찰 및 현재진행중인 체계적 문헌고찰의 프로토콜에 대한 전문성을 제공하며, 500,000이 넘는 임상시험에 대한 인용문헌을 제공하고 있다.

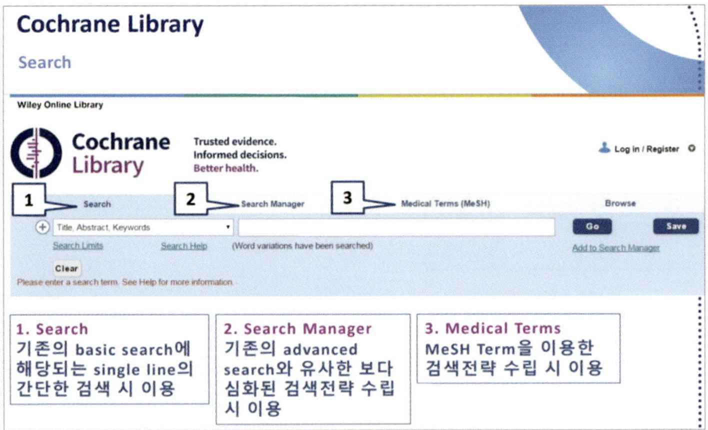

그림 5-10 Cochrane Library

5 문헌 관리 및 질 평가

1) 문헌 관리

일단 검색된 문헌이 연구와 관련된 것으로 결정이 되면 연구자는 문헌을 주의 깊게 읽고 비판적으로 검토한 후 문헌을 체계적으로 정리하여 필요할 때 이용할 수 있도록 해야 한다. 문헌을 관리할 때는 과거에는 독서 카드를 가장 많이 이용했지만, 최근에는 문헌 관리를 위해 특별히 개발된 문헌 관리 프로그램을 많이 사용한다. 대표적인 것으로 EndNote, RefWorks 등이 있다. 이들 프로그램은 문헌을 관리해 줄 뿐만 아니라 참고문헌을 논문에 그대로 활용할 수 있게 하며, 투고할 학술지를 변경할 경우 곧바로 학술지에 맞게 변경시킬 수도 있다.

이들 프로그램은 모두 ISI Research Soft 사에서 개발한 것으로 기능은 거의 유사하다. 이들 프로그램에서 제공하는 주요 기능은 다음과 같다.

- 다른 외부 DB를 검색하여 결과를 저장, 관리(PubMed, Embase 등)
- 외부 DB에서 검색한 결과를 불러와 저장, 관리
- 다양한 참고문헌 유형 제공, 참고문헌의 입력 및 저장, 검색 가능
- 'Cite While You Write' 기능 - 학술지 서식(journal template)을 제공하여 Ms-Word에서 논문 작성 시 해당 학술지의 투고 규정에 맞게 작성할 수 있도록 도와줌
- 저자나 키워드 등 주제 제목(topic heading) 별로 서지를 관리할 수 있는 주제 목록(subject bibliography) 기능

적/용/예/시

EndNote 예시

ISI ResearchSoft社의 Bibliographic Management Software 7.0 Version

① File/New 메뉴로 새로운 파일 만들기

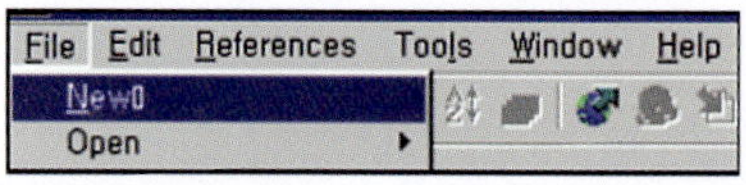

② EndNote에 문헌 저장, 관리

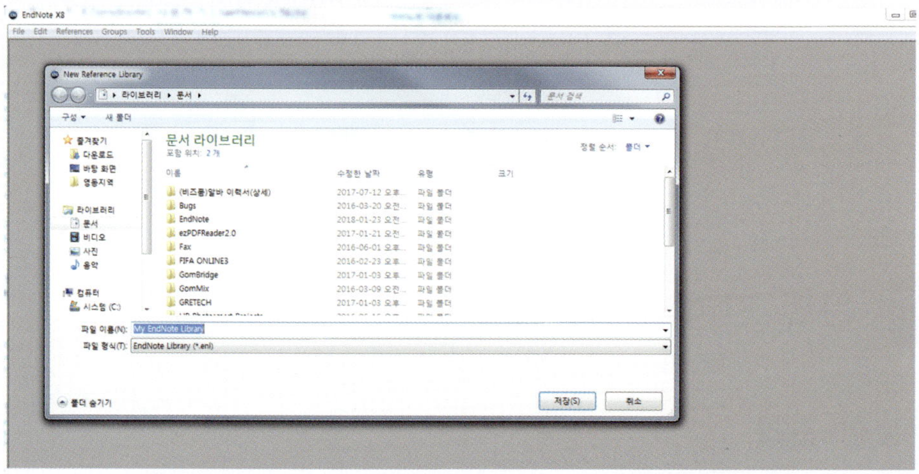

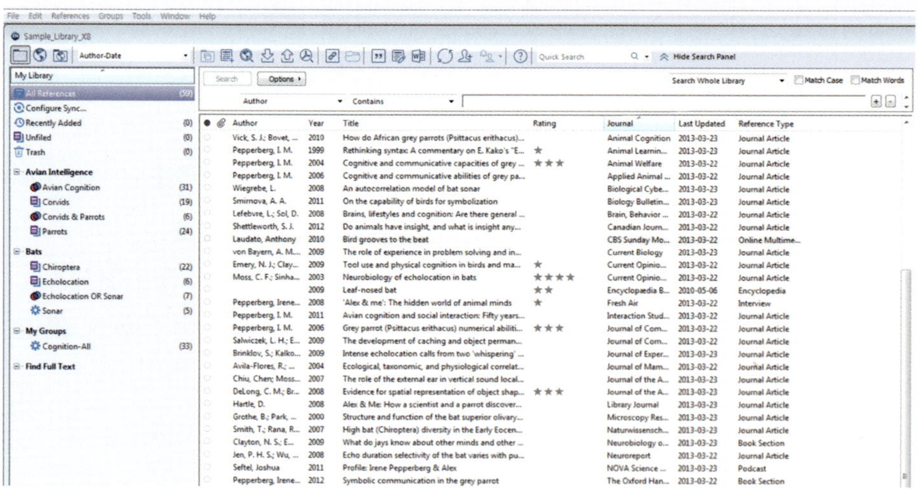

출처 : http://clarivate.co.kr

2) 문헌의 질 평가

문헌검색 후 고찰이 필요한 논문 목록이 결정되면 포함된 문헌에 대한 질 평가가 필요하다. 물론 단순히 하려고 하는 것이 연구를 하기 위한 문헌고찰이면 세밀한 질 평가까지 할 필요는 없지만, 체계적 고찰을 하려고 하는 경우에는 문헌에 대한 질 평가는 필수적인 과정이다. 문헌고찰에서 질 평가가 필요한 이유는 해당 주제와 관련성이 낮은 문헌을 고찰하는 것은 연구 수행을 하는 데 도움이 되지 않기 때문이다.

문헌고찰에서 문헌의 질이란 다양한 의미로 쓰이지만 방법론상으로 문헌의 내적타당도를 말한다. 내적타당도란 편중(편향, bias)이 없는 것을 말하며, 편중에는 선택 편중, 정보 편중, 혼란변수와 같은 다양한 것들이 있다. 결국 문헌의 질이란 문헌에서 제시한 결과에 편중의 정도를 판단해서 결과의 편중이 적을 것으로 생각되는 정도를 말한다.

문헌의 질 평가는 여러 가지 도구를 통해 가능하다. 예를 들어, 무작위 대조군 연구인 경우 의학문헌 체크리스트에 대한 사용지침(Users' Guides to the Medical Literature checklist) 같은 도구가 있고, 간단하지만 많이 이용되는 JADAD scale, PEDro scale 등도 있다.

6

C·H·A·P·T·E·R

이론적 기틀

학|습|목|표

1. 이론과 관련된 용어를 설명할 수 있다.
2. 이론의 생성과 발전을 설명할 수 있다.
3. 간호연구를 위한 이론의 출처를 설명할 수 있다.
4. 간호연구에서의 이론검증을 설명할 수 있다.

6 CHAPTER 이론적 기틀

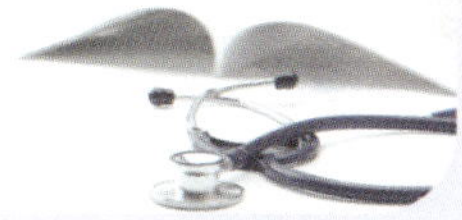

이론적 기틀(theoretical framework)을 형성하는 데 문헌고찰은 필요한 지식을 제공한다. 이론적 기틀은 개념적 틀(conceptual framework)과 같은 의미로 사용되기도 하며, 연구하고자 하는 현상을 설명하기 위하여 연구에 포함된 개념과 이들 개념 간의 관계를 논리적으로 표현한 것이다. 따라서 이론적 기틀은 명제로 구성되며 연구하고자 하는 현상에 대한 구조화된 이미지를 제공하고, 전체적인 이론적 맥락 내에서 연구의 위치를 보여준다. 또한 연구 영역에서의 과학적 지식의 현재 상태를 보여주므로 어떤 현상이 더 기술되어야 하는지, 어떤 개념 간의 연결이 더 필요한지, 또는 바람직한 결과를 초래하기 위하여 연구방법에 대한 지식이 더 필요한지 등을 규명하는 데 도움을 준다. 이와 관련하여 이론과 간호연구와 관련된 전반적인 내용에 대해서 살펴보기로 한다.

1 용 어

1) 이론(Theory)

이론이란 어떤 현상을 체계적인 방법으로 설명할 수 있는 일련의 진술이다. 이론의 발전은 과학의 중심에 있고, 이론은 과학적인 발견을 의미 있고 일반화시킬 수 있게 한다. 커링거(Kerlinger, 1973)에 따르면 "이론은 어떤 현상을 설명하고 예측하려는 목적으로 현상에 연관된 변수들의 관계에 대해 체계적인 관점을 제공해주는 서로 연관된 개념, 정의, 명제들의 집합이다."라고 한다. 이론은 개념과 그 개념을 서로 이어주는 관계에 대한 것이다. 개념 간의 관계에 대한 서술은 이론이 무엇을 서술하는지 알려준다.

2) 개념(Concept)

개념은 이론을 쌓아올리는 블록에 비유된다. 어떤 현상을 설명하고, 현실의 한 측면을 상징하는 단어이다. 이런 개념들은 아주 구체적이거나 반대로 매우 추상적일 수 있다. 개념의 정확한 뜻은 이론 내에서 명확하게 정의되거나 개념에 대한 예를 들어서 전달할 수 있다.

3) 구성(Construct)

구성은 직접적으로 관측될 수는 없으나 어떤 현상을 명확하고 추상적이지 않은 방법으로 설명하기 위해 사용되는 용어이다. 예를 들어 건강, 자신감 등이 구성에 해당하는 용어들이다. 이런 구성들은 측정 가능한 개념들을 통해 설명된다. 말하자면 건강이라면 임상 진찰이나 혈액검사를 통해 확인될 수 있는 것이다. 혈액 검사는 매우 객관적인 지표라면 임상 진찰은 조금 덜 객관적인 건강의 지표가 될 수 있다.

4) 명제(Proposition)

명제는 개념들 간의 관계에 대한 선언이나 진술로 이루어진 하나의 문장이다. 명제는 이론이나 경험에 기반한 일반화에서부터 유도될 수 있다. 명제는 두 개의 변수에 대해 서로 상관관계가 있거나, 또는 선후나 인과관계를 포함하지 않을 수도 있고, 반대로 인과관계를 포함한 내용을 가질 수도 있다. 예를 들어 '맥박수와 호흡수는 상관관계가 있다.'라는 명제는 인과관계를 포함하지 않은 내용이지만 '세균은 질병을 일으킨다.'라는 명제는 인과관계를 포함한 내용이다.

5) 경험적 일반화(Empirical generalization)

다양한 연구에서 같은 패턴의 사건이 계속해서 일어날 때 그 패턴을 경험적 일반화라고 한다. 즉 경험적 일반화는 여러 연구들의 결과를 종합한 것이다. 번스와 그로브(Burns & Grove, 2005)는 경험적 일반화를 '반복적으로 시험되고, 반증되지 않은 서술'이라고 설명했다. 예를 들어 여러 관찰에서 개미가 분필조각보다는 사과조각이 있는 곳을 선택한 것이 밝혀졌다면, 경험적 일반화로 개미는 분필조각보다 사과조각을 선호한다고 생각할 수 있다.

6) 가설(Hypothesis)

가설은 두 개 혹은 더 많은 수의 변수 간의 관계를 예측하기 위해 세워진다. 즉 가설은 연구자가 예상하는 연구의 결과에 대해 설명하는 문장이다. 가설을 통해 이론적인 명제문이 실제 현실에서 시험될 수 있다. 질적 연구에서는 가설이 없다. 주제와 관련해 알려진 것이 너무 적어서 예측의 근거로 삼을 만한 지식이 없기 때문이기도 하고 질적 연구에서는 연구자의 예상보다 참여자들의 관점에 따라 연구가 진행되는 것이 선호되기 때문이기도 하다.

7) 모델(Model)

문제가 복잡해질수록 복잡한 가운데 규칙을 찾아내기 위해 모델이 필요해진다. 모델은 어떤 현상을 대변하는 상징적인 형태이다. 모델은 구체적이든 추상적이든 현실의 한 측면을 기술하기 위해 구조적, 회화적, 도식적, 수학적인 특성을 가진다. 우리가 모델이라고 생각하면 가장 흔히 떠올리는 것은 구조적인 특성이다. 기차 모형, 심장 모형은 기차와 심장을 나타내기 위해 그것들의 구조적인 특성을 따온 것이다. 간호연구에 있어서도 연구자가 연구를 수행하며 모델을 만들 때 구조적, 도식적인 특성을 주로 고려한다. 모델을 통해 현상의 구성이나 구조를 쉽게 나타낼 수 있다[그림 6-1].

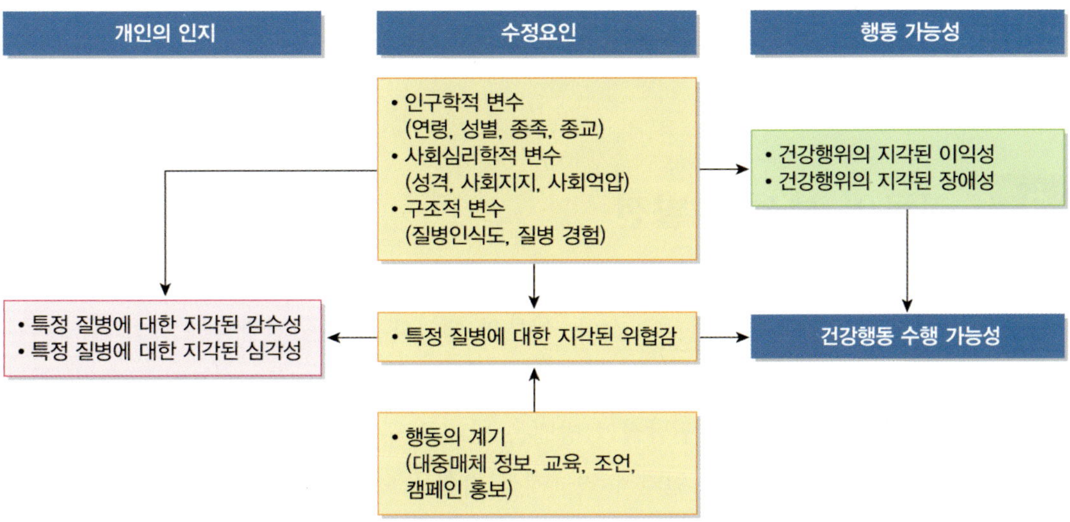

출처 : Karen Glanz et al.(2008). Health behavior and health education: Theory, Research, and Practice. Jossey-Bass Public Health.

그림 6-1 건강신념 모형(Health Belief Model, HBM)

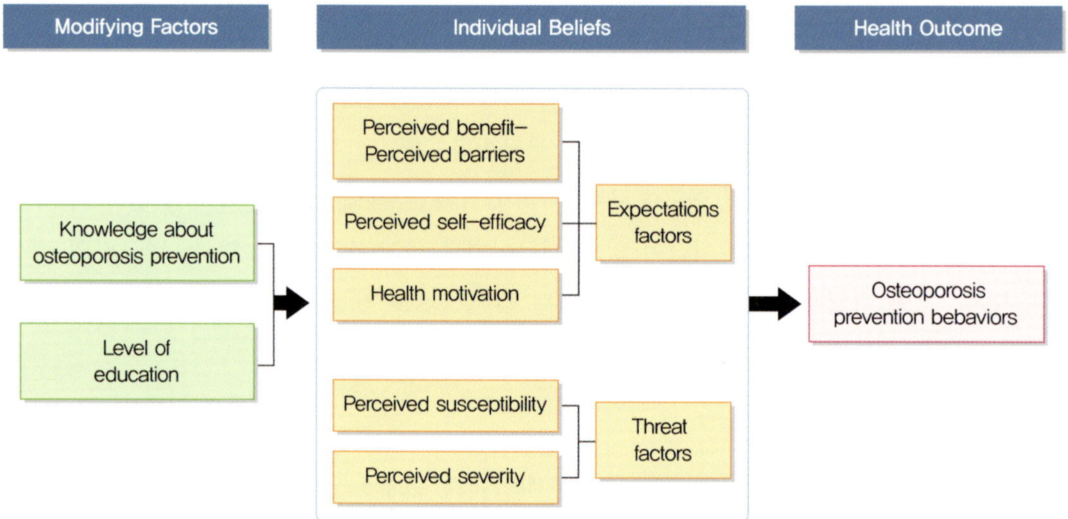

출처 : 장현정, 안숙희(2015). 건강신념모형 기반 폐경 여성의 골다공증 예방행위 모형 개발 및 검정, 성인간호학회지, 27(6), 624-633.

그림 6-2 건강신념모형의 이론적 기틀 적용 예시

- 연구결과 : 건강신념 중 기대요인(상대적 유익성, 자기효능감, 건강동기)이 높을수록 골다공증 예방행위를 많이 수행하였으며. 수정요인(교육과 지식)이 높을수록 건강신념의 기대요인이 상승되는 것으로 나타났고, 건강신념의 기대요인을 통해 골다공증예방행위를 잘 수행하는 것으로 나타났다[그림 6-2].

2 이론의 생성과 발전

연구자는 이론을 만들고 발전시켜야 한다. 이론의 생성과 발전은 연역적인 방법, 귀납적인 방법 두 가지를 통해 이루어질 수 있다. 연역적인 방법은 일반적, 이론에서부터 구체적, 경험적 데이터로 진행하는 방법이고, 귀납적인 방법은 반대로 구체적, 경험적 데이터로부터 일반적, 이론을 만들어내는 방법이다. 연역적 연구에서 가설은 이론에서부터 추론되어야 하고 실제 상황에서 가설이 맞는지 경험적으로 검증되어야 한다.

연역적인 연구를 할 때 연구자는 만약 이 이론이 맞다면, 이 이론에 의해 실제 상황에서는 어떤 일이 일어날지를 예측하고 실제로 그런 일이 일어나는지를 검증해야 한다.

반대로 귀납적인 연구에서는 실제 상황에서부터 자료를 모아야 한다. 그리고 연구자는 모은 자료를 통해 그 자료를 설명할 수 있는 이론을 찾는다.

적절한 이론이 없다면 더욱 많은 자료를 통해 경험적 일반화를 도출하며, 경험적 일반화에서 명제가 만들어지고 이것이 이론의 생성으로 이어질 수 있다.

1) 연역법

연역적 방법은 가설 → 조작화 → 관찰 → 검증을 거치며, '전체에 대해서 참인 것은 부분에 대해서도 참이다'라는 법칙에 의한다. 즉 보편적 원리로부터 부분에 대한 지식을 이끌어 낸다. 예를 들면 '모든 사람은 죽는다', '소크라테스는 사람이다', 그러므로 '소크라테스는 죽는다'와 같다. 대부분의 연역적 연구에서 가설은 연구자가 이전에 했던 연구결과들과 다른 사람들의 연구결과, 그리고 그 현상들에 대한 직관적인 지식을 통해 나온다.

2) 귀납법

연역법에서 사용한 소크라테스에 대한 예로, '소크라테스의 죽음'을 발견하고 다른 많은 사람들도 죽은 것을 관찰하게 된다. 조사자는 모든 관찰한 사람들이 죽는 것을 알고 모든 사람이 죽는다는 임시적인 결론에 이르게 된다. 귀납법은 구체적(specific) 사실을 전제로 하여 일반적(general) 진리 또는 원리로서의 결론을 내리는 방법을 말한다. 즉, 과학자가 관찰한 사실을 설명하기 위해 이론을 형성해 가는 과정을 말한다. 연구자의 목적은 구체적인 예들이나 사건들을 검토함으로써 추론을 통해 어떤 유형이나 공통점을 알아내는 것이다. 분석을 하는 동안 연구자는 구체적인 사건들이나 자료들로부터 좀 더 추상적이고 일반화된 개념들로 나아가는데, 이는 결과적으로 개념을 파악하고 이론을 개발하게 되는 자료의 종합을 통해 이루어진다. 그러므로 분석적 귀납법은 이론을 만들기 위해 변수들을 파악하고자 하는 연구의 본질적인 양식이다.

적/용/예/시

홍희진, 강지연(2018). 중환자실 환자가 경험한 인간중심 간호에 관한 질적 내용분석 중환자간호학회지. 11(2), 21-33.

Jakimowicz와 Perry(2015)가 제시한 속성에 근거하여 인간중심 중환자간호에 대하여 기존의 이론이나 가설에 비추어 개념을 재검증하는 연역적 내용분석을 시도하였다.

3 간호연구를 위한 이론의 출처

간호학에서 유래한 많은 개념적 모델들이 있지만 그 중 일부만이 이론에서 사용된다. 많은 간호연구자들이 간호학이 아닌 다른 분야의 이론을 이용하고, 간호학은 실용적인 임상분야로서 화학, 생물학, 사회학, 심리학, 인류학 등 다른 분야에서 지식을 빌려온다. 어떤 분야의 지식도 온전히 한 분야에서만 발달할 수 없기 때문에 다른 분야에서 개발한 지식체를 활용한다.

그러나 다른 분야의 이론이나 모델을 가져올 수 있지만 그것들은 온전히 간호학에 적용할 수 있는 형태는 아니다. 다른 분야에서 유래한 이론들을 간호학에 맞게 변형시킬 수 있어야 한다. 따라서 간호학에 맞게 변형된 이론은 다른 분야에서 '빌려온' 것이 아니라 '공유된' 것으로 생각한다. 또, 연구를 진행하면서 하나의 이론으로만 접근하지 않고 다양한 이론을 이용할 수 있다. 연구자는 연구진행에 도움을 얻기 위해 다양한 이론을 활용할 수 있다.

4 간호연구에서 이론 검정

많은 연구에서 연구자는 연구하고자 하는 특별한 문제는 생각하고 있지만, 그것을 설명하고 검증 가능한 이론은 간과하는 경우가 많다. 이런 경우, 연구를 이끌어갈 만한 이론을 찾으려는 시도를 해야 한다. 연구자는 변수들의 관계를 가장 잘 설명할 수 있는 이론을 선택해야 한다. 이론을 고르는 작업은, 특히 초보 연구자에게서 어렵다. 적절한 이론을 고르기 위해서 다양한 이론을 숙지하고 있어야 한다. 이론에 대한 정보를 얻기 위해 책이나 논문 등을 활용할 수 있다. 연구에 사용될 이론이 선택되면 그 이론의 원 출처를 찾아보아야 한다. 이론이 가장 먼저 제시된 책이나 논문 등의 원 출처를 찾아봄으로써 연구자는 이론이 설명하고자 하는 것이 무엇인지 잘 알게 될 것이다.

연구자는 다음과 같은 과정을 거쳐 선택된 이론을 연구 전 과정동안 숙고해야 한다.

① 발견된 문제를 검사하기에 가장 적절한 이론들을 고찰해야 한다.

② 연구에서 검증될 이론을 선택한다.

③ 선택된 이론에 관한 문헌을 고찰한다.

④ 이론에서 유래한 명제에 기초한 연구 가설이나 질문을 수립한다.

⑤ 선택된 이론의 이론적 정의에 기초해 연구에 사용될 변수를 확정한다.

⑥ 이론에 적합한 연구도구를 선택한다.
⑦ 연구 결과물을 이론에 적용하여 기술한다.
⑧ 연구 결과를 이론과 관련지어서 설명한다.
⑨ 연구 결과에 따라 이론에 대한 지지를 결정한다.
⑩ 이론을 활용하여 간호의미를 설명한다.
⑪ 앞으로 같은 이론을 활용하여 연구를 수행할 방향을 제시한다.

연구를 통해 이론을 만들고 발전시키는 것은 과학 지식의 발전에 필수적이다. 다른 분야에서도 마찬가지이지만 간호 전문직들에게 간호에 대한 지식을 갖는 것은 필수적이고, 이론에 대한 이해와 이론의 사용은 모든 간호사들에게 있어 중요하다. 이론은 연구를 통해 검증됨으로써 비로소 가치가 있게 된다. 연구를 통해 연구자는 메시지를 전달하고 확장시킬 수 있다.

7 CHAPTER

연구가설

학습목표

1. 가설의 개념을 이해할 수 있다.
2. 가설의 특성을 설명할 수 있다.
3. 가설의 유형을 구분할 수 있다.
4. 가설검정 과정을 설명할 수 있다.

NURSING RESEARCH

7 CHAPTER

연구가설

가설(hypothesis)은 두 개 또는 그 이상 변수들 간의 관계에 대한 연구자의 예측이다. 즉, 가설은 연구문제에 대하여 기대되는 결과로 기술한 것이다. 따라서 연구에서는 연구문제를 가설의 형태로 바꾸고 이 가설을 검증하기 위하여 자료수집과 분석을 수행한다. 그 결과로 가설을 채택하거나 기각하는 과정을 거쳐 연구문제의 해답을 얻게 된다.

모든 연구에서 가설이 필요한 것은 아니다. 가설은 변수들 간의 관계를 예측하는 진술이므로 현상을 서술하는 서술연구나 질적 연구, 그리고 도구개발연구 등에서는 반드시 가설이 필요한 것은 아니다.

1 가설의 기본 개념

연구문제는 일반적으로 변수들 사이의 관련성을 알아보는 것이다. 가설은 그러한 문제의 해결책이나 해답을 제시한다. 예를 들어 '방문간호사의 역량이 방문건강관리서비스를 받는 지역사회 대상자의 만성질환 자가관리에 영향을 미치는가?'라는 연구문제가 있다면, 연구가설은 '역량이 높은 방문간호사에게 방문건강관리서비스를 받는 지역사회 만성질환 대상자는 그렇지 않은 만성질환 대상자에 비하여 자가관리를 잘 이행할 것이다.'이다.

연구가설은 종종 이론적 기틀로부터 직접적으로 도출된다. 연구자는 이론으로부터 가설을 도출하고 이를 현실세계에서 검증한다. 이론의 타당성은 직접 검증되는 것이 아니라 가설을 통해 검증됨으로써 가치를 지닌다.

그러나 모든 가설이 이론으로부터 도출되는 것은 아니다. 이론이 없을지라도 잘 도출된 가설은 연구문제에 대한 좋은 설명을 제공할 수 있다. 어떤 현상에 대한 체계적인 관찰과 분석을 통해서 가설을 설정하고 이를 검증하는 과정을 통해서 이론이 생성되기도 한다. 그리고 이를 위해서는 비판적 사고 과정과 자료에 대한 분석 및 이해가 선행되어야 한다.

연구에서 가설은 다양한 목적을 가진다. 가설을 통해 이론에서 검정해야 할 부분을 확실하게 정함으로써 연구의 객관성을 보장해준다. 그리고 이론적 명제 역시 가설을 통해 현실에서 검증받을 수 있다. 이를 통해 연구자는 검증하고자 했던 이론을 지지하거나 기각했거나에 관계없이 과학적 지식의 발전에 이바지할 수 있다. 부정적 결과 역시 긍정적 결과만큼이나 중요하다. 가설을 세움으로써 연구의 디자인이 결정되고 수행해야 할 통계적 방법을 정할 수 있다. 최종적으로 가설은 연구 논문을 읽는 독자에게 연구가 시행되기 전 연구자의 예측을 전해준다.

가설을 설정하기 위해서는 우선 가설의 서술에 포함되어 있는 변수(variable)에 대한 이해가 필요하다. 변수란 변화하는 수를 말하며, 반대되는 개념으로 변화하지 않는 수를 상수(constant)라고 한다. 변수에는 다른 변수에 영향을 주는 독립변수(independent variable)와 그 독립변수에 따라 변화하는 종속변수(dependent variable), 그리고 두 변수 사이에서 중간 역할을 하는 매개변수(mediating 또는 intervening variable)가 있다. 또한 독립변수와 종속변수의 관계를 혼란시키는 외생변수(extraneous variable) 또는 혼란변수(혼동변수, confounding variable)가 있다. 이러한 변수들의 이해와 변수들 간의 관계를 통해 가설을 설정할 수 있다.

1) 독립변수

독립변수는 종속변수의 원인적 요인 또는 선행요인으로 예측변수(predictor variable)라고도 한다. 독립변수는 연구자에 의해 조작되어 다른 변수를 변화시킨다. 예를 들어 '대사증후군(metabolic syndrome)의 유무에 따라 심뇌혈관질환 발생률에 차이가 있다'라는 명제에서 독립변수는 '대사증후군의 유무'가 된다. 연구자는 대상자의 허리둘레, 혈당, 혈압, 중성지방과 HDL-콜레스테롤 수치를 측정하고, 이 5가지 항목 가운데 기준치 이상을 초과하는 항목이 3가지 이상이면 대사증후군이라고 판단한다. 그러나 변수에 따라 조작이 가능한 변수와 그렇지 않은 변수도 있다.

(1) 조작이 가능한 독립변수

독립변수를 실험 상황이나 중재 유무에 따라 종속변수의 상태를 비교하는 경우에는 독립변수의 조작이 가능하다. 예를 들어, 신약의 효과를 알아보기 위해서 신약 투약군과 투약하지 않은 군으로 나누어 연구를 수행한다면 신약 투여 유무가 독립변수가 되고, 이때 독립변수의 조작은 가능하다.

(2) 조작이 어려운 독립변수

인간의 특성을 독립변수로 사용하는 경우에는 독립변수의 조작이 어렵다. 예를 들어, 성이나 연령 등의 인구학적 변수가 그러하며, 흡연과 폐암의 관계를 알아보기 위하여 비흡연자에게 흡연을 유도하는 것 등의 행위는 윤리적인 문제가 있으므로 조작이 불가하다. 따라서 조작이 어려운 독립변수는 해당 변수의 특성을 가진 대상자를 선택하여 비교하는 것이 일반적이다.

2) 종속변수

종속변수는 독립변수의 변화로 인하여 결과적으로 나타나는 변수로서 결과변수(outcome variable) 또는 준거변수(criterion variable)라고도 한다. 따라서 독립변수의 조작이나 변화가 종속변수의 선행조건이 된다. 앞선 가설에 따르면, 종속변수는 '심뇌혈관질환 발생률'이다. 연구자는 연구에서 종속변수의 타당성과 신뢰성을 높이기 위해서 기존 연구들을 신중히 검토하여야 하며, 타당도와 신뢰도가 높은 도구를 사용하여 측정하도록 노력해야 한다.

예 가설 : 대사증후군(metabolic syndrome)의 유무에 따라 심뇌혈관질환 발생률에 차이가 있을 것이다.

독립변수	종속변수
대사증후군의 유무	심뇌혈관질환 발생률

3) 매개변수

매개변수는 독립변수와 종속변수 사이에 존재하는 변수로, 독립변수의 결과인 동시에 종속변수의 결정요인이 되는 변수이다. 매개변수를 파악하는 것은 두 변수 간의 관계에 대한 이해를 증진시키며, 매개변수에 따라서 두 변수의 관계의 크기가 결정되기도 한다.

매개변수는 독립변수와 종속변수처럼 겉으로 확연히 드러나지 않으면서도 중요한 역할을 한다. 예를 들어 '저소득층 청소년에서 흡연율이 높을 것이다'라는 가설이 있다면, 여기서 독립변수는 '청소년 가정의 소득 수준'이 되고, 종속변수는 '흡연율'이 된다. 이때 연구자는 저소득층의 청소년이 경제적이거나 사회적으로 지지를 받지 못하고, 이러한 사회적 지지의 부재가 흡연이라는 행동으로 표현될 수도 있다는 것을 생각할 수 있으며, 이 가설에서 매개변수를 '사회적 지지'로 설정할 수 있다.

예 가설 : 청소년가정의 소득수준과 사회적 지지에 따라 흡연율이 다를 것이다.

독립변수	매개변수	종속변수
청소년가정의 소득수준	사회적 지지	흡연율

4) 외생변수

매개변수가 독립변수와 종속변수 사이에서 어떤 인과적 관련성이 존재하는 변수라면, 외생(혼란)변수는 독립변수와 종속변수에 각각 독립적으로 관계를 맺고 있는 변수이다. 따라서 독립변수와 종속변수 사이에 아무런 관계가 없다 하더라도 외생변수에 의해서 두 변수 간에 관련성이 있는 것처럼 보일 수도 있다. 예를 들어 '간호사의 직무만족이 높을수록 근무기간이 길 것이다'라는 가설을 설정하고 연구를 진행하여 간호사의 직무만족과 근무기간 사이에 양의 관련성이 있는 것으로 나타났다. 그러나 간호사의 연봉을 외생변수로 설정하여 이를 통제한 후 간호사의 직무만족과 근무기간을 살펴본 결과는 관련성이 없는 것으로 나타났다. 결국 간호사의 연봉이 위 가설에서 외생변수임을 알 수 있으며, 이를 고려하지 않으면 잘못된 해석이 도출될 수도 있으므로 연구자는 이를 유념해야만 한다.

예 가설 : 간호사의 직무만족이 높을수록 근무기간이 길 것이다.

독립변수	외생(혼란)변수	종속변수
간호사의 직무만족	간호사 연봉	근무기간

2 가설의 특성

가설의 특성으로는 다음과 같은 것들이 있다.

① 가설은 기대되는 결과(expected result)이다. 연구에 착수하면서 연구자는 그 결과가 어떻게 나올 것인가를 예측한다. 기대되는 결과는 이론적 배경이나 선행연구결과 또는 연구자의 과거 경험이나 관찰에 기초하여 예측한다.

② 가설은 문제를 해결해 줄 수 있어야 한다. 연구자는 연구의 세부 문제 각각에 대한 가설을 세운다. 가설이 참이라고 밝혀지면 문제가 해결된다. 가설이 거짓이라고 밝혀지면 문제를 해결할 수 있는 새로운 가설을 찾고 다시 검증하는 과정이 필요하다.

③ 가설은 변수로 구성되며 각 변수 간의 관계를 나타내고 있다. 사건들을 정량화할 수 있는 변수의 형태로 바꾸어야 하며, 검증될 수 있어야 한다. 따라서 가설은 독립변수와 종속변수 간의 관계를 검증 가능한 형태의 문장으로 진술해야 한다.

④ 가설의 본질적 특성은 'testable(검증가능)'하다는 것이다. 연구가설은 가치 판단의 개념이거나 관찰될 수 없는 추상적 개념이어서는 안 되고 채택되거나 기각될 수 있는 것이어야 한다. 어떤 문제를 실증적으로 검증하기 위해서는 검증해야 할 개념적 정의를 실제 현상과 연결시켜 구체적이고 현상적으로 정의하는 조작적 정의가 필요하다. 즉, 조작적 정의는 변수들이 실제로 관찰 측정될 수 있도록 구체적으로 정의하는 것이다. 조작적 정의는 여러 가지 방식으로 표현될 수 있으며 하나의 개념에 대하여 여러 가지 조작적 정의로 구성된 측정도구를 사용할 수 있다.

가설 설정 시 다음과 같은 사항에 유의해야 한다.

① 명확하고 구체적이며 논리적으로 간결하여야 한다.

② 경험적으로 검증할 수 있어야 한다.

③ 자료를 수집하기 전인 연구의 기획단계에서부터 미리 정해지는 사전가설(in advance hypothesis)이 있어야 한다.

④ 동일 연구 분야의 다른 가설이나 이론과 연관이 있어야 한다.

⑤ 연구문제를 해결할 수 있어야 한다.

⑥ 가설은 수량적인 형태를 취하든지 수량화할 수 있어야 한다.

⑦ 너무나 당연한 관계를 가설로 세울 수 없다. 경험적 검증을 할 필요가 없는 것은 가설로 적합하지 않다. 예를 들어 '핵심술기를 정확하게 시행하면 술기점수가 높아질 것이다.'는 적합한 가설이 아니다.

⑧ 동의반복적(tautological)이어서는 안 된다. 가설은 서로 다른 두 개념이나 변수의 관계를 표시하여야 한다. 예를 들어 'A사의 의료기 판매량이 증가하면 의료시장 점유율이 높아질 것이다.'라는 가설은 '의료기 판매량 증가'라는 말 속에 '의료시장 점유율이 높다'는 의미가 이미 포함되어 있어 가설로 적절하지 않다.

3 가설의 출처

가설은 막연한 추측이 아니다. 연구자는 자신이 세운 가설의 출처나 근거를 밝혀야 한다. 이 출처나 근거는 개인적 경험에서 왔을 수도 있고, 이전 연구나 다른 이론에서 왔을 수도 있다. 간호사는 경험이나 관찰을 통해 어떤 현상에 대한 직관을 갖게 된다. 예를 들어 정신과 병동의 간호사는 정신과 환자가 퇴원할 때가 되면 더 불안해하는 것을 경험적으로 느껴왔을 것이다. 이런 느낌을 받았을 때 간호사는 계속해서 관찰을 지속하고 의무기록을 통해 축적된 정보를 얻는다. 그 정보가 관찰과 일치할 때 '퇴원할 때가 다가오면 정신과 환자의 불안도는 높아진다'는 경험적 일반화가 일어날 수 있다. 이런 경험적 일반화를 통해 다음과 같은 가설이 생성될 수 있다. '정신과 환자의 불안도는 퇴원하기 직전이 퇴원하기 3일 전보다 높다.' 지금 세워진 가설은 귀납적 방법을 통한 가설이다. 여러 경험과 관찰을 통해 경험적 일반화가 만들어지고, 이후 가설이 세워진다. 이렇게 경험적 일반화를 통해 연구를 진행하게 되면, 연구할 영역에 대한 문헌 고찰이 필수적이다. 이후 관찰된 현상에 대한 이론적 설명이 가능해야 한다.

간호연구에서 사용되는 가설은 문헌이나 다른 연구로부터도 생성될 수 있다. 연구를 위해 만들어진 이론적, 개념적 구조가 가설의 가장 중요한 출처이다. 이 과정을 통해 얻어지는 가설은 연역적 방법을 통한 것이다. 이론으로부터 '명제'가 만들어지고 그 '명제'에서 가설이 도출된다. 연구자는 연구를 통해 가설을 검정하고 과학적 지식의 발전을 이룰 수 있다.

4 가설의 유형

가설의 종류에는 크게 단순 가설과 복합 가설, 지시적 가설과 비지시적 가설이 있다.

1) 단순가설과 복합가설

단순가설(simple hypothesis)은 하나의 독립변수와 하나의 종속변수 간의 관계를 기술한 것이며, 복합가설(complex hypothesis)은 둘 이상의 독립변수와 종속변수 간의 관계를 기술한 것이다. 복합가설은 현실세계의 복잡성을 보여줄 수 있는 장점이 있다. 즉 현실세계에서의 현상은 다양한 변수들에 영향을 받고 있으므로 하나의 독립변수로는 종속변수를 완전히 설명할 수 없기 때문이다. 이때 통계적 분석방법은 변수의 개수에 따라 달라진다는 점을 유의해야 한다.

예 • **단순가설** : 간호사가 지각한 수간호사의 윤리적 리더십은 간호업무 성과에 영향을 미칠 것이다(독립변수 : 수간호사의 윤리적 리더십, 종속변수 : 업무성과).

• **복합가설** : 간호사가 지각하는 간호관리자의 돌봄－배려행위와 동료 간의 돌봄－배려행위가 재직의도에 영향을 미칠 것이다(독립변수 : 관리자의 돌봄－배려행위, 동료 간의 돌봄－배려행위, 종속변수 : 재직의도).

2) 지시적 가설과 비지시적 가설

종종 가설은 지시적이거나 비지시적인 현상을 기술한다. 지시적 가설(directional hypothesis)은 변수 간의 관계에 대해서 연구자가 기대하는 방향을 제시하는 것이며, 비지시적 가설(nondirectional hypothesis)은 관계의 방향을 제시하지 않는 것이다. 예를 들어 지시적 가설에서는 'A가 B보다 클 것이다' 또는 'A가 B보다 작을 것이다'와 같이 비교급을 사용하여 변수 간에 기대되는 방향을 제시하는 것이다. 그리고 비지시적 가설은 'A와 B는 차이가 있을 것이다'와 같이 예측은 가능하지만 방향을 제시하지는 않는 것이다.

예 • **지시적 가설** : 빈곤계층 고혈압 대상자 중 건강코칭 프로그램 참여군이 비참여군보다 건강행위 실천점수가 높을 것이다.

• **비지시적 가설** : 빈곤계층 고혈압 대상자 중 건강코칭 프로그램 참여군과 비참여군의 건강행위 실천점수는 차이가 있을 것이다.

5 가설검정(hypothesis testing)

가설검정은 과학적인 문제해결을 위하여 통계적 가설의 타당성을 검정하는 것으로 표본의 분포나 자료로부터 그 표본이 추출된 모집단에 관하여 사전에 설정된 통계적 가설이 사실인지 아닌지의 타당성을 판정하는 과정이다. 그러나 가설은 가설검정을 통해 증명되는 것이라기보다는 채택 또는 기각된다고 보는 것이 맞다. 연구결과는 언제나 잠정적(tentative)이다. 따라서 같은 결과가 다양한 연구자들로부터 도출된다면 그것이 참의 확률이 높아진다고 볼 수 있다. 가설은 점점 더 많이 근거를 확보할 수 있을 것이다.

앞에서 언급한 것과 같이 연구가설을 검증하기 위해서는 그것을 통계가설로 변환하는 과정이 필요하다. 그리고 통계가설은 귀무가설(영가설)과 연구가설(대립가설)로 구분하고 그에 대한 설명은 다음과 같다.

- **귀무가설**(null hypothesis : H_0) : '독립변수에 따라 종속변수에 유의한 차이가 없을 것이다'라는 진술로, 가설을 무효화(nullifying)하기 위해 설정한다. 즉 기각할 것을 전제로 하는 가설이다.
  - 집단별 모평균의 차이가 없다.

  예 만성 뇌졸중 환자와 만성 뇌경색 환자의 균형 능력은 같을 것이다.
- **연구가설**(research hypothesis : H_a) : '독립변수에 따라 종속변수에 유의한 차이가 있을 것이다'라는 진술로, 새로운 예상이나 주장을 하고자 설정한다. 즉 가설을 채택할 것을 전제로 한 가설로, 귀무가설(영가설)과 반대되는 가설이다.
  - 실험집단과 대조군 간에 차이가 있다.

  예 만성 뇌졸중 환자와 만성 뇌경색 환자의 균형 능력은 다를 것이다.

8
C·H·A·P·T·E·R

연구설계

학습목표

1. 연구설계의 특성을 설명할 수 있다.
2. 순수실험설계의 장점과 단점을 설명할 수 있다.
3. 유사실험설계의 장점과 단점을 설명할 수 있다.
4. 비실험연구의 유형을 기술할 수 있다.
5. 연구의 내적타당도와 외적타당도를 설명할 수 있다.

CHAPTER 8 연구설계

연구설계(research design)는 연구문제의 답을 얻고 근거를 마련하기 위한 기본적인 전략이다. 연구문제와 연구목적에 따라 연구설계가 결정되고, 그에 따라 자료수집 방법 및 결과의 해석이 결정된다. 따라서 어떤 연구설계를 선택할 것인가는 연구자에게 가장 중요한 방법론적 결정이다. 연구설계는 주어진 현실 조건에서 가능해야 하며, 연구의 신뢰도와 타당도를 위협하는 요인들의 개입을 최소화하는 방법을 선택해야 한다.

일반적으로 연구설계는 간호학 문헌에서 연구 수행을 위해서 명확하게 정의된 구조(structure)로 제한하여 정의한다. 즉 연구설계는 연구의 기틀과 밀접한 관련이 있고, 연구의 목적에 따라 달라진다. 예를 들어 양적 연구에서의 연구설계는 연구문제에 답하기 위한 전반적인 계획을 세우고, 필요한 자료를 수집하며, 이를 분석하여 연구결과로 일반화하기 위한 연구의 설계도이다. 따라서 연구설계 시 연구자는 편중(bias)을 최소화하기 위한 전략으로 특정 설계를 선택한다. 이를 위해 양적 연구에서는 다양한 종류의 연구설계 방법이 개발되고 널리 사용되고 있다. 반면에 질적 연구에서의 연구설계는 양적 연구에서의 연구설계만큼 일반적으로 합의된 구조가 없는 실정이다. 이는 질적 연구의 특성상 특정한 설계방법을 정하고 연구를 시작하는 것이 아니라, 질적 연구의 가정이나 일치하는 세계관 및 이론적 관점을 가지고 연구를 시작하기 때문이다. 또한 질적 연구의 과정은 양적 연구에 비하여 표본추출이나 자료수집 및 분석과정이 좀 더 유연하고, 연구과정에 변화가 일어날 가능성이 높기 때문이다.

따라서 이번 장에서는 주로 양적 연구에서 사용되는 연구설계에 대해서 알아보고자 한다.

1 연구설계의 기본 개념

1) 인과성(Causality)

인과성은 어떤 현상 간에 원인과 결과가 있다는 것을 말한다. 일반적으로 'A가 B의 원인이다.', 또는 'A가 발생하면 B가 뒤따라 발생한다.' 등의 진술을 확인하는 것이다. 이러한 인과성 또는 인과관계(casual relationship)의 기준은 다음과 같다.

① 원인과 결과라고 가정하는 요인은 함께 변화한다. 즉 독립변수가 변화하면 종속변수도 변화한다.

② 원인은 결과보다 시간적으로 선행하여 발생한다.

③ 원인이 결과에 주는 효과에 다른 변수의 영향은 없어야 한다.

이러한 세 가지 기준을 모두 만족해야만 두 변수 사이에 인과관계가 성립한다. 주로 실험연구에서는 독립변수 A를 조작하여 인과관계를 설정한다.

그러나 모든 연구가 원인과 결과를 검증하는 것은 아니다. 어떤 연구는 특정한 변인들만을 기술하며, 어떤 연구는 변인들 간의 관계만을 검증하기도 한다. 따라서 연구목적에 따라 인과성을 확인하거나 관계만을 확인하는지 미리 알아두는 것이 중요하다.

2) 확률(Probability)

인과성의 기준은 원인이 발생할 때 효과로 발생하는 결과의 유무로 판단하는 것이다. 그러나 이는 기초과학에서는 명확하게 적용이 가능하지만, 사회과학이나 보건의료 분야에서는 완벽하게 적용하기에 한계를 가진다. 따라서 간호연구에서는 인과성보다는 확률을 주로 다루게 된다. 확률의 관점에서는 특정 원인의 발생으로 특정 결과가 반드시 발생하는 것은 아니다.

3) 편중(Bias)

편중(또는 편향)이란 기대되는 것과 차이가 나게 하는 원인이나 그 현상을 모두 포함하는 개념이다. 주로 연구에서 편중은 연구결과에 영향을 미치는 잠재적인 효과로 작용하기 때문에 아주 중요하게 다루어진다. 실제로 연구를 진행하다 보면 연구자, 측정도구, 대상자, 자료수집 과정 및 통계 등의 요인으로 편중이 발생할 수 있다. 따라서 연구를 설계할 때 편중을 야기할 수 있는 요소를 찾아내어 제거하는 것이 중요하다.

2 연구설계 시 고려사항

1) 중재의 유무

어떤 연구에서 간호연구자는 특별한 중재법의 효과를 검증하길 원한다. 실험 연구에서 연구자는 중재를 시행하는 중요한 역할을 맡는다. 또한 비실험 연구에서 연구자는 중재 없이 발생하는 자연스러운 현상을 관찰한다. 따라서 특정 중재의 효과를 알아보기 위한 연구에는 실험설계가 필요하고, 자연적으로 일어나는 현상을 관찰하는 연구에는 비실험설계가 필요하다.

2) 비교의 여부

현상이나 원인, 또는 결과를 더욱 잘 해석하기 위해서는 집단 간 또는 집단 내 특성 간의 비교를 할 수 있다. 대부분의 연구에서 연구자는 이를 위해서 비교방법을 사용한다. 가장 자주 사용하는 비교방법은 다음과 같다.

- 두 개 또는 그 이상의 집단 간 비교
- 하나의 집단을 두 개 이상의 시점에서 비교
- 하나의 집단을 서로 다른 상황에서 비교
- 다른 연구와의 비교

3) 외생변수의 통제(Control)

외생변수의 통제는 독립변수와 종속변수의 관계를 혼란스럽게 하는 제3의 변수인 외생변수를 통제하여 종속변수에 미치는 영향을 최소화하고, 연구과정에서 생기는 오차변량을 최소화하는 것이다. 이를 위해 연구에서는 주로 대조군을 사용하는 방법을 선택한다. 일반적으로 대조군은 실험군의 효과를 평가하는 기준으로 사용되는 집단이다. 또한 외생변수를 통제하기 위해서 연구자는 기존의 문헌을 고찰하여 외생변수를 파악하는 것이 중요하다. 이를 파악하고 있으면 연구자는 그 변수를 제거하거나 영향을 최소화할 수 있는 방법을 고려하여 연구설계를 할 수 있다.

4) 자료수집의 시기

대부분의 연구에서 대상자의 자료는 한 시점에서 수집된다. 그러나 어떤 연구설계에서는 시간 변화에 따라 여러 시점에서 자료를 수집하기도 한다. 따라서 연구자는 연구설계 시에 연구 질문에 적절한 답을 얻기 위해 자료를 수집하는 횟수와 적절한 시기를 결정해야만 한다.

5) 연구 장소와 상황

연구설계 시에는 연구를 위한 장소(site)와 상황(setting)을 명확히 해야 한다. 연구 진행을 위한 전반적인 장소와 자료수집이 가능한 특정한 상황을 미리 고려한다. 장소와 상황은 자료의 타당성과 신뢰성을 최대화할 수 있게 선택되어야 한다. 왜냐하면, 자료수집의 장소와 상황 등의 환경은 대상자에게 신체적이거나 심리적인 영향을 미칠 수 있는 요소이기 때문이다.

6) 대상자와의 의사소통

연구설계 시에 연구자는 연구대상자가 얼마나 많은 정보를 제공할 수 있는지 알아야 한다. 연구자는 연구대상자에게 그들의 정보제공의 중요성을 미리 알려줄 필요가 있다. 또한 연구자는 대상자의 참여와 관련한 비용과 이익 등에 대해서도 미리 고려한다. 그 외의 고려사항으로는 대상자의 정보가 연구 목적과 얼마나 일치하는지, 구두(orally)나 수기(writing) 중 어떤 형태의 정보인지, 대상자의 문자해독, 인지 및 의사소통 수준은 어느 정도인지 등이 있다.

3 실험연구설계

실험연구(experimental research)의 목적은 독립변수(independent variable)와 종속변수(dependent variable) 사이에 나타날 수 있는 원인과 영향에 대해 조사하는 것이다. 이 연구에서 연구자는 독립변수의 수준을 조절하여, 이것이 종속변수에 미치는 영향 또는 그 차이를 결정할 수 있다. 실험연구의 설계는 다양하게 구성될 수 있지만, 중재를 받는 실험군과 중재를 받지 않는 대조군을 무작위로 배정하여 연구를 시행하는 무작위 임상실험(randomized controlled trial, RCT)이 중요한 원칙을 포함하는 기본적인 설계이고, 무작위로 대상자들을 배정할 수 없는 경우에 사용되는 유사실험연구도 실험연구에 포함된다.

여기서는 우선 중요한 실험연구설계의 특성에 대해서 알아보고, 실험연구설계의 가장 큰 유형인 순수실험연구설계과 유사실험연구설계에 대해서 알아보도록 한다.

1) 실험연구설계의 특성

일반적으로 실험연구설계는 다음의 세 가지 특성을 갖는다.

(1) 조작(Manipulation)

조작이란 연구자가 실험군에게 처치나 중재를 가하는 것을 말한다. 주로 어떤 집단에게는 처치를 제공하고(실험군) 다른 집단에게는 처치를 제공하지 않거나(대조군), 또는 다른 처치를 제공하여(비교군) 독립변수를 조작하게 된다. 즉 연구자는 독립변수를 의도적으로 변화시키고, 그 조작이 종속변수에 미치는 효과를 관찰한다.

(2) 통제(Control)

통제란 독립변수와 종속변수 간의 관계에 혼동을 줄 수 있는 여러 외생변수를 조절하는 것이다. 연구설계 과정에서 외생변수를 어떻게 통제하느냐에 따라 연구결과의 신뢰도가 달라진다. 연구에서는 주로 대조군을 사용하여 통제한다. 대조군이 없으면 실험군의 종속변수 결과가 처치로 인한 것인지를 정확하게 평가하기가 어려워 대조군을 이용하여 종속변수 값의 변화로 처치에 대한 결과임을 분명하게 알게 된다.

그러나 일반적으로 간호연구에서는 실험군에게 처치를 제공하고 대조군에게 전혀 처지를 제공하지 않고 종속변수의 변화를 관찰하는 것이 거의 불가능하다. 왜냐하면 대조군에게 아무런 처치를 제공하지 않는 것은 현실적으로나 윤리적으로 문제가 있을 수 있기 때문이다. 따라서 간호연구에서는 전통적인 중재를 제공하는 비교군을 설정하고 이를 실험군과 비교하여 연구를 수행하기도 한다.

(3) 무작위(Randomization)

무작위화는 각 집단에 대상자를 무작위로 배치하는 것이다. 무작위화를 통해 연구대상자는 실험군이나 대조군에 배정될 확률이 동등해진다. 실험군과 대조군에 연구대상자가 무작위로 배정된다면 종속변수에 영향을 줄 수 있는 연구대상자의 특성이 한 쪽으로 편중되는 것을 막을 수 있다.

2) 순수실험연구설계

실험연구에서 조작(manipulation), 통제(control) 및 무작위(randomization)의 원칙을 모두 지켰을 때를 순수실험연구(true experimental research)라고 하고, 세 가지 원칙 가운데 일부만을 지켰을 때를 유사실험연구(quasi-experimental research)라고 한다. 실험연구라는 용어에서 이미 독립변수의 조작이라는 의미가 담겨 있으므로, 결국 순수실험과 유사실험의 차이는 통제와 무작위 유무의 차이라고 할 수 있다.

순수실험연구설계(true experimental research design)의 종류는 다음과 같다.

(1) 동등성 대조군 사전 사후 설계

동등성 대조군 사전 사후 설계(equivalent control-group pretest-posttest design)를 도식화하면 다음과 같다.

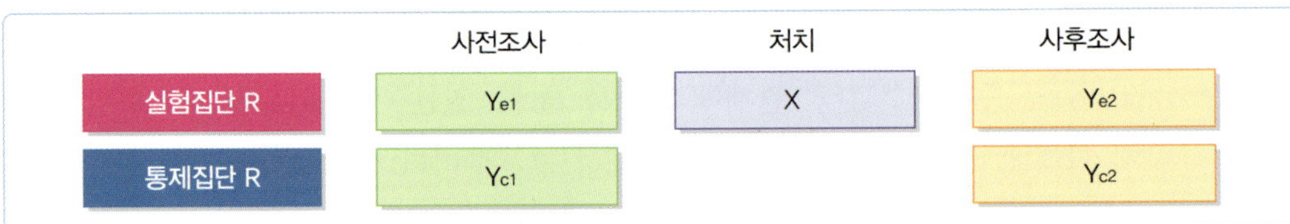

R : 무작위 추출, X : 실험처치, Y : 종속변수, e1 : 실험군 사전조사, e2 : 실험군 사후조사, c1 : 대조군 사전조사, c2 : 대조군 사후조사

그림 8-1 동등성 대조군 사전 사후 설계

- 무작위 임상실험(RCT)의 가장 기본적인 구조이다. R은 피험자를 무작위로 분배해서 집단을 만들었다는 뜻이고, Y는 종속변수의 관찰 혹은 측정, X는 실험적 처치나 중재를 의미한다.
- 실험집단과 통제집단이 무작위할당으로 결정될 뿐만 아니라 사전검사도 실시된다. 따라서 사전조사에서 집단 간 점수 차이가 없었는데 사후검사에서 실험집단과 통제집단에서 차이가 난다면 그것은 실험처치의 결과 때문이라고 해석할 수 있다.
- 통제 집단에 대한 중재는 하지 않거나 위약(placebo)으로 진행한다.
- 이 설계는 원인과 결과를 성립하기 위한 임상연구의 과학적 기준으로 볼 수 있다.

적/용/예/시

박초롱 등(2015). 만성질환 노인에서 임파워먼트 이론에 근거한 다학제적 자기관리 프로그램의 효과

- 연구설계 : 동등성 대조군 사전 사후 설계

	사전조사	처치	사후조사(2회)
실험집단 R 지역사회 만성질환 노인 42명	건강 임파워먼트 점수, 신체활동량 등	건강 임파워먼트 전략을 활용한 자가관리 프로그램	건강 임파워먼트 점수, 신체활동량 등
통제집단 R 지역사회 만성질환 노인 30명	건강 임파워먼트 점수, 신체활동량 등		건강 임파워먼트 점수, 신체활동량 등

- 연구결과 : 건강 임파워먼트 전략을 활용한 자가관리 프로그램에 참여한 실험군은 참여하지 않은 대조군에 비하여 건강 임파워먼트 점수, 신체활동량 및 신체기능에서 점수가 증가함

(2) 두 집단 사전 사후 설계

두 집단 사전 사후 설계(two-group pretest-posttest design)를 도식화하면 다음과 같다.

	사전조사	처치	사후조사
실험집단 R	Y_{e1}	X_1	Y_{e2}
통제집단 R	Y_{c1}	X_2	Y_{c2}

R : 무작위 추출, X : 실험처치, Y : 종속변수, X_1 : 실험군 처치, X_2 : 대조군 처치, e1 : 실험군 사전조사, e2 : 실험군 사후조사, c1 : 대조군 사전조사, c2 : 대조군 사후조사

그림 8-2 두 집단 사전 사후 설계

- 무작위할당과 사전검사, 사후검사가 모두 들어있는 설계이다.
- 중재 부분에 있어서 동등성 대조군 사전 사후 설계와 차이가 있다. 실험집단에서 중재는 새로운 치료법이 들어가고 통제집단에서도 윤리적인 문제 등을 고려하여 전통적 치료법 또는 다른 치료법이 중재로 들어가는 설계방법이다.
- 무작위로 집단을 분류한 후, 만약 대조군에 표준 혹은 전통적 치료를 하지 않더라도 동등성을 유지하기 위해 실험군과 대조군에 각기 다른 치료를 제공한다.

(3) 복합집단 사전 사후 설계

복합집단 사전 사후 설계(multi-group pretest-posttest design)를 도식화하면 다음과 같다.

	사전조사	처치	사후조사
1 실험집단 R	Y_{e1}	X_1	Y_{e2}
2 실험집단 R	Y_{e3}	X_2	Y_{e4}
통제집단 R	Y_{c1}		Y_{c2}

R : 무작위 추출, X : 실험처치, Y : 종속변수, X_1 : 1 실험군 처치, X_2 : 2 실험군 처치, e1/e3 : 실험군 사전조사, e2/e4 : 실험군 사후조사, c1 : 대조군 사전조사, c2 : 대조군 사후조사

그림 8-3 복합집단 사전 사후 설계

- 이 설계는 동등성 대조군 사전 사후 설계의 확장이다.
- 이 설계는 강력한 내적 타당성을 갖는다.
- 사전 검사는 집단 간 원인 요소 사이에서 초기 동질성을 만들 수 있는 강력한 근거가 된다.
- 여러 집단에서 무작위할당이 이루지기 때문에 선택 편중(selection bias)이 줄어든다.

(4) 동등성 대조군 사후 설계

동등성 대조군 사후 설계(equivalent control-group posttest design)를 도식화하면 다음과 같다.

	처치	사후조사
실험집단 R	X	Y_{e2}
통제집단 R		Y_{c2}

R : 무작위 추출, X : 실험처치, Y : 종속변수, e2 : 실험군 사후조사, c2 : 대조군 사후조사

그림 8-4 동등성 대조군 사후 설계

- 실험집단과 통제집단이 무작위할당(randomization)으로 결정된다.
- 사전검사가 없다.
- 무작위할당으로 집단을 배정했으므로 두 집단 간 사전검사 측정치의 차이가 없을 것이라는 전제하에 사후검사의 차이만을 비교한다.
- 통제 집단에 대한 중재는 하지 않거나 위약(placebo)으로 진행한다.

적/용/예/시

김진희, 나현주(2017). 긍정심리치료 프로그램이 지역사회 조현병 대상자의 긍정정서, 대인관계, 극복력 및 정신건강회복에 미치는 효과

- 연구설계 : 동등성 대조군 사후 설계

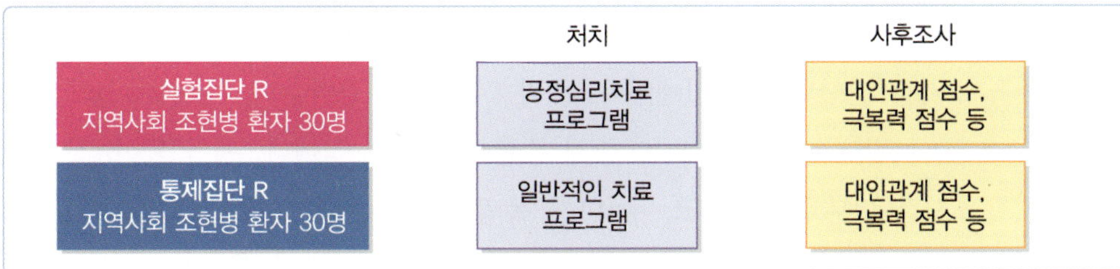

- 연구결과 : 긍정심리치료 프로그램에 참여한 실험군은 참여하지 않은 대조군과 비교하여 대인관계 점수와 극복력 점수에서 차이를 보임

(5) 솔로몬 4집단 설계

솔로몬 4집단 설계(solomon 4 group design)를 도식화하면 다음과 같다.

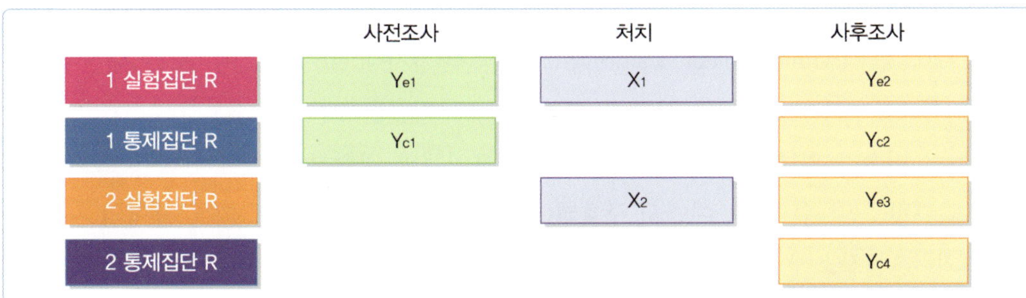

R : 무작위 추출, X : 실험처치, Y : 종속변수, X_1 : 1 실험군 처치, X_2 : 2 실험군 처치, e1 : 실험군 사전조사, e2/e3 : 실험군 사후조사, c1 : 대조군 사전조사, c4 : 대조군 사후조사

그림 8-5 솔로몬 4집단 설계

- 동등성 대조군 사전 사후 설계와 동등성 대조군 사후 설계를 혼합한 방법이다.
- 이상적인 실험설계이나 경비와 시간이 많이 소요된다.
- 첫 번째 집단은 사전검사, 중재, 사후검사를 실시한다.
- 두 번째 집단은 중재 없이 사전, 사후검사를 실시한다.
- 세 번째 집단은 사전검사 없이 중재 후 사후검사를 실시한다.
- 네 번째 집단은 사후 검사만 실시한다.

(6) 요인설계

- 요인설계(factorial design)는 앞에서 기술한 한 가지 독립변수를 적용하는 방법이 아니라 두 가지 이상의 독립변수에 대한 내용을 설명할 때 사용하는 방법이다.
- 두 가지 이상의 독립변수가 종속변수에 미치는 주효과(main effect)와 교호작용(interaction effect)을 알아보는 데 유용하다.
- 2×2 연구가 가장 간단한 연구설계이다. 숫자 2는 각 독립변수의 수준(level)의 수를 말한다. 수준은 각 독립변수의 조건 또는 중재 종류를 말하는 것이다. 예를 들어, 첫 번째 독립변수는 운동시간(20분, 40분)이고, 두 번째 독립변수는 운동장소(치료실 안, 치료실 밖)이면 첫 번째 독립변수의 수준은 2가 되고, 장소도 두 군데이므로 두 번째 독립변수의 수준도 2가 된다. 2×2는 첫 번째 독립변수 2가지 수준과 두 번째 독립변수 2가지 수준에서 나오는 조건의 경우의 수, 또는 집단의 수가 4라는 것이다. 만약 독립변수의 수가 3개이면 3요인 설계, 4개이면 4요인 설계가 된다.
- 각각의 독립변수의 성질이 대상자간 변인 또는 대상자내 변인인가에 따라 설계를 다르게 할 수 있다. 만약 각각의 수준이 2개인 2개의 독립변수가 모두 대상자간 변인이라면 2×2 요인설계 또는 2×2 대상자간 설계(between-subject design)라고 한다. 여기서는 모두 4집단이 필요하다. 만약 2개의 독립변수가 모두 대상자내 변인이라면 2×2 요인설계 또는 2×2 대상자내 설계(within-subject design)라고 한다. 대상자내 설계의 경우 모든 대상자에게 4가지 치료를 하는 것이므로 실험에 필요한 실제 집단은 1집단이다.
- 두 독립 변수가 완벽하게 교차되어 각 해당 요인들과 결합하여 하나의 다른 요인을 만들어 내는 것을 알 수 있다. 여기서 **주효과**(main effect)는 운동시간에 따른 근력의 차이가 있는지와 운동장소에 따라 근력의 차이가 있는지를 각각 검증하는 것이고, **교호작용**(interaction effect)은 두 독립변수 간에 결합효과, 즉 운동시간과 운동장소에 따른 상호작용이 있는지 검증하는 것이다.

(7) 순수실험연구의 장점과 단점

장 점	• 변수들 간의 인과관계를 가지는 가설을 검증하는 가장 강력하고 과학적인 방법임 • 대상자의 무작위할당을 통해 제3의 원인 개입을 통제할 수 있음
단 점	• 현실적으로 수행하기가 어려움(모든 변수에 대한 완벽한 실험조작이 불가능하며, 특히 간호학 등의 인간을 다루는 학문에서는 윤리적으로 무작위할당이 어려울 수 있음) • 연구자의 실험군에 대한 관심도 증가나, 대상자가 자신이 실험군에 속한다는 것을 알면 변화가 더욱 쉽게 일어나는 호손효과(Hawthorne effect) 등이 발생할 수 있음

3) 유사실험연구설계

유사실험연구(quasi-experimental research)는 다양한 요소에 의하여 통제의 정도가 제한되어 무작위할당을 할 수 없을 때 사용하는 설계하는 방법이다. 즉 무작위할당에 의한 실험설계가 불가능할 때 다른 방법을 통하여 실험집단과 유사한 비교집단을 구성하려고 노력하는 설계를 의미한다. 이러한 연구는 결론 등에 제약이 있음을 인지하여야 한다.

유사실험연구설계(quasi-experimental research design)의 종류는 다음과 같다.

(1) 비동등성 대조군 사전 사후 설계

비동등성 대조군 사전 사후 설계(nonequivalent control-group pretest-posttest design)를 도식화하면 다음과 같다.

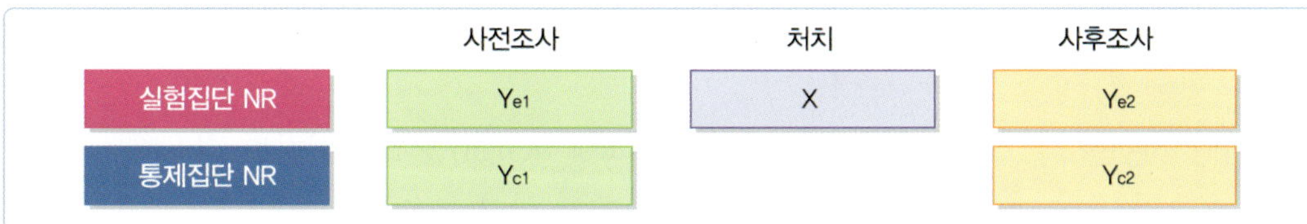

NR : 비무작위 추출, X : 실험처치, Y : 종속변수, e1 : 실험군 사전조사, e2 : 실험군 사후조사,
c1 : 대조군 사전조사, c2 : 대조군 사후조사

그림 8-6 비동등성 대조군 사전 사후 설계

- 비동등성 대조군 사전 사후 설계는 무작위할당에 의한 실험설계가 어려운 경우에 사용되고 있다.
- 두 집단은 처음 측정 시 동질성을 확인하는 과정을 거쳐야 한다.
- 무작위할당 없이 집단을 분류한 후 사전검사, 중재 후 사후검사를 시행하고 대조군은 중재를 하지 않거나, 위약(placebo) 혹은 전통적 치료를 시행한 후 사후 검사를 진행한다.
- 비동등성 대조군 사전 사후 설계는 무작위할당 부분만 제외하면 동등성 사전사후 실험설계와 유사하다.

적/용/예/시

양윤정, 권인수(2017). 보육교사 대상 방문 및 스마트폰 앱 기반 감염예방교육 프로그램 효과 : 비무작위 대조군 설계

- 연구설계 : 비동등성 대조군 사전 사후 설계

	사전조사	처치	사후조사
실험집단 NR 보육교사 23명	감염예방 자기효능감, 감염예방행위 등	새로운 감염예방교육 프로그램	감염예방 자기효능감, 감염예방행위 등
통제집단 NR 보육교사 23명	감염예방 자기효능감, 감염예방행위 등		감염예방 자기효능감, 감염예방행위 등

- 연구결과 : 새로운 감염예방교육 프로그램을 제공받은 실험군은 제공받지 않은 대조군보다 감염예방 자기효능감과 감염예방행위의 정도가 높게 나타남

(2) 단일집단 사전 사후 설계

단일집단 사전 사후 설계(one-group pretest-posttest design)를 도식화하면 다음과 같다.

	사전조사	처치	사후조사
실험집단	Y_{e1}	X	Y_{e2}

X : 실험처치, Y : 종속변수, e1 : 실험군 사전조사, e2 : 실험군 사후조사

그림 8-7 단일집단 사전 사후 설계

- 통제집단이 없다.
- 처치에 앞서 사전검사를 실시한다.
- 사후검사의 값이 사전검사의 값에 비하여 더 높다고 하더라도 그것이 처치의 결과인지 다른 요인의 영향인지 밝히기 어렵다.

(3) 단일집단 시계열 설계

단일집단 시계열 설계(one-group time series design)를 도식화하면 다음과 같다.

	사전조사	처치	사후조사
실험집단	Y_{e1}, Y_{e2}, Y_{e3}, Y_{e4}	X	Y_{e5}, Y_{e6}, Y_{e7}, Y_{e8}

X : 실험처치, Y : 종속변수, e1～e4 : 실험군 사전조사, e5～e8 : 실험군 사후조사

그림 8-8 단일집단 시계열 설계

- 시계열 설계는 사전에 여러 번 측정을 하고 중재 후 다시 반복 측정을 하는 설계이다.
- 여러 번 반복 측정하여 어떤 시기에만 변화가 있는지 또는 외생변수의 영향인지를 확인한다.
- 지역사회 중재나 정책 변화 연구에 많이 사용한다.
- 통제가 쉽다.
- 실험에 대한 흥미상실, 성숙(시간의 경과에 따라 대상자 내부에서 발생하는 변화에 의해 연구결과가 영향을 받는 경우)과 경험이 문제된다.

(4) 유사실험연구의 장점과 단점

장 점	• 순수실험연구에 비하여 실행가능성과 실용성이 높음 • 자연적인 연구 상황에서 연구를 시행하기 때문에 일반화가 가능함
단 점	• 순수실험연구처럼 강한 인과추론을 하는 것이 어려움 • 결과에 대한 해석이 다양하게 제기될 수 있음

4 비실험연구설계

비실험연구(non-experimental research)는 독립변수의 조작 없이 자연현상을 관찰하는 연구이다. 간호학을 포함하여 인간을 대상으로 하는 대다수의 연구는 비실험적이다. 현실세계에서는 자연적으로 사건이 일어나는 경우가 더 많고, 연구자는 사건이 일어난 요인과 그 결과에 관심을 가질 수 있다. 따라서 비실험연구는 관찰연구(observational study)라고도 한다.

비실험연구를 분류하는 방법은 여러 가지가 있으나 일반적으로 가장 많이 사용되는 분류에 따라 살펴보기로 한다.

1) 연구목적에 따른 분류

비실험연구는 연구목적에 따라 일반적으로 조사연구, 상관성 연구와 방법론적 연구로 나눌 수 있다.

(1) 조사연구

조사연구(survey study)는 연구자가 관심을 가지고 있는 현상 속에 여러 변수들을 대상으로 개별 변수들의 상태를 서술하는 것이 목적이며, 정의된 모집단으로부터 뽑은 표본을 대상으로 하여 주로 수행된다. 그러나 조사연구는 원인-결과의 관계를 강력하게 추론하지 않는다.

조사연구의 종류로는 현상을 자연 그대로 관찰하여 서술하고 기록하는 서술적 조사연구(descriptive study), 현상에 대하여 알려진 것이 거의 없을 때 정확한 정보를 찾기 위해서 실시하는 탐색적 조사연구(exploratory study), 특정 변수를 기준으로 두 개 이상의 집단 사이에서 발생하는 변수들의 차이를 조사하는 비교조사연구(comparative descriptive study) 등이 있다.

예를 들어 황원주, 김진아와 김희걸(2017)은 전통시장 근로여성의 건강상태와 이들의 보건의료 요구도를 파악하기 위하여 서술적 조사연구를 수행하였다. 연구대상자는 전통시장 근로여성 500명이었으며, 연구결과 노점상인의 작업환경과 건강상태가 취약한 것으로 나타났으며, 신체적 건강문제뿐만 아니라 직무 스트레스와 우울 등의 건강문제도 나타났다. 또한 시장 내에 위치한 건강관리(상담)실이나 방문간호 서비스의 요구도가 높았다.

(2) 상관성 연구

상관성 연구(correlational study)는 변수들 간의 관계의 방향과 크기를 발견하기 위한 연구이다. 주로 변수 간에 어떤 변수가 독립변수이고 종속변수인지 확실하게 모르는 경우에 사용할 수 있다. 대신에 독립변수와 종속변수를 구분할 수 있고 종속변수에 영향을 미쳤다고 예상되는 독립변수를 선정할 수 있는 경우에도 사용할 수 있으며, 이때는 변수들의 관계를 예측하거나 검증할 수 있다. 이 경우 예측이란 두 개 또는 그 이상의 변수 사이의 인과관계를 조사할 때 사용되는 방식이며, 주로 하나의 종속변수와 여러 개의 독립변수를 포함한다.

예를 들어 박남희, 이경조와 이상주(2017)는 보건간호사를 대상으로 보건소의 간호조직문화와 업무성과 간의 관계에서 셀프리더십의 매개효과를 탐색하는 연구를 수행하였다. 연구결과

간호조직문화는 셀프리더십과 매우 유의한 양의 상관성을 보였으며, 간호조직문화와 업무성과와도 양의 상관관계가 있었다.

또한 상관성 연구는 인과관계를 추론하는 모형을 구축한 다음 모형에 포함되는 변수들 간의 관계를 검증하고자 할 때 사용할 수 있다. 연구자는 관심있는 변수와 그 관계를 이론이나 문헌을 통해 파악한 다음 해당 변수들을 측정하며 그 결과를 분석할 수 있는데, 이를 구조모형분석이나 경로분석이라고 하고, 그 기본이 되는 것이 상관성 연구이다.

(3) 방법론적 연구

방법론적 연구(methodological study)는 흔히 측정도구 등의 개발을 위한 연구이다. 즉 방법론적 연구의 목적은 유사한 연구문제를 다룰 때 이용할 수 있는 신뢰도와 타당도가 높은 도구를 개발하거나 개발된 도구를 평가하는 것이다. 따라서 다른 목적을 가진 연구의 기초를 제공하는 중요한 연구이다.

예를 들어, 이시은과 홍귀령(2017)은 노인에 대한 삶의 의미 측정 도구 개발을 위한 방법론적 연구를 수행하였다. 연구결과 새롭게 개발된 도구는 노인 371명을 대상으로 구성타당도, 준거타당도, 신뢰도를 검증하였으며, 최종적으로 3개 하위요인을 갖는 12문항의 도구로 구성되었다.

2) 연구시점에 따른 분류

비실험연구는 연구시점에 따라 전향적 연구와 후향적 연구로 나눌 수 있다.

(1) 전향적 연구

전향적 연구(prospective study)는 독립변수를 확인하고 시간의 흐름에 따라 종속변수의 변화를 관찰하는 연구이다. 비실험연구이지만 인과관계에 초점을 맞춘 연구이며, 예상되는 원인을 조사하여 예상되는 결과를 알아보는 방향으로 진행된다. 예를 들어 폐암 발생과 관련이 있는 위험요인이 흡연이라고 한다면, 흡연 여부에 따라서 향후 질병의 발생 여부를 시간의 경과에 따라 관찰하여 서술하게 된다. 전향적 연구의 장점은 후향적 연구보다 인과관계를 잘 설명할 수 있다. 단점으로는 후향적 연구에 비하여 시간이 오래 걸리고, 대상자의 중도탈락이 발생할 수 있으며, 비용이 많이 든다.

(2) 후향적 연구

후향적 연구(retrospective study)는 관심 있는 현상이 이미 발생한 상태에서 그 현상이 발생하기 이전의 어떤 요인들이 그 현상과 관련이 있는지를 거꾸로 추적하는 연구이다. 예를 들어 특정한 지역에 콜레라가 발생하였다면, 콜레라에 이환된 환자들을 대상으로 이전에 무엇을 섭취하였는지를 알아보는 역학적 연구가 대표적인 후향적 연구이다. 전향적 연구에 비하여 비용과 시간이 절약된다는 장점이 있지만, 원인에 대한 외생변수의 통제가 어렵다는 단점이 있다.

3) 연구기간에 따른 분류

비실험연구는 연구기간에 따라 횡단적 연구와 종단적 연구로 나눌 수 있다.

(1) 횡단적 연구

횡단적 연구(cross-sectional study)는 어떤 한 고정된 시점에서 연구하고자 하는 문제나 현상에 대한 자료를 수집하여 분석하는 연구이다. 예를 들어 간호대학생의 비판적 사고 성향과 성적과의 관련성을 조사할 때, 한 시점을 기준으로 학생들의 비판적 사고 성향과 성적을 조사하여 그 관련성을 알아보는 것이다. 횡단적 연구는 실제적인 운영이 쉽고 시간과 비용이 적게 든다는 장점이 있다. 그러나 시간의 변화에 따른 추론이 불가능하기 때문에 연구하고자 하는 변수가 시간의 흐름에 영향을 받는지 여부를 미리 알아야만 한다.

(2) 종단적 연구

종단적 연구(longitudinal study)는 같은 대상자를 여러 시점에서 측정하여 자료를 수집 및 분석하는 연구이다. 예를 들어, 간호대학생의 비판적 사고 성향을 신입생 때부터 조사하고 이후 매년 진급할 때마다 계속 조사하여, 간호학과 교육과정에 따른 비판적 사고 성향이 어떻게 변화하는지를 조사할 수 있다. 종단적 연구는 시간의 변화에 따른 현상의 변화와 연속성을 명확히 볼 수 있다는 장점이 있으나, 대상자 탈락 및 검사효과(testing)의 가능성이 발생할 수 있다.

종단적 연구의 대표적인 예로 코호트 연구(cohort study)가 있다. 코호트 연구는 특정사건에 대한 노출경험의 차이에 근거하여 둘 이상의 집단을 구성한 후 추적하여 각각의 군에서 특정 질병 또는 특정 결과가 얼마나 많이 발생하는가를 살피는 연구이다. 특정 질병발생에 관여할 것으로 의심되는 특성에 노출된 정보를 수집한 다음, 시간 경과에 따라 특정 질병의 발생을 전향적으로 추적 관찰함으로써 특정요인에 노출되지 않은 집단에 비해 노출된 집단의 질병 발생률을 비교하는 역학적 연구방법이다. 예를 들어 광산에서 분진 등으로 고생하며 일하는 근로자를 대상으로 다양한 질환유무에 관한 연구 등을 들 수 있다. 먼저 질환을 분류한 것이 아니라 노출 요인 또는 위험 요인을 조사하고 장기간 관찰 후 질병의 크기와 의심되는 요인 간에 상관성을 비교위험도(relative risk)로 제시하는 연구이다. 코호트 연구에는 오랜 기간 관찰하는 전향적 코호트와 이미 과거에서 현재까지 조사하는 후향적 코호트가 있다.

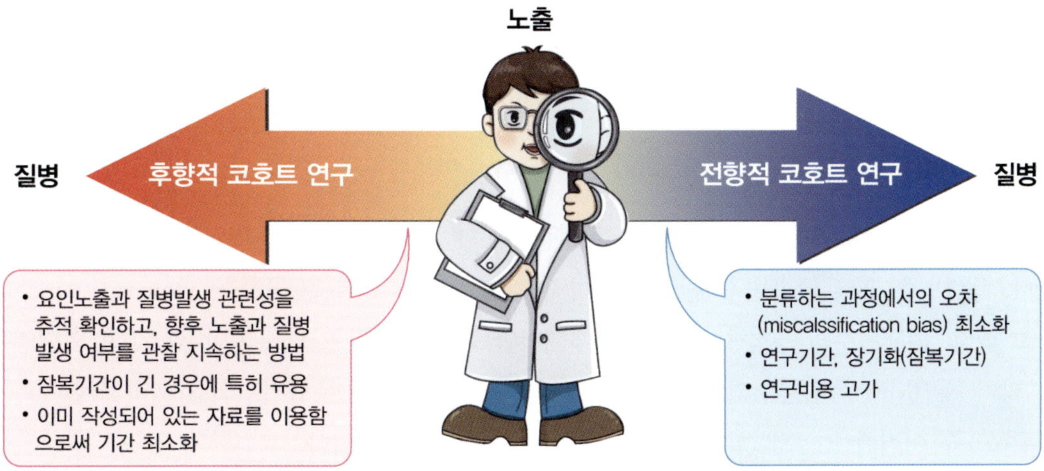

그림 8-9 코호트 연구방법

4) 비실험연구의 장점과 단점

장 점	• 실험연구가 적당하지 않은 분야에서 중요한 역할을 담당함 • 자료수집이 대단위로 이루어질 수 있음 • 실제적인 문제의 해결책을 찾을 수 있으며 일반화의 가능성이 높음
단 점	• 인과관계를 명확하게 설명하기 어려움 • 현상의 해석에서 오류를 초래할 수 있는 가능성이 있음

5 연구의 타당성

연구설계와 관련한 타당도는 내적타당도과 외적타당도의 두 가지 관점에서 다루어진다. 내적타당도는 측정된 결과가 실험 또는 중재로 인한 변화 때문에 일어난 것인가에 관한 문제이다. 즉 실험을 위해 문제가 되는 다양한 요인을 배제하고 충실히 측정하여 연구의 타당도를 높이는 것을 말한다. 반면, 외적타당도는 결과의 일반화와 관련된 문제로서 연구결과가 다른 대상자에게도 일반화할 수 있는 능력을 말한다.

1) 내적타당도(Internal validity)

실험연구는 '처치(독립변수)가 결과(종속변수)에 변화를 초래하였는가?'라는 문제와 관련이 있다. 독립변수 외에 종속변수에 영향을 미칠 수 있는 변수들을 외생변수(extraneous variable)라고 한다. 외생변수의 영향을 최대한 통제해야만 독립변수의 효과를 높일 수 있다. 외생변수가 많이 개입되어 독립변수의 효과가 떨어지면 실험의 결과가 독립변수의 효과라고 단정하기 어렵다. 즉 이러한 경우엔 실험의 내적타당도가 낮아지는 것이다.

내적타당도를 높이기 위해서 고려해야 할 것들은 다음과 같다.

(1) 우발적 사건(Event)

실험기간 중에 실험변수 이외의 우연한 사건이 종속변수에 영향을 미칠 수 있다. 즉 사전검사 후 기간이 경과한 후에 사후검사를 하는 경우, 그 사이에 외생변수가 개입되는 경우가 있다. 사전검사와 사후검사 사이의 시간간격이 넓을수록 외생변수의 개입이 크다. 따라서 시간차이를 조절해야만 한다.

예를 들어, 낙상방지 프로그램에 참여한 노인이 우연히 집에서 겨울철 낙상의 위험성에 관한 TV 프로그램을 시청한 후 마음가짐과 생활에 변화가 온 경우이다. 이 경우엔 낙상방지에 영향을 미친 것이 낙상방지 프로그램인지, TV 프로그램 때문인지, 두 가지 모두 때문인지 정확한 파악이 어렵다.

(2) 성숙효과(Maturation)

시간의 경과에 따라 대상자 내부에서 발생하는 생리적, 심리적 변화에 의해 연구결과가 영향을 받는 경우이다. 성장, 나이, 노화, 피로, 조직 재생 및 수술 회복 등에 관련된 연구에서 발생 가능하다.

예를 들어, 운동이 대학생들의 요통 및 집중력에 미치는 영향을 알아보기 위한 연구를 진행하였다. 그런데 며칠 후에 반 모임이 있어 피로가 증가한 상태에서 변수에 대한 연구나 측정이 이루어졌다면 정확한 결과의 예측이 어려워진다. 또 다른 예로 무릎에 이상이 생긴 환자에게 입원 후 다양한 중재가 들어갔지만, 시간 경과에 따라 어느 정도 자연적으로 치유되는 측면을 배제할 수 없다. 따라서 이때에는 통제집단을 설정함으로써 성숙효과를 배제하기 위해 노력해야 한다.

(3) 검사효과(Testing)

검사효과는 사전검사나 반복검사로 인해 생기는 효과이다. 즉 사전검사를 기억함으로써 사후검사에 영향을 미친다. 이는 자료수집 활동 자체가 종속변수에 대한 반응에 변화를 주어 검사효과가 측정도구의 친숙성 때문에 발생하며, 대상자의 수행능력이 증가하거나 기술이 숙달된 것이다.

예를 들어, 노인들에게 버그 균형척도(Berg Balance Scale, BBS)를 사용하여 균형을 측정하는데 여러 번 반복 측정을 하게 될 경우 노인들이 방법에 대해 학습하게 되어 결과가 다르게 나올 수 있다. 이러한 경우를 방지하기 위해 사전 교육을 먼저 시키거나, 측정 시 충분한 시간적 간격을 두어야 한다.

(4) 측정도구의 문제(Instrumentation)

측정도구의 문제는 처치의 효과 여부를 측정하는 도구(장비, 설문지, 사람 등)의 정확성 또는 차이 등으로 인해 발생한다. 신체계측 등 측정자도 일정기간 경험이 있는 사람이나 충분히 교육받은 사람으로 선정하여 측정을 시도해야 한다.

예를 들어, 측정을 하기 전에 장비의 영점(0점) 조정 등이 되지 않았거나 측정자가 사전과 사후 다른 사람으로 하였을 때는 차이가 날 수 있다. 또 다른 예로, 기능적 뻗기 검사(functional reach test)에 대해 경험이 없는 학생들이 간단한 교육 후 대상자를 측정할 경우엔 매 측정마다 차이가 날 확률이 높아진다.

(5) 통계적 수렴(Statistical regression)

통계적 회귀는 처음 측정에서 극단적인 값(매우 높은 점수나 매우 낮은 점수)을 가진 경우라도 반복 측정 시 평균값에 가까워지는 경향을 말한다. 즉 아주 극단적인 점수를 기준으로 뽑은 경우엔 중재 효과가 거의 없더라도 다음 검사 시 결과가 평균치로 수렴하려는 경향이 있다. 동일한 집단에 특별한 중재가 없어도 결과는 평균치로 수렴하게 된다. 이를 피하기 위해서는 실험군과 대조군을 설정하고 군 간의 사전-사후 비교를 통해 효과를 측정하는 과정이 필요하다.

(6) 선택 오차(Selection bias)

대상자 선정과정에서 철저한 무작위 할당을 지키지 못한 경우, 한 집단에 특정 속성을 가진 대상자가 편중되어 실험 결과에 큰 영향을 줄 수 있다. 이러한 오차를 없애기 위해 무작위할당을 통해 실험군과 대조군을 분류할 필요가 있다.

예를 들어, 전통적인 강의식 교수방법과 문제기반학습(problem based learning) 방법에 대한 효과를 알아보기 위해 두 군에 학생들을 배정하였는데, 무작위할당을 하지 않으면 학생들이 기존에 가지고 있는 학습능력의 차이에 따라 교수법의 효과 차이가 발생할 수 있다.

(7) 대상자 탈락(Mortality)

무작위 할당으로 집단을 분류한 후 연구가 진행되었으나 점차 다양한 이유(실험 거부, 개인 사정, 이사 등)로 실험집단 또는 통제집단의 대상자가 실험에서 탈락되어 동질성을 저해할 수 있으며 탈락된 대상자의 점수가 결과에 영향을 미칠 수 있다.

예를 들어, 뇌졸중 입원 환자의 균형 향상을 위한 훈련에 15명씩 실험군, 대조군으로 분류하여 하루에 40분간 1주일에 3회, 8주간 실험이 진행되었으나, 실험군 중 일부 환자들이 운동을 너무 힘들어 하여 실험에 참여하지 않거나, 중간에 퇴원하거나, 다른 병원으로 옮길 경우에 실험군의 수가 줄어들어 결과에 영향을 줄 수 있다.

(8) 실험자 오차(Experimental bias)

실험을 하기 전에 연구자는 미리 실험군에 대한 효과가 좋다는 것을 알고 있고, 좋을 것으로 기대하기 때문에 측정 등에서 무의식적으로 점수를 더 좋게 나오게 하려고 하는 경우가 있을 것이고, 이러한 상황이 결과에 영향을 줄 수 있다. 이러한 오차를 방지하기 위해 눈가림(blinding)을 사용하여 측정자나 실험 대상자가 어떤 집단이 실험군이고 대조군인지 모르게 하여야 한다.

2) 외적타당도(External validity)

외적타당도는 연구의 결과를 어떤 모집단에, 어떤 상태에, 어떤 처치 변수에, 어떤 측정 변수에 일반화할 수 있느냐 하는 문제와 관련된다. 즉 연구결과를 일반화할 수 있는 정도를 의미한다. 외적타당도를 높이기 위해서는 대상자를 무작위할당을 통해 분류하고, 검사자나 환자가 어떠한 실험을 하는지 모르게 하는 눈가림법(blinding) 등의 방법을 통해 외적타당도를 높일 수 있다.

예를 들어 특정 지역에 있는 요양원의 무릎통증 환자에게 적절한 운동을 제공하고 난 후 효과가 있었다고 한다면, 이 결과를 다른 지역이나 다른 기관에서도 적용할 수 있을 때에 외적타당도가 높다고 할 수 있다.

(1) 일반화(Generalizability)

연구를 통해 얻은 결과는 다른 상황이나 조건에서도 적용 가능해야 한다. 모집단(population)의 수가 너무 많을 경우에는 제한된 시간과 노력으로 표본(sample)을 추출하여 연구를 수행한다. 이러한 과정에서 모집단으로부터 표본이 추출되는 방법과 대표성에 관한 문제들이 논의되어 다른 연구에서도 일반화를 시킬 수 있어야 한다.

외적타당도를 높이기 위해 실험대상의 무작위표본추출(random sampling)과 눈가림법의 사용은 외생변수의 통제뿐만 아니라 실험의 일반화를 위해서도 꼭 필요하다. 이 방법은 모집단에 속한 대상자들이 표본에 포함될 기회를 동등하게 하여 대표성에 대한 가능성이 높아지게 되어 외적타당도를 높일 수 있다.

(2) 반복(Replication)

논문이나 연구보고서 작성 시엔 실험절차에 대하여 상세하고 충분하게 기술하여 다른 연구자들이 실험절차를 동일하게 하여 반복 실험에서도 같은 결과가 나오도록 한다.

(3) 호손 효과(Hawthorne effect)

초기의 산업 관련 연구에서 비롯된 이론으로, 연구의 목적은 작업과 작업성과에 영향을 미치는 요소가 무엇인지를 알아보는 것이었다. 그러나 놀랍게도 생산량이 근무시간, 임금, 휴식시간 등의 변화에 관계없이 증가하는 결과가 도출되었다. 이에 연구진들이 확인을 한 결과, 실험에 참여한 대상자들이 자신들이 연구대상이 되었다는 사실을 미리 알고 더 좋은 결과를 도출하기 위해 무의식적으로 노력하였다는 사실이 있음을 알게 되었다. 이러한 효과를 호손 효과라고 한다.

이는 연구대상자들이 그들이 실험에 참가하고 있다는 사실 때문에 평소와는 다른 태도를 보이는 경우이다. 실험에 참가한 대상자는 특별한 관심을 받게 되고, 이 특별한 관심은 대상자의 태도를 바꾸게 되어 실제상황에서 나올 수 있는 것보다 더 좋은 결과를 보이게 된다.

(4) 연구자 효과(Researcher effect)

연구자의 심리적인 요소가 대상자에게 영향을 미치는 경우이다. 즉 연구자가 대상자를 대할 때, 얼마나 친절하였는지, 연구자의 교육 수준은 어느 정도인지, 대상자를 상대로 얼마나 권위적이었는지에 따라 대상자에 대한 연구결과가 달라질 수 있다. 이러한 영향을 방지하기 위해 연구대상자는 물론 임상실험 시행자인 치료자 혹은 측정자도 실험군인지 대조군인지 모르게 하는 이중 눈가림(double blinding)을 사용하는 것이 좋다.

9

C·H·A·P·T·E·R

표본추출

학|습|목|표

1. 표본추출과 관련된 기본 개념을 설명할 수 있다.
2. 확률적 표본추출 방법의 종류를 설명할 수 있다.
3. 비확률적 표본추출 방법의 종류를 설명할 수 있다.
4. 표본의 크기 산정 시 고려요소들을 설명할 수 있다.

9 CHAPTER

표본추출

연구에서는 연구문제에 따라 연구목적을 설정하고, 그 목적에 따라 연구대상을 결정한다. 연구대상을 결정한다는 것은 모집단을 결정한다는 것이다. 연구는 모집단 전체를 대상으로 수행하기도 하지만, 대부분의 연구는 모집단 가운데 일부를 대상자로 선정하여 수행된다. 이때 선정되는 모집단 중 일부는 모집단을 대표할 수 있는 대상자여야만 한다. 대표성이 낮은 대상자는 모집단의 성격을 이야기해줄 수 없기 때문에 일반화의 문제를 야기한다. 따라서 모집단을 대표할 수 있는 일부를 선정하는 과정이 중요하며 이러한 과정을 표본추출이라고 한다.

이번 장에서는 표본추출의 기본 개념을 살펴보고, 합리적인 표본추출 방법에 대하여 알아보고자 한다.

1 표본추출의 기본 개념

1) 모집단

모집단(population)은 조사의 대상이 되는 자료 전체의 집합으로 연구의 결과를 일반화시키고자 하는 연구의 대상 전체를 말한다. 즉 조사자가 정보를 얻기 원하는 대상 전체를 의미한다. 모집단은 사람뿐만 아니라 병원기록, 문서, 환자로부터 채취한 검사물 등이 모두 포함될 수 있다. 질적 연구에서는 모집단보다는 개개인에 집중하는 반면, 양적 연구에서는 모집단 전체에 관심을 두고 연구한다.

모집단에는 표적 모집단과 근접 모집단의 두 가지 종류가 있다. 표적 모집단(target population)은 연구자가 연구결과를 일반화하고자 하는 전 대상자의 집단으로, 예를 들어 '우리나라 간호대학생의 임상수행능력에 영향을 미치는 요인'이라는 주제의 연구를 수행한다면 우리나라의 모든 간호대학생을 의미한다. 그러나 시간이나 비용, 인력 등의 문제로 우리나라 전체 간호대학생을 대상으로 연구를 수행하기는 불가능하다. 다른 하나는 근접 모집단(accessible population, study population)으로 표적 모집단의 기준을 충족하고 연구자가 실제로 접근하여 자료를 수집할 수 있는 집단이다. 예를 들어, 서울 지역의 간호대학생은 근접모집단이 될 수 있다. 연구자는 연구의 결과를 어디까지 확대해석할 수 있을지 알 수 있도록 표적 모집단과 근접 모집단의 범위를 밝혀야 한다.

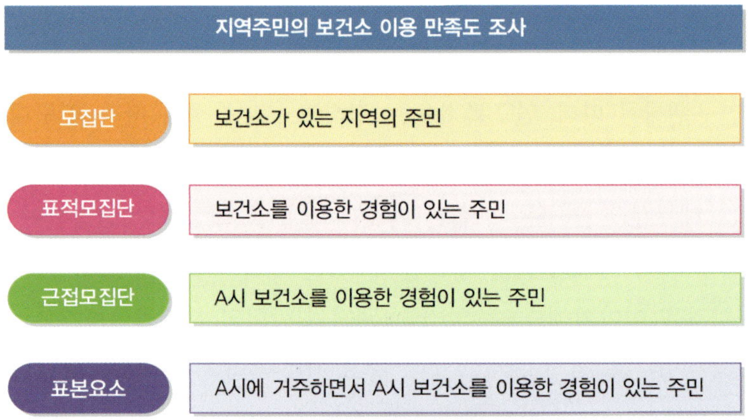

그림 9-1 모집단의 기본개념

2) 표본과 표본추출

표본(sample)이란 모집단의 일부로 설문 또는 실험을 위해 선택된 연구 대상을 뜻한다. 모집단을 모두 연구대상에 넣는 것은 현실적으로 불가능하기 때문에 표본을 정하는 작업은 필수적이다. 그리고 표본추출(sampling)은 이러한 표본을 선정하는 과정이다. 설령 모집단 전체를 연구대상에 넣고 조사한다고 하더라도 그 결과의 가치가 연구에 들어간 비용보다 높기가 쉽지 않기 때문에 일반적으로 연구에서는 표본추출의 과정을 수행한다.

표본 선정 시에 가장 중요하게 고려해야 할 요소는 대표성이다. 대표성이 있다는 것은 표본이 모집단을 대표할 만큼 모집단의 특성(특히 연구변수에 영향을 주는 특성)을 가지고 있다는 것을 의미한다. 그러나 모집단과 표본이 완전히 일치할 수는 없기 때문에 표본의 대표성을 보장할 수는 없다. 다만, 적절한 표본추출 방법을 이용하여 오차를 줄이도록 노력할 수는 있다.

연구자는 모집단을 정의할 때 기준을 상세하게 제시하여야 한다. 이는 모집단 대상의 특성이 되며 이 기준을 만족하는 표본을 잘 추출한다면 이 특성을 가지는 표본은 대표성이 높아질 것이고 연구결과를 모집단까지 일반화시킬 수 있기 때문이다. 이러한 선정기준을 대상자의 선정기준(eligibility criteria)이라고 한다. 연구를 위한 대상자 선정기준은 일반적으로 포함 기준(inclusion criteria) 또는 제외 기준(exclusion criteria)으로 구별된다. 포함 기준은 연구대상자나 요소들이 갖추어야 하는 특성이며, 제외 기준은 연구대상자들이 제외되고 포함시키지 말아야 할 특성이다. 이러한 포함 기준과 제외 기준은 연구결과를 해석하고 일반화시키는 데 적용된다.

3) 표본 프레임

모집단에서 하나의 연구대상을 요소(element)라고 한다. 그리고 요소는 표본 프레임에서 선정된다. 표본 프레임(sampling frame)이란 표본으로 추출될 요소들의 전체 명단, 즉 모집단 전체의 명부를 말한다. 그러므로 요소의 목록(list)을 표본 프레임이라고 생각하면 된다. 예를 들어, 병원에 입원 중인 환자를 대상으로 설문조사를 할 경우 환자는 요소가 되고 환자의 ID 번호 리스트를 표본 프레임이라고 할 수 있다. 표본 프레임은 모든 구성요소들을 포함해야 하고, 요소들이 이중으로 포함되지 않아 특성이 배타적이어야 한다.

4) 표본추출 편중

표본추출 편중(sampling bias)이란 표본추출 과정에서 대표성이 부족한 것을 말한다. 예를 들어, 중환자실 간호사를 표적 모집단으로 설정하고 연구대상자 200명을 선정한다면 무작위로 선정하는 것보다는 임의로 선정하는 것이 표본추출 과정에서 더 쉬울 수 있다. 그러나 이 경우, 임의 선정된 200명이 중환자실 간호사 전체의 특성을 잘 반영한다고 말하기는 어렵다. 즉 임의 선정된 표본은 편중(bias)의 위험성을 내포하고 있을 수 있다. 따라서 표본추출의 기준을 명확히 정하여 표본을 선정해야만 표본추출의 편중을 줄일 수 있다.

표본추출 편중은 주로 연구자에 의해서 발생한다. 표본추출 편중은 의식적 또는 무의식적으로 발생할 수 있다. 의식적 편중은 어떠한 목적을 갖고 의도적으로 선별할 때 발생하는 것이다. 무의식적 편중은 의도하지 않은 어떠한 상황 속에 조사자가 무작위 방법이나 우연한 방법으로 길거리 등에서 설문을 조사할 때 잠재적인 선입견이 반영되는 경우이다.

예를 들어 의식적 편중은 치료사가 초음파나 전기 자극 등의 효과를 입증하기 위해 적용한 후 효과가 좋지 않아 임의로 대상자를 제외시켜 버리는 경우에 발생한다. 그리고 무의식적 편중은 설문을 통해 연구를 진행하는 데 있어 관심 있어 하는 대상자만을 대상으로 하거나, 성별, 차림새, 태도 등을 고려하여 협조적인 대상자만을 선정하는 경우에 발생할 수 있다.

5) 표본추출 오차

표본추출 오차(sampling error)는 추출한 표본을 토대로 낸 추정치와 모집단을 토대로 낸 참 값의 차이를 의미한다. 따라서 표본추출 오차가 클수록 표본이 모집단을 대표하는 정확도가 낮아진다. 표본추출을 잘 한다고 해도 오차는 생길 수 있으며, 연구자가 조절할 수 있는 것이 아니다. 모집단 일부를 표본추출함으로써 표본마다 모집단의 성질이 달라지므로 어쩔 수 없이 발생하는 것이다. 연구 진행에서 어떠한 현상과 관련된 모집단 중에 지나치게 많거나, 지나치게 적게 대상자가 추출되었을 때 발생하며, 모집단을 대표할 수 있는 전형적인 구성 요소를 선택하지 못함으로써 발생하는 오차이다.

2 표본추출 방법

표본추출 방법에는 확률적 표본추출 방법(probability sampling)과 비확률적 표본추출 방법(non-probability sampling)이 있다. 확률적 표본추출은 모집단에서 표본을 추출할 때 무작위 선택의 절차를 통해 이루어진다. 무작위라고 해서 아무렇게나 추출하는 것이 아니라, 모집단을 통해 나타나는 특성의 일부를 기준으로 공평한 기회를 통해 선택하는 과정을 거친다. 이렇게 해서 표본추출 시 발생하는 오차를 줄일 수 있고 모집단을 대표할 수 있게 된다. 비확률적 표본추출 방법은 무작위 방법의 절차 없이 진행된다. 이러한 방법은 일반화를 제한하는 결과를 가져오지만 제약이 있는 임상연구에서 어쩔 수 없이 사용되는 경우가 많다.

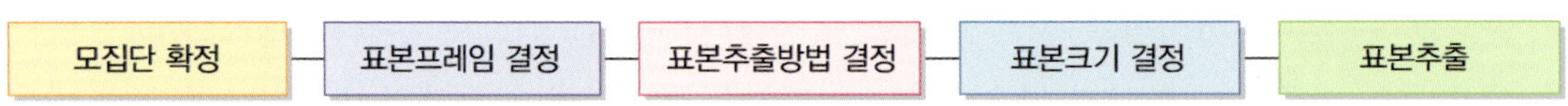

그림 9-2 표본추출 과정

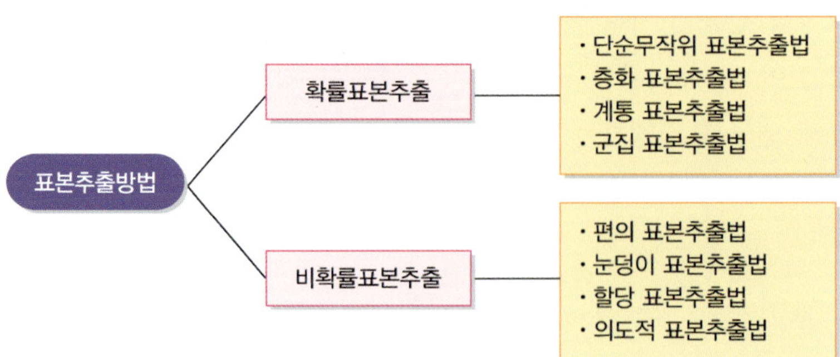

그림 9-3 표본추출방법

1) 확률적 표본추출

확률적 표본추출(probability sampling)은 표본으로 추출될 확률을 정확히 알고 표집하는 무작위 추출방법으로 표본 선정 시 편중(bias)이 적게 발생하기 때문에 표본 분석결과의 일반화가 가능하다. 표본의 대표성은 모집단의 구성 요소 하나하나가 표본으로 뽑힐 확률이 동등할 때 가장 잘 보장되므로 확률적 표본추출방법이 대표성을 확보하는 데 가장 적절하다.

확률적 추출 방법에는 단순무작위표본추출(simple random sampling), 층화표본추출(stratified sampling), 계통표본추출(systematic sampling), 군집표본추출(cluster sampling) 등이 있다.

(1) 단순 무작위 표본추출법(Simple random sampling; SRS)

- 모집단을 구성하는 각 요소가 표본으로 선택될 확률이 같도록 하여 표본을 선정하는 방법이다. 모집단의 각 구성요소에 고유번호를 부여한 후 무작위로 규정된 표본의 수만큼 번호를 뽑아 추출하는 방법이다.
- 번호 추출의 방법으로는 추첨, 난수표, 동전 던지기, 엑셀이나 통계적 기법, 무작위표집프로그램(예 www.randomizer.org) 등이 있다.
- 다른 확률적 표본추출 방법에 비해 모집단의 특성에 대한 사전지식과 분류가 필요하지 않아 간편하며 선정 시 오차를 최소화 할 수 있다.
- 단순 무작위 표본추출법에는 복원추출법과 비복원추출법이 있다. 복원추출법은 한 번 뽑힌 요소를 다시 모집단으로 포함시킨 후 표본을 뽑는 방법이고, 비복원추출법은 한 번 뽑힌 요소는 모집단에서 제외하고 다음 표본을 뽑는 방법이다. 복원추출법은 비복원추출법에 비해 좀 더 빈번히 사용되며, 모집단의 크기가 비교적 작을 때 적합하다.

장점

모집단을 대표하는 표본추출이 가능하고 가장 이상적 방법이다. 모집단의 특성을 모두 알고 있을 필요가 없다.

단점

실제 표본프레임을 구하는 것이 불가능한 경우가 많고, 구한다 하더라도 시간과 경비가 많이 든다.

적/용/예/시

100명의 학생들 중 10명의 표본을 구할 때 단순 무작위 표본은 난수표를 사용하거나 제비뽑기식 추출법을 이용하여 무작위로 10명을 뽑게 된다.
로또 복권 추첨은 정해진 방식이 아니라 무작위로 일정한 개수가 하나하나 우연히 나오게 된다. 이러한 추출법을 단순 무작위 표본추출이라고 한다.

엑셀을 이용한 난수생성

적/용/예/시

모집단의 수 12,000명에서 200명을 무작위 추출함

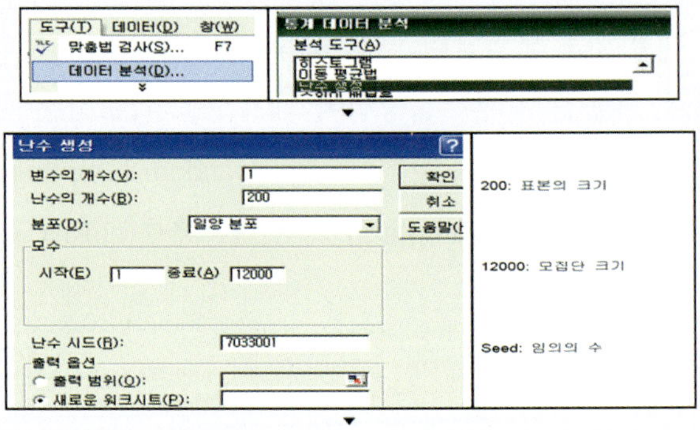

www.randomizer.org를 이용한 무작위추출

적/용/예/시

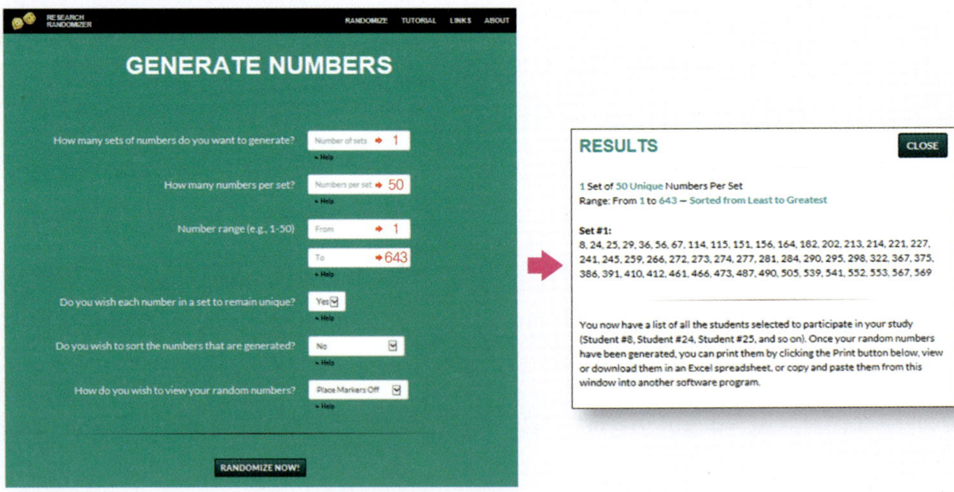

(2) 층화표본추출법(Stratified sampling)

- 연구자가 필요로 하는 표본이 모집단에서 차지하는 비율에 따라 선정되도록 하는 추출법이다. 예를 들어, 학년별로 비율에 따라 몇 명씩 표본을 선정하는 방법이다.
- 모집단을 동일한 특성을 갖는 소집단(strata)으로 층을 나누어 그룹화(예 나이, 연령별, 학년별, 직업별, 교육수준별, 지역별에 의한 그룹화) 한 후 각 그룹에서 일정한 크기의 표본

을 선택하여 전체 표본을 구성하는 방법이다. 그룹에 배당된 표본을 추출하는 데는 단순무작위 표본추출 방법이나 계통표본추출 방법을 사용한다.

- 층화표본추출은 모집단에서 각 계층이 차지하는 크기에 비례하여 표본크기를 정하는 비례층화표본추출(proportionate stratified sampling)과 각 계층의 크기와 상관없이 같은 수의 표본을 추출하는 비비례층화표본추출(disproportionate stratified sampling)로 구분한다.
- 모집단을 그룹화 할 때 그룹을 나누는 변수를 하나만 사용할 필요는 없다. 그룹을 나누는 특성 변수가 2개인 경우 2단계 층화 추출, 3단계 이상인 경우 다단계 층화 추출이라 한다. 예를 들어, 성별과 학년 모두를 이용하여 모집단을 그룹화 한다면 우선, 성별에 의해 그룹을 나누고 각 그룹을 학년에 의해 다시 그룹화 하여 8개의 그룹에 대해 표본추출 한다.

장점

표본추출 비용과 시간을 절약할 수 있다. 현실적으로 가장 많이 사용한다.

단점

그룹간 응답의 차이가 없다면 재추출을 위하여 비용과 시간이 더 필요할 수 있다.

적/용/예/시

비례층화표본추출

학년별 학생수 비율이 3 : 3 : 2 : 2이다. ○○대학교 학생(24,000명) 만족도 조사를 위해 400명을 층화표본추출로 뽑을 경우, 학교에 대한 학생만족도가 학년별 차이가 있을 것으로 판단하여 층을 학년으로 구성한다면, 1, 2학년은 120명, 3, 4학년은 80명을 뽑으면 된다. 각 학년에 배당된 표본의 크기를 뽑을 때는 SRS방법을 사용한다. 1학년이 7,200명이므로 1학년에 일련번호를 부여한 후 난수를 이용하여 120명을 뽑으면 된다.

○○대학교 학생 24,000명 중 400명을 추출할 때 학년별 학생수 비율이 3 : 3 : 2 : 2로 다르므로 단순무작위추출이나 계통추출을 하면 학년별로 편중될 위험이 있다. 따라서 학년별 특성을 골고루 포함하는 대표성 있는 표본을 추출하기 위해서는 학년별 계층에서 무작위추출하는 층화추출방법을 사용하는 것이 적당하다.

학 년	학생수	비 율	추출할 학생수
1학년	7,200	30%	400 × 0.3 = 120명을 무작위추출
2학년	7,200	30%	400 × 0.3 = 120명을 무작위추출
3학년	4,800	20%	400 × 0.2 = 80명을 무작위추출
4학년	4,800	20%	400 × 0.2 = 80명을 무작위추출
합 계	24,000	100%	400명을 무작위추출

(3) 계통표본추출법(Systematic sampling)

- 단순 무작위 표본추출 방법과 유사하지만, 계통표본추출법에서는 난수표를 한 번만 이용한다.
- 모집단의 목록에서 일정한 간격을 두고 대상자를 추출하는 방법이다. 즉 모집단을 구성하는 구성요소들에게 번호를 부여하여 나열한 후 표본의 수만큼 매 k번째 요소를 추출하는 방법이다.

장점

모집단을 대표하는 표본을 뽑을 수 있고, 매번 난수를 찾는 번거로움이 없다.

단점

실제 표본프레임을 구하는 것이 불가능한 경우가 많다. 모집단의 배열이 일정한 주기성과 특정경향성을 보일 때에는 주기별로 비슷한 특성의 순위가 뽑히기 때문에 오히려 대표성에 문제가 발생한다.

적/용/예/시

100명의 학생들 중 10명의 표본을 구할 때 계통추출법을 사용한다면 100명의 학생들에게 001에서 100까지 번호를 매겨 무작위로 숫자를 뽑는다. 그 숫자가 013이라면 표본에 뽑히는 번호는 003, 013, 023, 033, 043, 053, 063, 073, 083, 093이 된다.

(4) 군집표본추출법(집락표본추출법, Cluster sampling)

- 모집단에서 단계적으로 무작위표집을 여러 번 하는 방법으로 다단계표집(multistage sampling)이라고도 한다.
- 모집단을 연구 목적에 적합하도록 알맞게 묶어 지리적 또는 행정구역을 중심으로 분류하고 단순무작위 방식으로 군집을 추출하는 방법이다. 선정된 군집에 대해서 전수조사를 하거나 일부의 표본을 추출할 수 있다. 즉 모집단에서 먼저 자연적 또는 인위적 군집(지역, 학교, 병원 등)을 선정하고 그 군집 중에서 필요한 만큼 표본을 추출하는 것이다.
- 각 군집이 고르게 분포되어 있고, 군집의 구성원이 이질적이면 단순임의추출보다 효율성이 높다.
- 군집은 주로 지리적 구획과 같이 자연스럽게 나뉘었거나 행정적으로 혹은 조직체제상 구분된 단위들을 사용한다. 집락의 크기가 작고 숫자가 많을 때 사용하는 것이 바람직하다.

장점

추출비용과 시간을 절약할 수 있다. 층화 추출 방법보다 비용과 시간을 더 줄일 수 있다.

단점

나눈 군집 간 응답 성향의 차이가 있다면 조사 결과가 왜곡된다.

적/용/예/시

1. ○○대학교 학생(10,000명) 가족에 대한 만족도 조사를 위하여 표본을 150명을 군집 추출로 뽑는다고 가장하자. 가족에 대한 인식이 단과 대학별 차이는 없다는 가정이 적절하다면 각 단과 대학에 1~9번 번호를 부여하고 난수표를 이용하여 9개의 단과 대학 중 한 개를 선택한다. 대학이 9개밖에 안 되므로 종이에 이름을 적고 그 중 하나를 뽑아도 된다. 단과 대학 중 간호계열이 추출되었다면 간호계열 학생 중 150명을 SRS방법으로 뽑으면 된다.
2. 종합병원간호사의 이직률을 연구하기 위해 500명의 간호사를 군집추출한다.

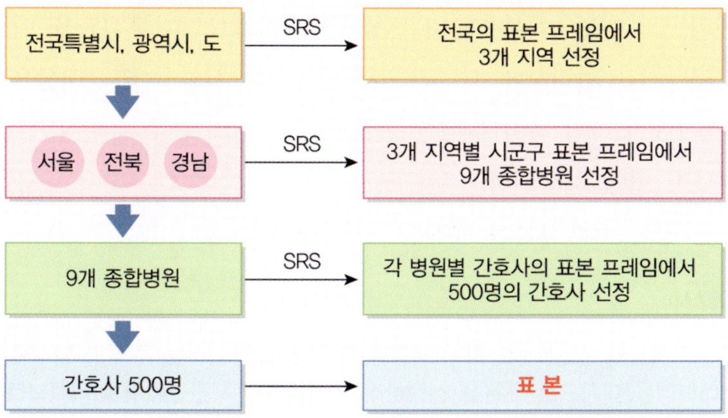

표 9-1 층화표본추출과 군집표본추출법

공통점	• 모집단을 몇 개의 소집단으로 나누어 표본추출한다.
차이점	• 층화표본추출은 동일한 특성을 갖는 소집단(예, 연령, 학년, 직업)으로 계층을 나누고 각 계층의 동일성을 유지하게 한 후 그 계층에서 무작위로 표본추출한다. 이때 집단 내에서는 동질적이지만 집단 간에는 이질적인 특성을 갖는다. 모집단의 특성을 고려해야 하므로 모집단의 특성을 잘 모르거나 크기가 클 때는 적용이 어렵다. • 군집표본추출은 모집단의 규모가 커서 모집단을 확정할 수 있는 표본프레임을 찾기 어려울 때 모집단을 단계적으로 집단화(예, 지리적 구획이나 행정적 구분단위) 하여 표본을 무작위로 추출하는 것이다. 선택된 집단 전체를 표본으로 하거나 무작위로 선택할 수 있다.

2) 비확률적 표본추출

실제 연구조사의 상황에서는 앞에서 언급한 확률적 표본추출 방법을 적용하기가 불가능하거나 비현실적일 때가 많다. 모집단이 분명하지 않을 때, 즉 '학교 폭력 피해자 실태조사'처럼 표본 프레임을 작성할 수 없는 경우가 있으며, 표본 프레임을 얻을 수 있어도 조사비용이 많이 드는 경우가 있다.

이런 어려움을 해결하기 위한 방법으로 비확률적 표본추출 방법을 사용하게 된다. 비확률적 표본추출(nonprobability sampling)은 연구자가 주관적으로 표본을 선정하는 방법으로 뽑혀질 확률이 모두 같지 않기 때문에 표본 자체의 결과만 해석하는 것이 바람직하고 일반화에 대해 제한점을 가진다. 비확률표본추출 방법을 사용할 때는 표본 오차 계산이 불가능하다.

(1) 편의표본추출법(Convenience sampling)

- 연구자 자신의 편리한 방법으로 표본을 선정하는 것으로 임의표본추출 방법(incidental sampling)이라고도 한다. 표본추출의 편중가능성이 크므로 모집단을 대표할 수 없다.
- 연구자가 가장 쉽고 편리하게 접근가능한 사람이나 사물을 연구대상으로 선정하는 것을 말한다. 길거리에서 만난 사람에 대한 설문조사, 자신의 근무지에 국한된 환자만을 대상으로 하는 경우가 이에 해당된다.
- 편의표본추출 방법은 객관성만 유지할 수 있다면 가장 유용한 방법이다.

적/용/예/시

'우리나라 간호대학생의 임상수행능력에 영향을 미치는 요인'이라는 주제의 연구를 수행하고자 할 때 전국의 간호대학생을 대상으로 표본을 선정하려면 비용이나 시간면에서 어려우므로 연구자가 속한 대학의 간호대학생을 대상으로 표본을 추출한다.
그러나 연구자가 속한 대학의 간호대학생이 우리나라 간호대학생의 특성을 대표할 수 없으므로 표집편중으로 인한 표본추출 오차가 발생한다.

(2) 눈덩이표본추출법(Snowball sampling)

- 특수한 모집단의 경우처럼 대상자를 찾기 어려운 경우에 사용하는 방법으로 눈덩이를 굴려 커다란 눈덩이를 만드는 것과 같은 형태로 진행된다는 의미이다. 즉 알고 있는 소수의 대상자로부터 소개를 받아 연구에 적합한 표본의 크기만큼 키워나가는 방법이다.
- 모집단을 파악하기 어렵거나 구하기 어려운 응답자를 확보하는 데 효율적이다.
- 학교폭력, 가출청소년, 성폭력 피해자의 실태 조사, 에이즈 환자나 성소수자 등의 의식 조사와 같이 어떤 사람들이 응답 대상인지 모르는 경우 최초의 표본으로부터 시작하여 대상자로부터 관련된 사람들을 소개받아 다른 표본을 선정하는 과정을 되풀이하면서 표본을 누적해가며 확보하는 방법이다.

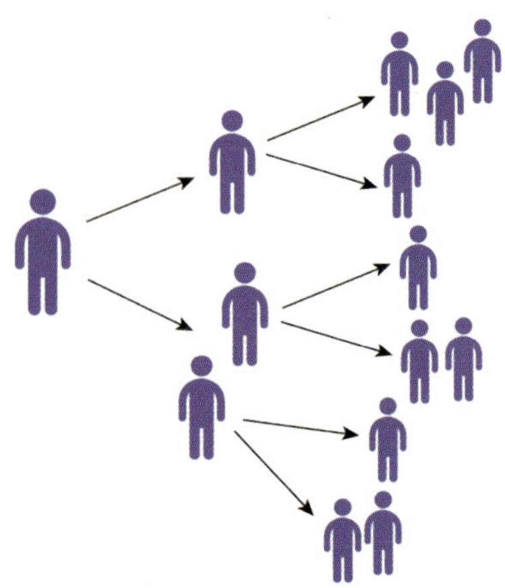

그림 9-4 눈덩이 표준추출법의 형태

(3) 할당표본추출법(Quota sampling)

- 모집단을 어떤 특성에 따라 세부집단으로 구분하고 특정 변수(성별, 연령, 소득수준 등)의 구성비 등 세부집단의 크기에 비례하여 각 집단에서 표본을 임의로 추출하는 방법이다.
- 연구대상이 되는 모집단의 계층과 각 계층이 차지하는 비율을 사전에 파악하여 추출된 표본이 인구학적 특성에서 한 부분으로 편중되지 않고 모집단의 특성을 적절히 반영할 수 있도록 모집단의 특성별 구성비율에 따라 표본크기를 할당한다.

장점

응답자 비율만 맞추면 되므로 조사가 편하고, 경비나 시간적 효율성이 좋다. 모집단과 유사한 비율로 표본을 구성하면 신뢰도 높은 조사가 된다.

단점

비율 맞추는 것에만 관심을 두어 조사자의 편리성으로 인해 조사 과정에서 편의가 발생할 가능성이 높고 비율 구성을 위한 변수(예, 성별) 선택이 잘못되면 조사의 신뢰성이 떨어진다. 또한 무작위성이 보장되지 않는 단점이 있다.

적/용/예/시

학년별 학생수 비율이 3:3:2:2이다. ○○대학교 학생(24,000명)의 만족도 조사를 위해 할당표본추출법으로 400명을 뽑으려면?

학 년	학생수	비 율	추출할 학생수
1학년	7,200	30%	400 × 0.3 = 120명을 임의추출
2학년	7,200	30%	400 × 0.3 = 120명을 임의추출
3학년	4,800	20%	400 × 0.2 = 80명을 임의추출
4학년	4,800	20%	400 × 0.2 = 80명을 임의추출
합계	24,000	100%	400명을 임의추출

(4) 의도적표본추출법(Purposive sampling method, 판단표본추출법 Judgement sampling)

- 의도적표본추출법은 연구자가 인구비례와 상관없이 연구목적에 맞는 사람들을 의도적으로 뽑는 방법으로, 가용표본추출법(available sampling method)과 다른 점은 특정한 성향을 가진 사람들만 조사한다는 것이다.
- 표집대상은 연구목적을 가장 잘 반영하는 사례들이다. 즉 연구하고자 하는 모집단을 대표한다고 판단되는 대상으로 현재 그 분야에서 활동을 하고 있거나 최근까지 하고 있던 사람들이다. 예를 들어, 간병 서비스 향상을 위해 간병인들을 대상으로 표본을 추출하는 것이다.
- 의도적표본추출법은 모집단을 대표하기보다는 조사자가 어떤 목적을 가지고 의도적으로

표본을 선택하기 때문에 연구결과를 일반화하기는 어렵지만 본 연구에 앞선 예비조사나 사전연구, 새로 개발된 도구의 타당도를 검사하거나 질적 연구를 위해서 유용하게 사용할 수 있다.

그 외의 비확률적 표본추출 방법으로 가용표본추출법이 있는데, 가용표본추출법은 표본의 특성에 상관없이 연구자 주변에서 쉽게 구할 수 있는 가족, 친지, 자신의 수업을 듣는 학생 등을 표본으로 선정하는 방법이다. 주로 연구에 사용할 설문지를 완성하기 위한 예비조사에 쓰인다.

3 표본의 크기

1) 표본크기의 결정

위에서 살펴본 바와 같이 표본을 추출하는 방법은 매우 다양하다. 연구자가 다양한 연구 상황에 따라 표본추출 방법을 선정하였다고 하면, 그 다음 단계는 표본을 얼마나 뽑는가이다. 즉 표본의 크기를 선정하는 과정이 남아있다. 연구자는 표본의 크기가 얼마나 되어야 하는지 알아야 연구를 진행할 수 있다. 그런데 표본 크기의 적절성 여부는 쉬운 일이 아니다. 표본의 크기는 클수록 좋은데, 이는 표본의 크기가 커질수록 모집단의 대표성을 충족할 가능성이 높아지기 때문이다. 그러나 표본의 크기는 시간과 비용의 효율성 문제와 직결되기 때문에 적정 수의 표본을 선정하는 것이 중요해진다.

우선 표본의 크기는 질적 연구인지, 양적 연구인지에 따라 차이가 있다. 질적 연구의 경우에는 통계적으로 유의한 결과를 얻어 일반적인 사실을 도출해내는 것이 목적이 아니므로, 표본의 크기가 양적 연구에 비해 훨씬 작다. 질적 연구에서는 표본의 크기가 10명 이하일 수도 있다. 그리고 양적 연구의 경우에는 다음의 몇 가지 사항을 고려해야 한다.

- 모집단의 구성요소의 다양성 : 연구하려는 모집단이 동질적이라면 표본의 크기가 작더라도 대표성을 가질 수 있다. 그러나 실제로는 모집단의 구성요소를 미리 알기 힘든 경우가 많다.
- 표본추출 방법 : 확률적 표본추출 방법의 경우엔 비확률적 표본추출 방법에 비해 표본의 크기가 작아도 대표성을 가질 수 있다. 확률적 표본추출 방법 중 층화표본추출 방법이 가장 작은 표본으로 대표성을 가질 수 있는 방법이다.

- 연구의 결과가 통계적으로 유의한 결과를 내기 위해 필요한 표본의 크기를 미리 알 수 있는 방법으로 표본크기 분석(Power analysis)이라는 통계적 분석방법이 있다.

일반적으로 양적 연구에서 표본 수 산정을 위해 필요한 정보로는 통계분석방법, 유의수준(significance, α), 효과크기(effect size), 그리고 검정력(power, 1-β)이 있다. 유의수준은 제1종 오류를 범할 확률의 최대 허용한계이다. 효과크기란 연구하려는 현상이 모집단에 실제로 어느 정도 존재하는지 그 크기를 말하며 상관관계의 크기 또는 관계의 정도를 말한다. 예를 들어, 효과크기가 0이라는 것은 실험 집단의 중재의 효과가 통제 집단과 같다, 즉 차이가 없다는 뜻이고, +값은 실험 집단의 평균이 통제 집단보다 크다는 것이며, −값은 그 반대의 의미이다. 그리고 검정력은 과학적으로 인정받을 수 있는 가설을 경험적으로 검정할 수 있는 통계적 능력, 즉 연구자가 주장하고자 하는 연구가설(H_1)이 사실일 때 귀무가설(H_0)을 기각하는 확률을 말한다. 주로 유의수준은 .05, 검정력은 연구 설계의 종류에 따라 .80～.95를 이용하고, 효과크기는 선행연구에서 찾거나 일반적으로 제안되는 상, 중, 하의 크기를 선택하여 사용한다. Cohen(1988)은 사용된 통계적 분석방법과 검정력에 따라 표본의 크기를 산정하는 표와 공식을 제시하였는데 오늘날 이를 활용하여 상용화된 소프트웨어(G*Power program)가 많이 사용되고 있다.

2) G*power program

간호학 연구에서 표본크기를 계산하기 위해 가장 많이 사용되고 있는 소프트웨어로는 G*Power 프로그램이 있다(http://www.gpower.hhu.de/). G*Power 프로그램은 연구에서 주가 되는 분석방법에 대해 유의수준 α, 검정력 1-β, 효과크기 d를 입력하여 표본크기를 계산한다. 일반적으로 유의수준은 0.05 정도의 값으로 고정되므로 효과크기가 큰 경우에는 표본크기가 작아도 검정력이 높아질 수 있지만 효과크기가 작은 경우에는 검정력을 높이기 위해 큰 표본크기가 필요하다.

여기에서는 독립표본 t-검정에 대한 G*Power 프로그램(G*Power 3.1.9.4) 사용법을 예시로 설명하기로 한다.

① 분석기법을 선택한다. 풀다운 메뉴에서 Tests > Means > Two independent groups를 선택한다.

② 메인 윈도우에 나타난 입력 필드에 표본크기 계산을 위한 값을 설정한다.

- Tail(s) : One(단측검정) 또는 Two(양측검정)를 선택한다. 초기값은 One이다.
- Effect size d : 효과크기를 입력한다. d=.20(small), d=.50(medium), d=.80(large)

초기값은 .50이다. d를 원하는 값으로 직접 입력할 수도 있다.

- α err prob : 유의수준을 설정한다. 초기값은 0.05이다.
- Power(1-β err prob) : 검정력을 설정한다. 초기값은 0.95이나 연구자가 원하는 값을 직접 입력할 수 있다.
- Allocation ratio N2/N1 : 두 집단의 표본크기 비율을 의미한다. 초기값은 1이다.

③ 위 입력필드의 값들을 모두 설정한 후 메인 윈도우 우측 하단에 있는 Calculate 버튼을 클릭하면 표본크기가 계산되어 보여진다.

적/용/예/시

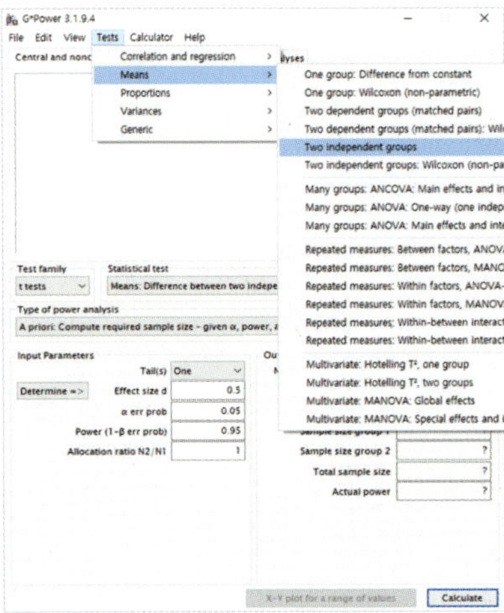

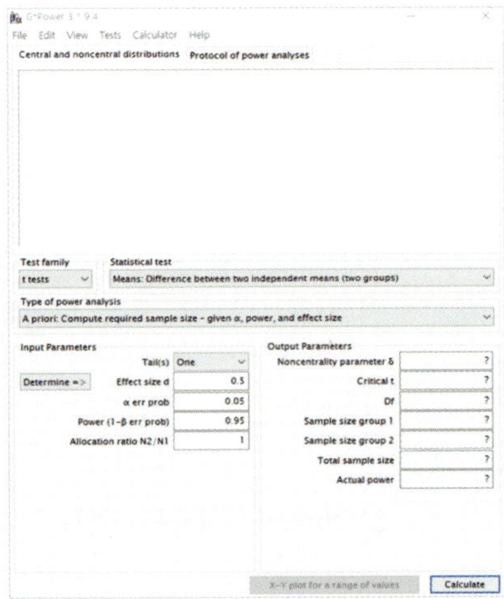

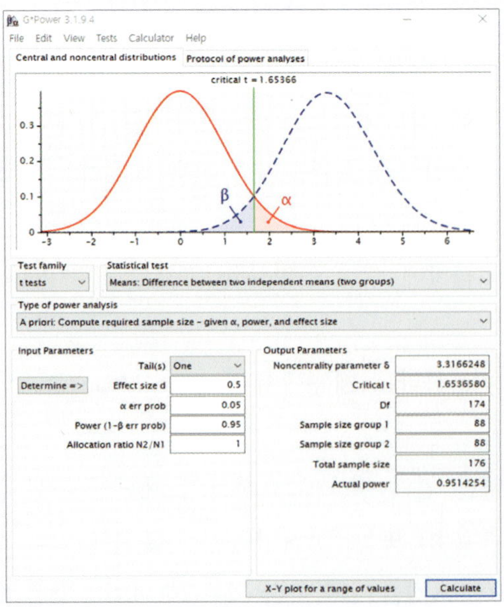

10
C·H·A·P·T·E·R

자료수집

학습목표

1. 측정 수준을 설명하고, 각 측정 수준을 비교할 수 있다.
2. 척도의 유형을 설명할 수 있다.
3. 신뢰도와 타당도 및 오류를 설명할 수 있다.
4. 자료수집의 유형과 일차 및 이차 자료수집 방법을 비교할 수 있다.

10 CHAPTER 자료수집

연구자는 모집단을 대상으로 표본추출 과정을 거쳐 자료를 수집한다. 자료수집 과정에서는 연구에 포함될 여러 변수를 측정하게 되는데, 간호학의 연구에서 사용되는 변수들은 키나 체중 등과 같이 물리적으로 측정할 수 있는 개념들도 있고, 불안이나 통증같이 측정이 어려운 추상적인 개념들도 있다. 즉 연구자는 측정하려는 개념을 잘 측정할 수 있는 도구를 선정하는 것이 중요하다.

따라서 이번 장에서는 측정에 대하여 전반적인 것을 이해하고, 자료수집 과정에 대해 논의하기로 한다.

1 측 정

측정이란 특정한 기준에 따라 속성의 양을 나타내기 위해 변수의 실제적인 특성에 값을 매기거나 숫자를 부여하는 과정이다(Chapman, 1976). 연구자는 사람이나 사물에 대해 이해하고 평가하고 또는 차이를 분석하기 위하여 측정의 방법을 사용한다. 일반적으로 측정을 할 때는 연구대상이 가지고 있는 특성을 측정하는 것이지 연구대상 자체를 측정하는 것은 아니다. 측정하고자 하는 특성이 선정되면 그 특성과 관련된 변수를 선택하고, 변수를 측정하기 위한 도구를 선택하여 측정을 실시하면 된다. 만약 측정을 위한 적절한 도구가 없다면 기존의 방법에서 변형하여 사용하거나 새롭게 측정방법을 고안하여 측정하기도 한다.

추상적 개념에 대하여 측정 가능한 지표로서 활용될 수 있는 알맞은 변수를 찾는 것이 측정과정의 중요한 요소이다. 예를 들어, 교과수업에 대한 학업성취도는 시험점수로 결과를 나타낼 수 있다. 즉 추상적 개념은 학업성취도, 측정도구는 사용된 시험지이며, 측정 결과 변수는 시험점수로 측정할 수 있다. 측정하고자 하는 속성과 수준을 제대로 측정하기 위해서는 측정범주에 따른 측정 수준 유형과 도구개발에 따른 척도유형을 숙지하는 것이 중요하다.

1) 측정 수준

측정의 수준이 어떤가에 따라 수집된 자료가 연구자에게 주는 정보의 양이 달라진다. 연구에서 측정되는 모든 수준은 4가지 범주로 나뉜다. 이러한 4가지의 측정범주를 측정 수준(levels of measurement)이라 하며, 측정하고 있는 변수의 측정 수준에 따라서 연구결과를 분석하는 통계기법이 달라지며, 제공하는 정보의 양이 달라진다.

(1) 명목척도(Nominal scale)

- 가장 낮은 수준의 척도
- 수집된 자료의 크기, 순서, 정도를 고려하지 않고, 단지 자료를 구별하기 위하여 명칭을 부여하여 분류하는 것이다.
- 성별, 인종, 직업 등을 구분하기 위해 쓸 수 있다.
- 크기, 정도, 순서에 무관하므로, 분류 명칭을 쉽게 바꿀 수 있다.

예 성별(남자/여자), 종교(유/무)

(2) 서열척도(Ordinal scale)

- 측정대상 간의 순서관계를 밝혀주는 척도
- 대소, 높고 낮음 등의 순위를 부여한다.
- 순위는 나타낼 수 있지만 간격이 일정하지 않으므로 얼마만큼 크거나 작다고 말할 수 없다.
- 서열척도로 측정된 변수들 간에는 가감승제를 적용할 수 없다.

예 성적(상/중/하), 경제수준(상/중/하), 교육정도(초졸/중졸/고졸/대졸이상)

(3) 등간척도(Interval scale)

- 속성에 대한 순위를 부여하며, 순위 사이의 간격이 동일하다.
- 절대영점의 의미는 없다. 즉 온도에서 0℃는 열이 존재하지 않는 것을 의미하는 것이 아니라, 물의 고체와 액체 상태를 구별하는 기준으로 사용되는 것일 뿐이다.
- 가감은 적용되나 승제는 적용할 수 없다.

예 온도

(4) 비율척도(Ratio scale)

- 가장 높은 수준의 척도
- 등간척도와 마찬가지로 측정치 간에 동일한 간격을 유지하고 있으며, 절대영점이 있다. 길이와 무게가 0이란 뜻은 아무것도 존재하지 않으므로 절대 영점을 의미한다.
- 비율척도에서 수치는 실제로 측정된 변수의 양이다.
- 가감승제를 적용할 수 있다.

예 관절가동범위, 체중, 길이 등

높은 수준의 측정(비율척도 측정과 등간척도 측정)은 낮은 수준의 측정(명목척도 측정)에 비해 많은 정보를 가지고 있어서 좀 더 정확하고 예민한 분석을 할 수 있다. 또한 필요하면 높은 수준의 측정에서는 낮은 수준의 측정으로 자료를 전환시킬 수 있다. 연구자는 가능한 한 높은 수준의 척도로 측정하는 것이 좋다. 또한 측정의 수준에 따라서 통계적 처리방법이 달라지므로 측정 수준에 맞는 통계방법을 선택해야 한다.

표 10-1 척도별 분석방법

변수유형 및 척도		비교방법	평균의 측정
범주형	명목척도	확인, 분류	최빈값
	서열척도	순위 비교	중앙값
연속형	등간척도	간격 비교	산술평균
	비율척도	절대적 크기비교	기하평균, 조화평균

2) 척도의 유형

척도(scale)는 측정하고자 하는 개념의 양 또는 질을 수량화하기 위해 체계적인 단위를 가지고 그 특성에 숫자나 값을 부여하여 개발된 도구를 말한다. 현재 간호학에서는 사회심리적인 변수뿐만 아니라 신체적 기능 및 생리적 변수 등의 측정을 위해 다양한 척도의 유형들이 개발되어 사용되고 있다.

일반적으로 척도를 구성하는 요소로는 진술문, 척도의 단계, 그리고 단계에 대한 정의의 세 가지가 포함된다.

표 10-2 척도의 구성 요소

구성 요소	예			
진술문	보건의료 정보체계는 지역주민의 수요를 정확하게 예측할 수 있도록 구축되어 있다.			
척도의 단계	1	2	3	4
단계에 대한 정의	전혀 그렇지 않다	그렇지 않다	그렇다	매우 그렇다

척도의 유형은 다양한데, 여기서는 간호학에서 주로 개발되고, 사용되는 척도에 대해서 알아보기로 하자.

(1) 평정척도(Rating scale)

평정척도는 대상이 되는 현상의 속성이나 연구대상자의 반응 등을 연속선상의 점수로 평가하는 척도이다. 이때 속성이나 반응이 연속적이라고 가정하며, 현상에 대한 속성의 상대적 가치로 구별되는 척도점을 표시하도록 하는 방식이다. 예를 들어 학생의 성적을 수, 우, 미, 양, 가로 측정하는 것이 대표적이며, 척도점은 주로 3점, 5점, 7점, 그리고 9점 등이 주로 사용된다. 평정척도는 엄밀한 의미에서 각 항목 간의 차이가 동일하다고는 볼 수 없으나 분석의 편의상 보통 등간척도로 간주된다.

평정척도의 종류로는 서술평정척도, 도표평정척도, 총화평정척도 등이 있다.

① 서술평정척도(descriptive rating scale)

서술평정척도는 변수의 속성이나 현상을 서술한 문장이나 어구를 배열하고, 평가자들이 속성의 강도에 따라 값을 부여하거나 범주에 수치를 부여하여 방법이다. 주로 3~7점 척도가 주로 사용된다.

② 도표평정척도(graphic rating scale)

도표평정척도는 평정의 정도를 일직선상에 표시하는 것으로서 일직선을 동일한 간격으로 끊고 그 밑에 지시문을 넣어 해당되는 질문에 표시하게 하는 방법이다. 주로 7점 척도가 가장 많이 이용된다.

③ 총화평정척도(summated rating scale)

총화평정척도는 여러 개의 문항으로 구성되어 있는 서술평정척도에 답을 하고 각 문항의 점수를 더하여 총점을 내는 방법으로, 하나의 개념을 설명하기 위해 속성의 다양성을 측정하는 방법이다. 일반적으로 총화평정척도를 리커트척도(Likert scale)라고 부르며, 주로 10~20개의 문항으로 구성된다. 문항은 긍정적인 문항과 부정적인 문항, 또는 혼합된 문항으로 구성되며, 점수 계산의 편리성을 위하여 역산을 실시하기도 한다.

(2) 시각적상사척도(Visual analogue scale, VAS)

시각적상사척도는 어떤 증상이나 상황에 대한 대상자의 의견이나 감정 등의 강도를 측정하기 위해서 사용된다. 보통 숫자 표시가 없는 10cm 길이의 수직 또는 수평의 선에 정도를 반영하는 하나의 점을 표시하도록 요구한다. 양 선의 끝에는 시작선과 종료선을 표시하고, 진술문이나 단어를 제시한다. 대상자가 하나의 점을 표시하면 시작선부터 표시점까지를 측정하여 값을 얻는다.

(3) 어의구별척도(Semantic differential scale)

어의구별척도는 Osgood 등(1957)이 개발한 척도로 주로 태도를 측정하기 위해 자주 이용되는 척도이다. 척도의 구조는 도표평정척도와 매우 유사하다.

이 척도를 이용하여 측정될 개념과 대상은 단어, 구, 문장, 사진 등 시각적 자료이다. 도표평정척도와 유사하게 평정의 정도를 일직선상에 동일한 간격으로 표시하고, 양극에 상반되는 형용사 쌍으로 구성한다. 연구자는 특정 개념을 여러 가지 차원으로 구분한 형용사를 선택할 수 있다. 이때의 차원은 평가(evaluation), 능력(potency), 활동(activity) 등으로 나눌 수 있다. 예를 들어, 평가 차원은 '중요한–중요하지 않은', '가치 있는–가치 없는', '좋은–나쁜' 등이며, 능력 차원은 '큰–작은', '강한–약한' 등이고, 활동 차원은 '빠른–느린', '능동적인–수동적인' 등이다.

3) 측정의 신뢰도

측정의 신뢰도(reliability)란 측정의 일관성을 의미하며 동일한 대상에 대한 측정이 반복되었을 때 동일한 결과가 나오는 정도를 의미한다. 즉 정확성으로서 한 측정도구가 측정대상이 되는 내용을 어느 정도의 안정성과 일관성을 나타내고 있느냐 하는 것과 관련이 있다. 검사도구의 경우 측정할 때마다 같은 점수를 얻는다면 이 검사 도구는 신뢰성 있는 것이고, 측정시마다 다른 점수를 얻는다면 신뢰할 수 없는 측정도구가 된다. 신뢰도는 안정성, 내적일관성 및 동등성 측면으로 다양하게 측정된다.

(1) 안정성(Stability)

측정도구의 안정성은 도구를 반복하여 사용할 경우에 같은 결과를 얻는 정도를 말한다. 안정성의 평가는 주로 검사-재검사 신뢰도(test-retest reliability)를 통해 이루어진다.

이 신뢰도는 측정도구로 일정한 시간을 두고 반복해서 측정했을 때 처음 측정 결과값과 나중 측정 결과값이 동일한 결과를 보여야 한다. 두 결과값이 동일한 결과를 보인다는 것은 두 값의 상관관계를 측정하여 높은 상관계수를 갖는다는 의미이다. 만일 측정할 때마다 결과값이 틀려진다면 그 측정도구의 결과값은 신뢰할 수 없으므로 연구에 사용하기가 부적절할 것이다.

검사-재검사 신뢰도를 평가하는 데 주의할 사항은 측정의 시간적 시점만 차이가 있을 뿐 측정을 받는 대상자와 측정을 하는 측정자의 요소는 모두 동일해야 한다는 점이다. 측정 시점의 간격은 검사-재검사 신뢰도의 중요한 변수가 된다. 측정에 따른 피로도나 학습효과, 기억효과 등을 최소화하기 위해 충분히 측정 사이의 간격은 떨어져 있어야 한다. 또한 자연적 회복에 의해 대상자의 상태가 변화하는 것을 방지하기 위해서는 너무 측정 간격이 멀어도 안 된다. 이는 측정하고자 하는 특성에 따라 달라질 수 있다. 관절가동범위의 검사-재검사 신뢰도는 첫 번째 측정일에 재검사를 실시해야 하지만 IQ 검사결과는 일 년의 간격을 두고 재검사를 실시해도 동일한 결과를 갖게 된다.

검사-재검사 신뢰도의 문제점으로는 시간 간격이 짧으면 대상자의 기억효과로 인하여 신뢰도의 과대추정이 되며, 반대로 시간 간격이 길면 여러 가지 외생변수의 개입으로 과소추정 가능성이 있다. 이 경우 외생변수의 영향의 예로는 검사환경, 동기, 검사 태도 등이 있다. 처음 실험이 조용한 장소에서 시행되고, 후속 실험이 시끄러운 장소에서 시행된 경우에는 동일한 검사 환경에서 실험을 실시했다고 볼 수 없다.

(2) 내적일관성(Internal consistency)

측정도구의 내적일관성은 측정도구의 동질성(homogeneity)을 말하는데, 하나의 측정도구 내 문항들 간에 서로 밀접한 연관성이 있는지를 파악함으로써 측정문항의 신뢰도를 추정하는 것이다. 즉 내적일관성은 여러 문항으로 이루어진 설문지에서 측정하고자 하는 각 문항이 내용을 얼마나 일관성을 가지고 측정하고 있는가를 나타내는 것이다. 이때 내적일관성이 높다는 것은 평가지의 구성 항목들이 같은 특성에 대한 평가 내용으로 이루어졌다는 것을 말한다.

측정도구의 내적일관성으로 최근에 가장 널리 이용되는 방법으로는 크론바흐 알파(Cronbach's alpha) 계수라는 통계량을 사용한다. Cronbach's alpha는 설문의 신뢰도를 평가하기 위하여 제안한 값으로, 설문 항목에 대해 신뢰성을 방해하는 항목을 찾아내고 제거하기 위하여 사용한다.

Cronbach's alpha는 문항점수가 이분식 점수가 아닐 때 사용된다. 이 점수값은 0에서 1 사이를 가지며 신뢰도는 1에 가까울수록 신뢰도가 높다고 해석한다. 그리고 만일 문항점수가 이분식 점수이면 Cronbach's alpha 대신에 KR-20(Kuder-Richardson formular 20)이라는 계수를 사용하여 내적일관성을 알아볼 수 있다.

반분법(split-half method)은 한번 실시한 검사를 두 부분으로 분할하여 결과값을 비교하는 방법으로 하나의 측정도구를 구성하는 세부 항목들을 임의로 반으로 나눈 후 각 결과값에 대한 상관관계를 계산하여 신뢰도를 측정한다. 상관관계는 Spearman-Brown 공식에 의해 추정된다. 검사를 반분하는 방법은 다음과 같다. 첫째, 기우법으로 짝수번과 홀수번 문항으로 분할하는 방법과 둘째, 전후법으로 전체 검사를 문항 순서에 따라 전과 후로 분할하는 방법과 셋째, 단순무작위법으로 무작위로 분할하는 방법과 넷째, 문항 특성으로 분할하는 방법이 있다. 예를 들어, 우울증 항목이 8개 있을 경우 4개씩 나눈 뒤 항목 간 상관계수를 살펴볼 수 있다.

항목별 상관관계(Item total correlation)는 측정도구를 구성하는 각 항목의 측정값과 측정값들의 전체 결과값과 상관관계를 알아보는 것이다. 같은 특성을 평가하기 위해 만들어진 각 항목의 측정값은 전체 결과값과 높은 상관관계가 있어야 내적일관성이 높다고 할 수 있다.

(3) 동등성(Equivalence)

측정도구의 동등성의 결정은 같은 대상자의 같은 속성을 측정하는 데 있다. 이 신뢰도에는 측정자 신뢰도(rater reliability)가 해당되며, 측정자 신뢰도는 측정하는 사람에 따라 측정 결과가 동일한지에 대한 정도를 말한다. 측정자 신뢰도는 측정하는 사람이 동일한 경우와 동일하지 않은 경우로 나눌 수 있다.

측정자내 신뢰도(intrarater reliability)란 동일한 측정자가 동일한 대상자를 여러 번 측정하더라도 측정의 결과가 동일하게 나타나는 정도를 말한다. 그리고 측정자간 신뢰도(interrater reliability)란 둘 이상의 측정자가 동일한 대상자를 측정하더라도 각 측정의 결과가 동일하게 나타나는 정도를 말한다. 어떤 측정도구가 측정자내 신뢰도는 높으나 측정자간 신뢰도가 낮다면 개인별로 측정결과의 차이가 크기 때문에 한 연구 내의 전후에 대한 비교는 가능할 수 있으나 다른 연구자와의 결과와는 비교할 수 없다. 측정자간 신뢰도를 평가하는 방법으로 대표적으로 Pearson 상관계수, 급간내 상관계수(intraclass correlation coefficient, ICC), 코헨의 카파계수(Cohen's Kappa coefficient) 등이 있다.

4) 측정의 타당도

측정의 타당도(validity)란 측정하고자 하는 개념이나 속성을 측정도구가 정확히 측정하였는지에 대한 정도를 말한다. 타당도의 개념은 측정하고자 하는 속성을 측정하고 있는가와 그 속성을 정확히 측정하고 있는가의 두 가지 요소를 포함하는 것이다. 즉 측정도구는 측정하고자 하는 것을 얼마만큼 충족하며 측정하였는가, 측정 결과가 측정의 목적에 얼마나 부합하느냐의 문제이다. 예를 들어 키를 측정하기 위해서 줄자를 사용하고, 체중은 체중계를 사용하는 것이 타당한 측정도구라고 할 수 있다.

다양한 타당도 분류법이 있지만 일반적으로 타당도를 평가하는 방법에는 내용타당도(content validity), 준거타당도(criterion validity) 및 구성타당도(construct validity)가 있다.

(1) 내용타당도(Content validity)

내용타당도는 내용 영역의 문항과 측정하고자 하는 구성을 측정도구가 얼마만큼 대표하는가에 관한 정도를 나타내는 타당도이다. 즉 측정의 중요한 목표와 내용 영역을 빠뜨리지 않고 포괄하고 있는가의 정도이다. 측정도구의 구성 등에 대한 평가는 전문가 집단에서 평가할 수 있다. 예를 들어, 통증을 평가하는 데 사용되는 VAS는 일반적으로 주관적 통증의 정도만을 측정하는 데 사용한다. 맥길통증질문지(McGill Pain Questionnaire)는 통증의 정도뿐만 아니라 위치, 지속시간, 강도 등을 포함하고 있다. 따라서 McGill Pain Questionnaire는 VAS보다 통증을 평가하는 데 있어서 내용타당도가 높다고 설명할 수 있다.

(2) 준거타당도(Criterion validity)

준거타당도는 측정도구가 같은 특성을 평가하는 다른 외적 준거(external criteria)와 얼마만큼 관계가 있는가를 평가하는 것이다. 준거타당도의 구분은 동시타당도(concurrent validity)와 예측타당도(predictive validity)로 나뉠 수 있다.

① 동시타당도(Concurrent validity)

동시타당도는 검증하고자 하는 측정도구의 결과와 이미 타당성을 검증받은 기존 측정도구의 결과를 상관계수를 이용해 평가하는 것이다. 따라서 동시타당도를 알아보기 위해서는 측정하고자 하는 변수에 대한 절대적 황금기준(gold standard)이 있어야 한다. 예를 들어, 허리에 줄자를 대고 굽힘 시 늘어난 길이를 측정한 값과 실제 방사선 촬영을 하여 허리뼈의 굴곡각도를 측정한 값을 상관분석을 통해 줄자 측정에 대한 동시타당도를 구할 수 있다.

② 예측타당도(Predictive validity)

예측타당도는 측정도구가 어떤 현상을 예측할 수 있는가에 대한 타당도로, 그 도구의 실효성을 검증하는 방법이다. 측정도구에 의한 결과와 미래의 특정 현상과의 관계를 기초로 추정한다. 미래의 특정 현상은 측정도구와 논리적으로 관계가 있는 다른 현상을 의미한다. 타당도를 알아보고자 하는 측정도구로 먼저 점수를 구한 후에 일정 기간이 경과하고 측정점수와 관계가 있는 연구대상자의 특정 변수를 측정하여 그 두 변수 사이의 상관관계를 구한다. 예를 들어, 관절경 수술 직후 무릎의 관절가동범위(ROM)와 입원기간의 상관성이 높다면 관절가동범위는 예측타당도가 높은 평가가 된다.

(3) 구성타당도(Construct validity)

구성타당도는 측정도구가 측정하고자 하는 특성에 포함하는 구성 요소들을 얼마나 충실하게 측정하는지와 관련이 있다. 구성타당도에서 평가하는 특성은 신장과 체중과 같이 눈으로 측정값을 읽듯이 관찰로써 평가할 수 없는 추상적인 개념(concept)을 측정하는 것이다. 구성타당도는 그 개념을 설명하기 위한 측정도구의 구성개념이 적절하게 평가되고 있는가를 측정하는 것으로 개념타당도라고도 한다. 예를 들어, 건강을 측정하기 위한 측정도구의 평가 내용이 신체적 건강으로만 국한되었다면 구성타당도가 낮은 측정도구이며, 올바른 개념의 건강을 측정할 수 없는 평가도구라는 의미이다. 건강은 신체적 건강으로만 구성되지 않고 정신적, 사회적 건강의 개념도 포함하기 때문이다.

구성타당도를 검정하는 방법에는 다음과 같은 것들이 있다.

① 집단비교법(Known group method)

구성타당도를 입증할 수 있는 가장 일반적 방법으로 평가하고자 하는 측정도구로 이미 측정하고자 하는 특성을 가지고 있는 잘 알려진 집단과 그렇지 않은 집단을 측정하여 유의한 차이가 있는지 평가하는 방법이다. 예를 들어, 배드민턴을 좋아하는 사람들에게 배드민턴에 대한 선호도를 측정했을 때의 결과가 이미 알고 있는 값과 차이가 있다면 구성타당도에 문제가 있지 않은지 생각해 보아야 한다.

② 집중타당도(Convergent validity)

측정하고자 하는 동일한 개념을 측정하기 위해 두 가지 측정도구를 개발하고 그 결과값들 사이에 유사한 결과를 내거나, 상관관계를 평가하여 높은 상관관계가 있어야 집중타당도가 높은 것이다. 예를 들어, IQ 점수와 학점과는 높은 상관성이 있는 것을 알 수 있다.

③ 판별타당도(Discriminant validity)

집중타당도와는 반대의 개념으로 측정하고자 하는 개념과 다른 개념의 두 가지 측정도구에 대한 결과값 사이에는 상관관계가 낮을수록 판별타당도가 높다는 의미이다. 예를 들어, IQ 점수와 운동능력은 낮은 상관성이 있는 것을 알 수 있다.

④ 요인분석(Factor analysis)

한 가지 추상적 특성에는 한 가지 이상의 하위 개념들이 포함되어 있으므로 측정도구의 항목들을 상관관계가 높은 것들끼리 묶어 같은 개념의 요인들로 묶어 내는 방법이다. 이 방법을 통해 구성타당도를 검증한다.

5) 신뢰도와 타당도의 관계

타당도(validity)는 비확률오차(nonrandom error)인 평균의 편중에 관련이 있으며 측정도구의 타당도가 낮을 경우에는 측정하고자 하는 정확한 평균값을 측정하지 못하고 중심에서 많이 떨어진 결과를 보이게 된다.

반면에 신뢰도는 확률오차(random error)인 분산과 관련이 있으며 측정도구의 신뢰도(reliability)가 낮으면 측정값들이 한곳에 분포하지 못하고 산발적으로 떨어져 일관된 값을 보이지 않는다. 일관된 값을 갖지 못하는 평가도구처럼 신뢰도가 낮다면 타당도를 확보할 수 없다. 그러나 반대로 신뢰도가 높은 것이 타당도도 높다는 것을 의미하지 않는다. 따라서 신뢰도는 타당도를 확보하기 위한 필요조건이지만 충분조건은 아니다.

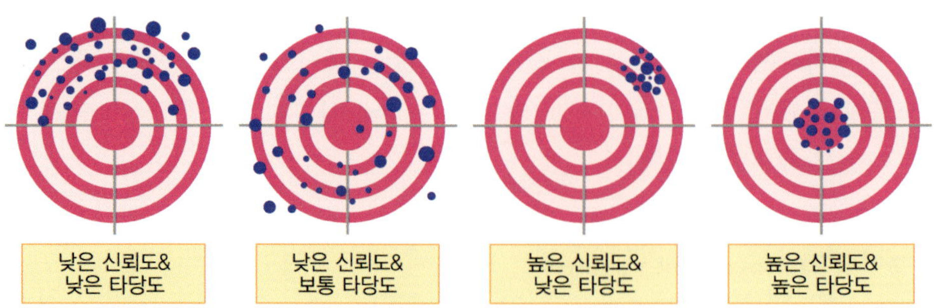

그림 10-1 신뢰도와 타당도의 관계

신뢰도와 타당도 이용 연구사례

연구자는 티에와 크리디(Tiew & Creedy, 2012)가 개발한 영적간호수행척도(Spiritual Care-Giving Scale, SCGS)를 한국어로 번안하고, 번안된 도구의 신뢰도와 타당도를 검정하며, 국내에서의 실무 적용가능성을 검토하고자 한다. 연구도구는 한 번에 여러 사람들에게 시행할 수 있기 때문에 집단 검사에 속하며, 각 문항에 체크한 점수를 더하여 채점하는 객관식 검사이다. 그리고 검사의 측정방법에 있어서는 충분한 시간을 주어 실시하는 영적간호수행검사이고, 질문지에 필기구를 사용하여 응답하는 검사이기 때문에 언어적 검사이자 지필검사라 할 수 있다.

연구도구는 아래의 결과를 살펴보면 신뢰도, 타당도의 조건에 비추어 보았을 때 좋은 연구도구라고 할 수 있다.

✔ 신뢰도 이용 연구사례

1) 한국형 영적간호수행능력 척도
(Korean Spiritual Care-Giving Scale, K-SCGS)

영적간호수행능력 척도(Spiritual Care-Giving Scale)는 임상실습 현장에서 학생들의 영성에 대한 지각과 영적 돌봄에 대하여 종합적으로 측정할 수 있도록 구성된 도구이며 아시안 문화권에 기초해서 개발되었다. 개발당시의 신뢰도는 Cronbach's alpha 0.86 이었다.

✔ 타당도 이용 연구사례

전체 도구의 CVI 점수는 문항별 CVI 지수의 평균으로 계산하였으며 도구 수준의 CVI (scale-level CVIs)는 .9이상시 내용 타당도가 높다고 할 수 있다(Polit & Beck, 2006). 본 연구에서 전체도구의 CVI는 .97로 높은 수준의 전문가 타당도를 보였다.

출처 : 김민수(2015). 한국형 간호대학생 영적간호수행척도 개발 및 검정. 한양대학교 임상간호정보대학원 석사학위논문.

6) 측정 오류(Measurement Error)

측정 오차란 실제 값과 측정값과의 차이를 말한다. 측정 오류에는 체계적(system) 오류와 무작위(random) 오류가 있다. 체계적 오류는 타당도와 관련이 있고, 무작위 오류는 신뢰도를 반영한다.

(1) 체계적 오류

우연한 실수 등으로 측정을 잘못한 것이 아니라 잘못된 측정 방법을 선택함으로써 지속적, 체계적 오류가 나타나는 경우를 말한다. 체계적 오류에는 태도와 행동의 오류와 편중에 의한 오류가 있다. 예를 들어, 태도를 측정하면서 행동을 예측하거나 행동을 측정하면서 태도를 예측하는 경우를 말한다. 편중에 따른 오류는 설문지에서 일정한 유형의 질문이 연속해서 주어지면 응답자들이 고정된 반응을 나타내는 고정 편중, 자신의 생각과는 무관하게 자신의 집단에 어떻게 보이는지를 생각하여 응답하는 사회적 적절성의 편중 및 문화적 차이로 나타나는 문화적 차이 편중이 있다.

(2) 무작위 오류

무작위 오류는 측정 과정에서 일관성 없이 오류가 나타나는 것이며, 이러한 오류들을 제거하는 것은 쉽지 않다.

2 자료수집

연구자는 연구목적을 달성하기 위해 연구의 개념을 조작화하고 이에 따라 측정도구를 선정한다. 그리고 선정된 측정도구로 자료수집을 실시해야 한다. 자료수집을 위해서 연구자는 적절한 자료수집 방법을 선택해야만 하는데, 이를 위해서는 많은 노력을 기울여야 한다. 적절하지 못한 자료수집 방법은 연구결과의 신뢰성에 영향을 미치기 때문이다.

1) 자료수집 과정

연구자가 자료를 수집할 때는 다음의 5가지 중요한 질문을 생각해보아야 한다.

① **누가 자료를 수집할 것인가** : 여러 사람이 자료수집을 할 경우에는 같은 방법으로 자료수집을 했는가, 자료수집에 드는 비용 등 여러 가지를 고려해야 한다.

② **언제 수집할 것인가** : 효율성을 위해 자료를 언제 얼마나 수집해야 할지 계획해야 한다. 미리 해보지 않고는 가늠할 수 없기 때문에, 동료 연구자나 주변 사람들의 도움을 받아 자료를 얻는데 시간이 얼마나 걸리는지 알아보아야 할 것이다. 따라서 본 자료수집 전에 예비조사를 시행하는 것이 바람직하다.

③ **어디서 수집할 것인가** : 설문조사의 경우, 자료를 수집할 장소를 정하는 것이 중요하다. 장소를 잘 정하면 짧은 시간에 믿을만한 자료를 구할 수 있다.

④ **무엇을 수집할 것인가** : 연구결과를 도출해내기 위해 무슨 자료가 필요한지 미리 파악해야할 것이다.

⑤ **어떻게 자료를 수집할 것인가** : 나중에 시행착오를 겪지 않기 위해 자료를 수집할 구체적인 방법을 생각해두고 미리 해보는 것이 좋다.

2) 자료수집 방법

연구가설에 따라 알맞은 자료수집 방법을 생각해야 한다. 하나의 연구주제에 여러 가지 자료수집 방법을 이용하는 것이 믿을만한 연구결과를 도출해내는 데 도움이 된다.

연구자는 조사의 목적을 달성하기 위하여 분석에 필요한 자료를 수집해야 한다. 자료 수집 방법은 연구자가 문제 해결을 위해 직접 자료를 수집하는 일차 자료의 수집과 다른 사람이나 기관에서 자료를 수집하여 공개적으로 이용할 수 있도록 하는 이차 자료 수집으로 구분한다.

(1) 일차 자료(primary data) 수집

조사에 대한 결과가 없을 경우 연구자가 연구 목적을 위해 처음으로 자료를 수집하는 과정으로 현재 진행 중인 연구의 목적을 달성하기 위해 직접 수집하는 자료를 말한다. 일차 자료 수집 과정은 사전 계획을 철저히 하여야 한다. 연구 설계를 진행하여, 표본추출 방법과 자료수집 대상을 선정하고, 측정할 개념과 척도를 구성한 다음 면담, 관찰 및 설문지 등 철저한 자료 수집 방법을 선택하여 일차 자료 수집을 시도한다. 일차 자료 수집에는 비용, 시간 및 인력이 소요되므로 연구목적에 적합한 이차 자료의 존재 여부와 사용 가능 여부를 확인하여 일차 자료를 수집하여야 한다.

① 생리적 측정법

생리적 측정은 생리적인 자료를 연구 참여자로부터 얻는 것이다. 도구를 사용하거나 관찰을 하기 때문에 다른 자료수집 방법에 비해 정확하다. 그러나 도구가 필요하고 도구를 사용할 수 있는 사람이 측정해야 하므로 연구비용이 증가한다는 단점이 있다.

도구를 사용하지 않은 방법으로 자가보고(배변횟수, 수면양상, 식습관, 오심, 피로 등)와 관찰이 있다. 도구를 이용한 방법의 예로는 혈액분석, 소변검사, 세포검사, 동맥압 감시 등을 시행할 수 있다. 최근에는 검사도구의 비용이 낮아져 생리적 측정을 이용한 연구결과가 증가하는 추세다.

생리적 측정법을 이용한 연구사례

✔ 생리적 측정법을 이용한 사례(사용도구)

1) 뇌졸중 발생위험요인

본 연구에서는 뇌졸중 발생위험요인을 2015년 국제뇌졸중협회(National Stroke Association)에서 제시한 가이드라인에 근거하여 생활습관위험요인(lifestyle risk factors), 임상적 위험요인(medical risk factors), 뇌졸중 촉진요인(stroke triggers)의 3가지 영역으로 나누고 국내외 문헌고찰을 통하여 위험요인을 구성하였다. 생활습관위험요인으로 흡연[10-18], 음주[11-16], 체질량지수(Body Mass Index, BMI)[10-16]를 포함하였고 추가적으로 고혈압 등의 위험요인 진단 후 치료약물복용이행여부[17]를 포함하였다. 임상적 위험요인으로 간기능수치(Aspartate Transaminase, AST; Alanine Aminotransferase, ALT)[15], 당화혈색소(Glycated Hemoglobin, HbA1c)[14,17], 콜레스테롤수치(총콜레스테롤, triglyceride, Low Density Lipoprotein (LDL) 콜레스테롤)[10,11,13-17], 수축기 및 이완기 혈압[10-17]과 과거력으로 고혈압[13-17], 당뇨[13-17], 고지혈증[13-17], 심방세동[11,13-16], 일과성 허혈발작[14,15]을 포함하였다. 뇌졸중 촉진인자로 C-Reactive Protein (CRP)[11,13], 요산[14], 뇌졸중이 발생한 환경요인(발생 월, 발생시간, 평균기온, 최고기온, 최저기온, 일교차)[14,18]을 포함하였다.

구성 항목에 대하여 신경간호학 교수 1인과 신경과·신경외과·응급의학과 교수 6인 및 해당과 경력 20년 이상의 간호사 5인으로 구성된 총 13명의 전문가 패널에게 내용타당도 검증을

출처 : 석수진 외(2017). 중년기와 노년기 뇌졸중 발생위험요인 비교. 노인간호학회. 19(1). 13-27.

② 설문지법(질문지법)

설문지는 보통 질문지라고 부르며, 응답자가 직접 질문에 대해 응답하는 방식이다. 질문지는 응답자의 지식, 의견, 자세, 믿음, 생각, 느낌 등을 알아내는 데 유용한 방법이다. 그러나 질문지를 만드는 데 많은 노력을 들여야 일관되고 믿을만한 자료를 얻어낼 수 있다.

가. 설문지 형식

설문지는 간결하면서도 문법에 오류가 없어야 한다. 각 질문에 해당하는 적절한 여백이 있어야 응답자가 여백에 맞게 답을 쓸 수 있다.

설문지의 총 분량 또한 중요하다. 설문지의 목적은 응답자에게 정보를 얻기 위함이며, 설문지가 너무 길면 응답자의 의욕이 떨어져 성의 있는 답변을 얻기 어렵기 때문에 질문지의 분량은 적절해야 한다.

또한 설문지의 형식은 부정문보다는 긍정문을 사용하도록 하며, 무엇을 질문하는지 응답자가 알 수 있도록 명확한 질문을 제시해야 한다. 객관적인 단어를 사용하여 응답자가 연구자의 주관에 휘둘리지 않도록 해야 한다. 한 번에 두 가지 질문을 하거나, 이중부정을 하는 문장은 피한다.

나. 질문의 유형

• **개방형 질문(Open question)**

괄호 안을 채우는 식으로 만들어진 질문이다. 다양하고 깊이 있는 응답을 얻을 수 있고, 기대하지 못한 새로운 사실을 발견할 수 있는 장점이 있는 반면, 응답자가 지루함을 느껴 회수율이 낮고, 자료의 분석이 어려워 시간이 많이 소요되는 단점도 있다.

• **폐쇄형 질문(Closed question)**

응답자에게 선택지를 주어 그 중 하나 이상을 선택하게 하는 질문이다. 많은 질문을 짧은 시간에 답할 수 있고 자료의 분석이 용이하다. 또한 언어능력이 떨어지는 사람에게서도 자료수집이 가능하다는 장점이 있다. 그러나 응답자의 의견과 다른 선택지만 있을 경우, 응답 시 선택지 중에서 선택하는 것이 어렵거나 대상자의 의견이 반영하지 못하기 때문에 대상자를 고려하여 적절한 문항으로 선택지를 구성해야 한다.

다. 설문지 서문

설문지의 서문에는 다음과 같은 내용이 들어가야 한다.

- 연구의 목적
- 연구자의 신분과 후원자(기관)
- 응답자 선정방법
- 설문지를 작성하는 데 걸리는 예상시간
- 응답 자료 활용방법
- 설문지 회수기간
- 연구결과를 응답자가 볼 수 있는 방법 제시
- 연구자의 연락처, 메일주소
- 연구자의 서명

질문의 유형 사례

✔ 개방형 질문과 폐쇄형 질문

<table>
<tr><td>일시</td><td>월 일</td><td>시간</td><td>시작 :
지속 :</td><td>장소(상황)</td><td></td></tr>
<tr><td>관찰</td><td colspan="5">실습 동안 심리적/신체적으로 느낀 사항을 최대한 상세하게 기입하여 주세요.
(기분의 변화, 어떤 생각을 알아차렸는지, 신체감각은 어떻게 느꼈는지)</td></tr>
<tr><td>소감</td><td colspan="5">실습 후 소감 및 실습에 대해 궁금한 점, 기타 심리적 문제 등 자유롭게 질문하세요.</td></tr>
</table>

개방형 질문(Open question)

<table>
<tr><td rowspan="4">평가</td><td></td><td>①
매우 안됨</td><td>②
조금 안됨</td><td>③
보통</td><td>④
조금 잘됨</td><td>⑤
매우 잘됨</td></tr>
<tr><td>호흡</td><td></td><td></td><td></td><td></td><td></td></tr>
<tr><td>이완</td><td></td><td></td><td></td><td></td><td></td></tr>
<tr><td>떨어져 보기</td><td></td><td></td><td></td><td></td><td></td></tr>
</table>

폐쇄형 질문(Closed question)

출처 : 조채윤(2016). 마음챙김 명상 프로그램이 스트레스 지각 및 반응과 혈중지질에 미치는 영향: 이상지질혈증 성인을 대상으로. 덕성여자대학교 대학원 석사학위논문

라. 설문지의 배부

설문지는 여러 가지 방법으로 배부할 수 있다. 가장 편리하고 회수율이 높은 방법은 여러 사람이 한자리에 모인 단체에 배부하는 것이다. 최근에는 이메일이나 웹(web) 기반의 온라인 조사가 증가하고 있는 추세이다. 설문지를 배부하는 방법은 설문내용과 조사대상자의 특성에 따라 적절하게 선택해야 하며, 배부방법에 따라 회수율의 차이를 나타낼 수 있으므로 회수율을 높이기 위한 방안을 마련해야 한다.

설문지의 회수율을 높이기 위한 방법은 다음과 같다.

- 휴일에 설문지가 도착하지 않도록 한다.
- 손으로 주소를 쓴다.
- 연구자의 개인 서명을 설문지 서문에 적는다.
- 문장은 간결해야 한다.
- 설문지 작성이 10~15분 내외로 소요되게 만든다.
- 익명성을 보장한다.
- 회신주소와 반환용 우표를 같이 보낸다.
- 설문지 작성에 대한 보상을 제공한다.

설문지의 장점	• 적은 비용으로 빠르게 많은 자료를 모을 수 있다. • 다른 연구방법보다 신뢰도와 타당성을 알아내기 쉽다. • 인터뷰나 관찰연구보다 자료수집을 하는 시간이 적게 든다. • 응답자의 익명성이 보장된다. 따라서 자유롭고 솔직한 의견을 모을 수 있다. • 여러 지역의 다양한 응답자에게서 자료를 모을 수 있다. • 온라인 설문의 경우 – 응답자의 자발적 참여에 의해 비교적 신뢰성 있는 자료수집을 기대할 수 있다. – 오프라인 설문조사의 자료입력과정에서 발생하는 비표본오차를 감소시킨다. – 조사자의 고의적 또는 비고의적인 개입을 방지할 수 있다.
설문지의 단점	• 우편으로 조사할 경우 비용이 많이 든다. • 회수율이 높지 않다. • 모든 질문에 답을 하지 않을 수 있다. • 질문에 모호한 단어나 문장이 있을 경우라도 응답자에게 이해시켜줄 수 없다. • 응답자가 문맹이면 조사할 수 없다. • 응답자가 모집단을 대표하지 않을 수 있다. • 온라인 설문의 경우 인터넷에 익숙하지 않은 집단을 대상으로 하기가 어려워 모집단의 대표성에 문제가 된다.

설문지의 서문과 배부 사례

✔ 설문지 서문

부록 1. 설문지 및 동의서

연구 피험자 설명문

안녕하십니까?

저는 를 전공하고 있는 입니다. 본 연구의 목적은 간호사의 감성지능, 자아탄력성 및 스트레스와의 관계를 확인하기 위한 설문조사연구로 간호사의 임종간호 스트레스 감소를 위한 중재방안 개발에 기초 자료로 활용하기 위한 것입니다.

본 연구는 2017년 10월 23일부터 10월 31일까지입니다. 본 자료는 연구목적으로만 사용할 것이며 연구목적 이외에는 절대로 사용하지 않을 것을 약속드립니다.

설문지는 회수 즉시 동의서와 분리되어 무기명으로 처리되며 모든 자료는 비밀이 보장됩니다. 설문응답 중에 원하지 않는 경우 언제라도 철회할 수 있음을 알려드립니다. 바쁘시더라도 빠짐없이 응답해 주시기 바랍니다. 설문과 관련하여 궁금한 점이 있으면 언제든지 아래의 전화번호나 이메일로 문의해 주시기 바랍니다.

2017년 10월

소속:
연구자:
연락처:
지도교수:

연구 참여 동의서

본인은 본 동의서의 내용에 대해 충분히 설명을 들었고, 설명문 내용을 읽고 이해하였으며, 모든 궁금한 사항에 대하여 답변을 들었습니다. 본인은 자유로운 의사에 의해 본 연구에 참여하는 것에 동의합니다. 본 연구에 동의한 경우라도 언제든지 철회할 수 있음을 알고 동의서에 서명합니다.

작성일: 2017년 10월 일

연구대상자	(서명)
동의서 설명자	(서명)
연구 책임자	(서명)

출처 : 성지영(2018). 간호사의 임종간호 스트레스, 감성지능, 자아탄력성에 관한 연구. 부산가톨릭대학교 대학원 석사학위논문.

설문지법을 이용한 연구사례

연구자는 임종간호를 경험한 간호사를 대상으로 임종간호 스트레스, 감성지능, 자아탄력성의 수준을 파악하고 그 관계를 확인하기 위한 서술적 조사연구를 하였으며, 연구의 탈락률을 고려하여 230명의 대상자에게 설문지를 배포하였고, 이 중에서 응답이 미흡한 11부를 제외한 209부를 연구에 활용하였다. 연구도구는 구조화된 설문지를 사용하였다. 설문지의 구성은 대상자의 일반적 특성 14문항, 임종간호스트레스 40문항, 감성지능 16문항, 자아탄력성 14문항 등 총 84문항으로 구성되었고 아래는 연구도구에 관하여 작성한 부분과 자아탄력성 설문지 사례이다.

✔ 설문지 사용

3. 연구도구

본 연구에서는 구조화된 질문지를 사용하였다. 질문지의 구성은 대상자의 일반적 특성 14문항, 임종간호스트레스 40문항, 감성지능 16문항, 자아탄력성 14문항 등 총 84문항으로 구성되었다.

Ⅳ. 자아탄력성

다음은 귀하의 자아탄력성을 파악하기 위한 문항입니다. 잘 읽으시고 각 항목별로 자신이 느낀 점을 잘 나타내어 주는 항목에 "∨"표로 답해주십시오.

항 목	전혀 아니다	아니다	그렇다	매우 그렇다
1. 나는 내 친구들에게 너그럽다.				
2. 나는 갑자기 놀라는 일을 당해도 금방 괜찮아지고 그것을 잘 이겨 낸다.				
3. 나는 새롭고 평소에 잘 해보지 않았던 일을 해보는 것을 좋아한다.				
4. 나는 사람들에게 좋은 인상을 주는 편이다.				
5. 나는 전에 맛보지 못했던 새로운 음식을 먹어 보는 것을 즐긴다.				
6. 나는 매우 에너지가 넘치는 사람인 것 같다.				
7. 나는 늘 가던 장소에 갈 때 여러 다른 길로 가는 것을 좋아한다.				
8. 나는 대부분의 사람들보다 호기심이 많다.				
9. 나는 내가 만나는 대부분의 사람들이 좋다.				
10. 나는 보통 행동하기 전에 생각을 많이 한다.				
11. 나는 새롭고 다른 종류의 일을 하는 것을 좋아한다.				
12. 나의 매일 생활은 흥미로운 것들로 가득하다.				
13. 나는 나 자신이 꽤 '강한' 성격을 가진 사람이라고 자신있게 말 할 것이다.				
14. 나는 다른 사람에게 화가 나도 상당이 빨리 괜찮아 진다.				

- 설문에 응답해 주셔서 감사합니다. -

출처 : 성지영(2018). 간호사의 임종간호 스트레스, 감성지능, 자아탄력성에 관한 연구. 부산가톨릭대학교 대학원 석사학위논문.

마. 온라인 설문조사 방법

기존에 사용한 개별면접 조사 등 오프라인 설문조사의 경우 발생하는 조사원에 의한 에러나 자료처리과정에서 발생하는 비표본 오차의 문제점을 감소하고 자료수집의 시간이나 비용의 효율성을 위해 온라인 조사가 증가하고 있다. 온라인 조사는 이메일을 이용해 설문지를 첨부파일로 발송하고 응답자가 자기기입방식으로 설문지를 작성하여 다시 회신하는 방법과 응답자가 web 상에서 직접 기입하는 방법이 주로 사용되고 있다.

온라인 설문지의 장점	• 빠른 시간 내에 많은 설문대상자에게 접근할 수 있다. • 한 번의 클릭으로 국경을 초월할 수 있다. • 적은 비용으로 대형 프로젝트를 진행할 수 있다. • 설문 설계부터 분석까지 필요한 기간이 짧다. 빠르면 하루 만에도 가능하다.
온라인 설문지의 단점	• 문항이 많고 복잡할 경우 응답률의 저하가 발생(응답률 하락)한다. • 가독성의 문제로 종이문서에 비해 응답자의 문항 이해도가 저하된다.

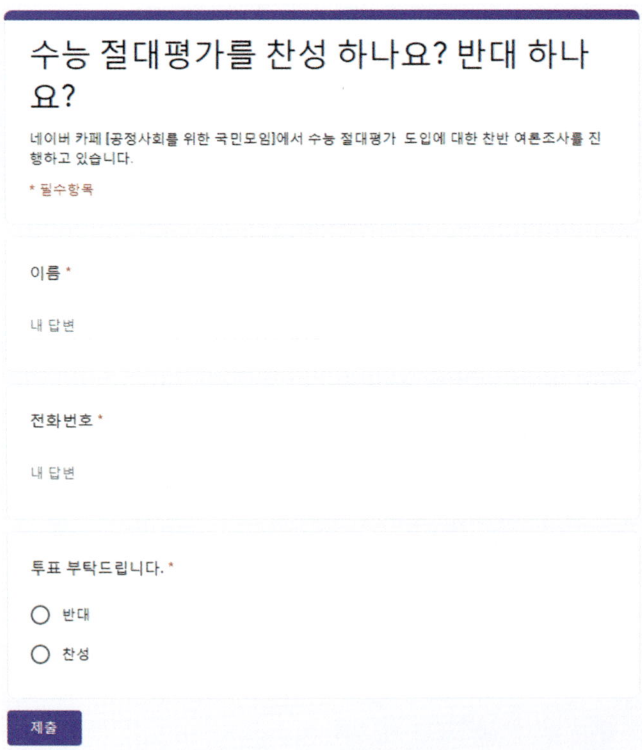
수능 절대평가를 찬성 하나요? 반대 하나요?

네이버 카페 [공정사회를 위한 국민모임]에서 수능 절대평가 도입에 대한 찬반 여론조사를 진행하고 있습니다.

* 필수항목

이름 *

내 답변

전화번호 *

내 답변

투표 부탁드립니다. *

○ 반대

○ 찬성

제출

출처 : https://docs.google.com/forms/d/e/1FAIpQLSf2p2AuLhwXu0pNZY7qz0uNXQ2B1geMgl4fS-iF_C62md39HA/viewform?c=0&w=1

그림 10-2 온라인 설문 방법(사례)

③ 면담법(Interview)

면담은 연구자와 응답자가 대화를 주고받으며 정보를 수집하는 방식이다. 직접 만나서 하거나, 전화 면담, 인터넷 채팅 등이 이에 해당한다.

가. 면담의 유형

- **구조적 면담(Structured interview)** : 연구자(면담자)가 미리 물어볼 것을 정해놓은 상태에서 시행하는 면담이다. 시간적인 측면에서 이득이 있지만, 응답자에게서 새로운 정보를 알아내기는 힘들다.
- **비구조적 면담(Unstructured interview)** : 면담자가 관심이 있는 주제는 있지만 질문은 미리 정해놓지 않은 상태에서 시행하는 면담방식이다. 면담상황에 맞추어 여러 가지 질문을 할 수 있고, 이에 대한 정확한 답변을 들을 수 있어 타당도가 높다. 응답자에게서 새로운 사실을 들을 수 있다. 그러나 응답결과를 서로 비교하기가 힘들고, 신뢰도가 낮다는 단점이 있다.

나. 면담 질문

면담 질문은 간결하고, 모호하지 않으며 짧아야 한다. 비구조적 면담에서 질문이 길 경우, 글로 써서 보여주는 방법도 좋다. 질문은 일반적인 질문에서 시작하여 구체적이고 민감한 질문으로 들어가야 응답자가 거부감 없이 잘 대답할 수 있다.

다. 면담자 훈련

면담자의 능력에 따라 응답의 질이 결정되기 때문에 면담자의 역할이 중요하다. 면담자는 응답자들이 민감한 질문에도 대답할 수 있도록 편안한 분위기를 조성해주고 편견이 없이 의견을 들어주는 훈련을 받아야 한다. 면담의 내용을 기술할 때에는 면담자의 의견이나 생각을 최대한 배제하고 들은 대로 기술하는 것이 중요하다. 그렇지 않은 경우 의미가 왜곡될 수 있다.

라. 면담의 장점과 단점

면담의 장점	• 넓은 범위의 응답자에게서 자료를 얻을 수 있다. • 응답률이 높다. • 얻은 자료의 대부분을 사용할 수 있다. • 면담이 잘 되면 심도 있는 자료를 얻을 수 있다. • 면담 시 비언어적 의사소통을 통해 응답자의 생각을 잘 이해할 수 있다.
면담의 단점	• 면담자의 훈련이 필요하다. • 시간과 비용이 많이 든다. • 면담을 위한 준비가 어렵다. • 응답자는 사회에서 용인되는 정도의 응답만 할 수 있다. • 응답자는 응답내용이 녹음되거나 기록된다는 사실을 알기 때문에 불안감을 가질 수 있다. • 응답자의 자료는 면담자의 스타일에 따라 차이가 크다. • 면담자가 응답자의 비언어적 의사표현을 오해할 수 있다.

④ 관찰법

관찰이란 말 그대로 보고 듣는 것을 기록하는 것이다. 매일 환자를 접하는 간호사에게는 관찰연구가 유리할 수 있다.

가. 관찰현상

연구자(관찰자)는 무엇을 관찰할 것인지 정해야 한다. 언어적 행위, 비언어적 행위, 개인의 기술(당뇨병 환자의 인슐린 자가투여 능력 등), 개인의 특성과 상태 등 관찰을 통해 얻을 수 있는 현상을 선택한다.

나. 관찰방법

구조화 정도에 따라 또는 관찰자와 관찰대상자와의 관계에 따라 분류할 수 있다. 보통 구조적 관찰과 비구조적 관찰을 혼용하고, 비참여관찰에 구조적 관찰을 혼용하기도 한다.

- **구조적 관찰(Structured observations)** : 관찰자가 관심 있는 현상에 대한 사전지식을 가진 상태에서 시행하는 것으로 체크리스트(checklist) 항목에 체크하는 것으로 자료를 수집한다.
- **비구조적 관찰(Unstructured observations)** : 관찰자는 관찰대상, 방법, 시간에 대해 확실히 정해놓지 않고 관찰하는 방법이다. 이 방법은 관찰자의 높은 집중력이 필요하다.

다. 참여관찰

관찰자가 관찰 대상 집단의 일원이 되어 관찰하는 방법이다. 관찰 대상자와의 관계가 가까워질 경우 객관적인 관찰이 어려울 수 있고, 관찰자가 관찰 대상자에게 영향을 줄 수 있다.

라. 비참여관찰

관찰 대상 집단에게 관찰연구 사실을 알리고 관찰하는 방식이다. 관찰 대상자들이 관찰자를 의식하여 자연스러운 현상을 관찰하는 것이 어려울 수 있다.

마. 관찰의 장점과 단점

관찰의 장점	• 언어능력이 부족한 대상자에게 유용하다. • 관찰대상자가 심리불안정 등으로 자신의 행동을 인식하기 어려울 때 유용하다. • 관찰대상자가 조사에 대해 응대하지 않는 상황에서 자료수집이 가능하다.
관찰의 단점	• 관찰현상이 나타날 때까지 시간소모가 있다. • 관찰자의 개인적 의견이 반영될 경우 자료의 신뢰성과 타당성에 영향을 준다. • 관찰대상자에게 관찰 사실을 알리지 않을 경우 윤리적 문제가 발생한다. • 관찰대상자가 관찰자를 의식할 경우 연구결과가 왜곡될 수 있다.

참여관찰과 면담법을 이용한 연구사례

연구자의 연구 목적은 임상에서 '심폐소생술 거부(Do Not Resuscitate, DNR) 관련 갈등'을 경험한 간호사들의 살아 있는 내면세계의 의미를 총체적 시각에서 확인·개념화하고, 주제를 통합 기술함으로써, 이들의 갈등 경험세계에 입각한 과학적이고 효율적인 간호중재 방안을 모색하기 위하여 참여관찰과 심층면담을 통하여 연구를 시도하였다.

✔ 참여관찰과 면담법을 이용한 사례

3. 자료 수집 및 분석 방법

자료 수집은 2010년 1월부터 12월까지 참여관찰과 심층면담을 통해 자료가 완전 포화상태에 이르는 시점을 참여자 수 선정 시점으로 하여 연구를 시행하였다. 면담은 일상적인 대화로부터 시작하여 "이들 환자들을 대할 때 어떤 태도로 간호를 했습니까?", "환자를 돌보면서 가장 맘에 담겨지는 것이 무엇인가요?", "이들을 돌보는 과정에서 어느 때 가장 마음이 무겁습니까?" 등의 자연스럽게 갈등을 표현할 수 있는 질문으로 진행하였다. 면담의 간격과 횟수는 한 정보 제공자마다 2주일에 1회, 1회 40분-2시간으로 총 5-6회 실시하였다. 면담 특성상 조용하고 안락함이 우선시되는 조용한 카페, 병원 휴게실 및 상담실 등에서 시행되었다. 면담 내용은 면담 자료의 누락 방지 및 사실성 확보를 위해 참여자의 동의를 얻어 모두 녹음하였고, 녹음된 내용은 참여자가 표현한 언어 그대로 즉시 필사하여 자료를 분석하였으며, 분석된 내용에 근거하여 다음 면담 시의 질문을 구성하도록 하였으며, 면담과 분석은 순환체계를 이루었다.

출처 : 김현아 외(2011). 심폐소생술 금지(DNR) 환자를 돌보는 간호사의 갈등. 동서간호학연구지, 17(2). 139-148.

⑤ 투사법(Projective technique)

투사법은 어떤 상황이나 대상에 대한 응답자의 무의식적인 생각을 알아내고자 하는 방법이다. 응답자의 대답이 무의식을 정확히 반영하는지 여부를 확신하기 힘들기 때문에 자료의 해석을 위해 많은 훈련이 필요하다. 문장 완성, 단어 연상, 그림 그리기 방법 등을 이용할 수 있다. 응답자의 솔직한 자료를 얻을 수 있지만 객관적인 점수로 나타낼 수 없기 때문에 객관성이 부족하다는 단점이 있다.

투사법을 이용한 연구사례

연구자의 연구 목적은 만성 장기 환우들이 병원에서 일생을 마쳐야 하는 현실에서 대인관계의 어려움을 느껴 도움을 주고자 하는 것이며, 구체적으로는 미술치료를 통하여 대인관계 회복에 도움을 줄 수 있는 프로그램을 마련하기 위함이다. 연구자는 참여인원 중 특히 미술 수업에 적극적이고 소질이 있으며 자신의 감정을 잘 표현하는 여자 3명(사회복지사와 상의 후 결정)을 대상으로 미술교육에서 미술치료적인 목적을 가지고 진행하였다.

✔ 자료 수집을 통한 결과

사전검사 - 20분 - 채색화		사후검사 - 2분 -
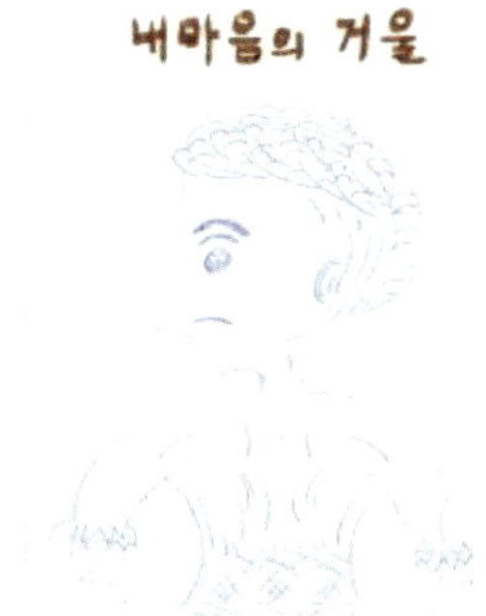		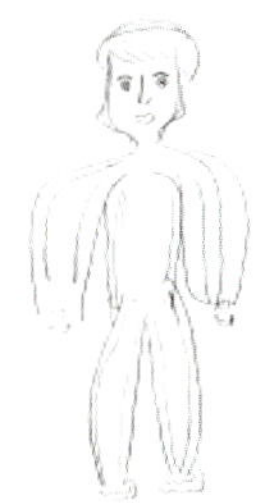
○옆모습이며 머리와 가슴부분에 여러겹의 반복 문양이 있다. ○눈썹,귀,손도 2겹이며 손가락 밑으로 점들이 떨어지고 있고 날카롭다. ○목이 여러번의 선으로 이어져있고 가늘다. 화가 난 표정이다. 상체만 있다.	형식	○전신상을 그렸으며 2겹의 몸이다. ○얼굴은 3겹이다. ○팔에 음영이 있고 길고 두껍다. ○작은 2겹의 손과 구름 모양의 2겹 발이다. ○머리윗부분이 3겹으로 되어 있고 몸속에 가슴과 장기모양이 그려져 있다.
○측면을 그린 머리는 회피,위축,죄의식이다. ○머리의 과장된 세부묘사는 활발한 환청과 공상을 나타낸다. ○몸의 상처와 두겹의 반복 그림은 정신분열증 증세이다. ○날카로운 손가락은 적대감, 편집증, 공격성을 상징한다.	내용	○넓은 팔은 강함에 대한 노력을 뜻한다. ○모든선이 2겹으로 싸여 있는 그림으로 정신분열증 증세이다. ○배의 내부기관 투사는 정신분열증의 특성. ○작은 가슴은 여자이기를 거부함을 상징.
○내마음의 거울이다.	진술	○지금은 좋은 감정을 가지고 있는 이혼한 남편이다.
○장기 만성 정신분열증 환우로 정신적, 육체적으로 상처입은 자신의 모습을 표현하였다. ○편집증, 공격성, 적대감이 나타난다.	평가	○기질적인 장애이다. ○환청으로 어려운 상태이나 현실을 직시하고 용서하며 그린 그림이다. ○마음의 안정을 구하며 자립하려는 욕구가 보인다.

출처 : 정서옥(2013). 집단미술치료가 만성정신분열병 환우의 대인관계 향상에 미치는 영향. 서남대학교 대학원 석사학위 논문.

⑥ 델파이 기법(Delphi technique)

델파이 기법은 전문가 집단에게 연구대상에 대한 판단을 조사하여 우선순위를 정하는 데 사용하는 방법이다. 전문가 집단을 정하여 개방형 질문으로 의견을 모은 후 다시 폐쇄형 질문을 통해 의견을 수렴한다. 수렴된 의견을 바탕으로 다시 설문지를 구성하여 의견을 모은다. 이런 식으로 의견을 원하는 수만큼 추려내는 기법이다. 예를 들어, 어느 시의 시의원들의 의견을 모아 그 시의 중요한 발전과제 3가지를 추려낸다.

델파이 기법을 이용한 연구사례

연구자의 연구 목적은 보건복지부로부터 간호인력 개편 정책이 제기된 상황에서, 의료서비스의 질 평가를 위함이다. 환자안전에 중점을 두었을 때, 바람직한 간호인력 정책의 방향은 어떠해야 하는 가에 관하여 의료소비자와 공급자 집단에 속한 전문가로 구성된 패널의 합의된 의견을 도출하기 위해 1차로 관련 문헌의 분석을 통해 정책에 포함될 수 있는 제안 내용을 구성하고, 이에 대한 전문가 집단의 의견을 수렴한 델파이 조사연구이다. 자료 수집을 위한 델파이 조사는 이메일을 통하여 실시되었다. 1차 델파이 조사에서는 각 문항에 대해 안전하고 질 높은 간호를 위해 바람직한 정책에 포함되어야 할 내용으로서의 중요도는 가장 중요하지 않은 경우 1점에서 가장 중요한 경우 7점의 범주 중 표시하도록 하였으며, 우선순위는 각 영역에 따라 문항의 우선순위 번호를 붙이도록 하였다. 1차 델파이 조사결과 분석에서는 전체 문항별 중요도 평균을 구하고 우선순위를 확인하였으며, 이 결과는 동일한 전문가 집단에 다시 보내어져 동의 여부를 확인함과 동시에 추가할 수 있는 기타 의견을 받았다. 2차 설문지는 1차 조사에서 우선순위가 높았던(1, 2, 3위, 혹은 1, 2위) 문항에 1차 델파이 조사 시 받았던 의견을 참고로, 일부 문항을 더 세분화하여 구성하였다. 2차 델파이 조사는 2차 설문지를 사용하여 동일한 질문으로 전문가들의 의견을 다시 구하였으며, 조사결과의 분석은 문항별 중요도 평균과 우선순위 확인으로 이루어졌다.

✔ 신뢰도 이용 연구사례

델파이 조사는 이메일을 통하여 실시되었다. 1차 델파이 조사에서는 각 문항에 대해 안전하고 질 높은 간호를 위해 바람직한 정책에 포함되어야 할 내용으로서의 중요도는 가장 중요하지 않은 경우 1점에서 가장 중요한 경우 7점의 범주 중 표시하도록 하였으며, 우선순위는 각 영역에 따라 문항의 우선순위 번호를 붙이도록 하였다. 1차 델파이 조사결과의 분석에서는 전체 문항별 중요도 평균을 구하고 우선순위를 확인하였으며, 이 결과는 동일한 전문가 집단에 다시 보내어져 동의 여부를 확인함과 동시에 추가할 수 있는 기타 의견을 받았다. 2차 설문지는 1차 조사에서 우선순위가 높았던(1, 2, 3위, 혹은 1, 2위) 문항에 1차 델파이 조사 시 받았던 의견을 참고로, 일부 문항을 더 세분화하여 구성하였다. 2차 델파이 조사는 2차 설문지를 사용하여 동일한 질문으로 전문가들의 의견을 다시 구하였으며, 조사결과의 분석은 문항별 중요도 평균과 우선순위 확인으로 이루어졌다. 이상과 같은 두 차례에 걸친 델파이 조사결과를 분석하여 가장 중요도와 우선순위가 높은 문항들을 확인함으로써 환자안전을 위해 바람직한 간호인력 정책 제안을 위해 중요도가 높으면서도 시급한 문항들을 확인하였다.

출처 : 장성옥 외(2014). 환자안전 중심 간호인력 정책 도출을 위한 델파이 연구. 간호행정학회지. 20(2), 215-226.

(2) 이차 자료(secondary data) 수집

이차 자료는 다른 연구자에 의해 수집되어 공개된 자료를 말한다. 연구 목적을 위하여 현재 조사에 맞추어 직접 자료를 수집하거나 작성한 일차 자료를 제외한 수행중인 조사에 도움을 줄 수 있는 기존의 모든 자료를 말한다. 예를 들어 학술연구를 위하여 수집한 자료, 정부기관, 기업체, 각종 조사기관의 간행물 및 신문기사에 이르기까지 다양하다.

① 내부자료

각종 기록, 보고 자료, 이미 실시된 마케팅조사 자료, 판매시점 정보관리 시스템(Point of Sales, POS) 및 데이터베이스 시스템에 저장되어 있는 연구자가 종사하는 조직 내부에서 보유하고 있는 자료이다. 장점은 자료수집이 용이하고 수집 비용이 저렴하며 정기간행물의 경우 연속적인 자료 수집이 가능하며 외부자료보다 신뢰할 수 있다. 따라서 내부 자료를 찾아보는 것이 자료 수집을 위해서 가장 먼저 해야 할 일이다.

② 외부자료

조직 외부에 있는 보유 자료로서 공공기관의 각종 센서스, 통계자료, 발표 연구보고서, 정기간행물 및 전문조사기관에서 판매를 하는 자료 등 다양하다. 자료의 출처에 따라 개인적 문서인 사적 자료와 정부기관, 조사기관 등에서 발표된 공공자료를 말한다.

③ 사적자료와 공공자료

사적자료는 연구논문, 연구보고서, 서적, 잡지 및 협회보 등으로 수집 비용이 저렴하지만 원하는 자료가 포함된 자료원을 찾기가 어렵고 수가 많다는 문제가 있으며 개인적 목적이나 이해관계가 반영된 자료가 많으므로 신중한 자료수집이 요구된다. 공공자료는 도서관, 인터넷 등에서 무료로 자료 수집을 할 수 있으며 판매의 경우에도 가격이 저렴하고 내용의 왜곡이 거의 없으며 예산상 조사하기 어려운 자료가 많다는 특징이 있다.

공공자료 사례

✔ 보건복지부 분야 국가승인통계 현황

표 1. 통계 종류별 분야별 보건복지 분야 국가승인통계 현황('15. 10. 23 기준)

통계 종류	분야	통계 명칭
조사 (42종)	보건 (23종)	건강보험환자 진료비 실태조사, 국민건강영양조사, 국민보건의료실태조사, 근로환경조사, 병원경영실태조사, 아동구강건강 실태조사, 의료기관별 급여 적정성 평가현황, 의료기기 제조·유통 조사, 의약품·의료기기연구개발실태조사, 자살실태조사, 작업환경실태조사, 전국민장내기생충감염실태조사, 전국출산력 및 가족보건복지실태조사, 정신질환실태조사, 지역사회건강조사, 청소년건강행태 온라인조사, 퇴원손상심층조사, 한국의료패널조사, 한국인인체치수조사, 한방의료이용 및 한약소비실태조사, 한의약산업실태조사, 화장품제조유통조사, 환자조사
	복지 (19종)	가정폭력실태조사, 고령화연구패널조사, 국민노후보장패널조사, 기업 및 공공기관의 가족친화수준조사, 남해군 노인실태조사, 노인실태조사, 노후준비실태조사, 보육실태조사, 복지욕구조사, 사회서비스수요·공급실태조사, 생명보험성향조사, 서울특별시 복지실태조사, 성폭력실태조사, 아동종합실태조사, 장애인생활체육실태조사, 장애인실태조사, 장애인편의시설설치현황조사, 한국복지패널조사, 한부모가족실태조사
보고 (34종)	보건 (21종)	HIV/AIDS 신고현황, 건강검진통계, 건강보험 주요 수술통계, 건강보험통계, 결핵현황, 공중위생관계업소 실태보고, 근로자건강진단 실시상황보고, 급성심장정지조사, 노인장기요양보험통계, 법정감염병발생보고, 보건소 및 보건지소운영현황, 수입식품현황, 식품및식품첨가물생산실적, 식품수거검사실적, 암등록통계, 완제의약품 유통정보통계, 응급의료현황통계, 의료기기생산실적, 전국예방접종률조사, 지역별의료이용통계, 학생건강검사통계보고
	복지 (13종)	가정위탁 국내 입양소년소녀 가정현황, 국민기초생활보장 수급자현황, 국민연금통계, 노인복지시설현황, 노인학대현황, 보훈보상금지급현황, 산업재해현황, 산재보험통계, 아동복지시설보호아동 및 종사자현황보고, 어린이집 및 이용자통계, 요보호 아동현황보고, 장애인현황, 학대피해 아동보호현황
가공 (5종)	보건 (4종)	국민의료비추계 및 국민보건계정, 사망원인통계, 어린이 식생활안전지수, 의약품소비량 및 판매액통계
	복지 (1종)	한국의사회복지지출

자료: 통계청, 국가통계포털(http://kosis.kr/)

표 2. 작성기관별 · 통계 종류별 보건복지 분야 국가승인통계 현황('15. 10. 23 기준)

(단위: 수, %)

		보고	조사	가공	계	(구성비)
중앙 행정 기관	고용노동부	3	-	-	3	(3.7)
	교육부	1	-	-	1	(1.2)
	국가보훈처	1	-	-	1	(1.2)
	문화체육관광부	-	1	-	1	(1.2)
	보건복지부	17	19	3	39	(48.1)
	산업통상자원부	-	1	-	1	(1.2)
	식품의약품안전처	4	-	1	5	(6.2)
	여성가족부	-	4	-	4	(4.9)
	통계청	-	-	1	1	(1.2)
지방 자치단체	경상남도 남해군	-	1	-	1	(1.2)
	서울특별시	-	1	-	1	(1.2)
지정 기관	건강보험심사평가원	1	1	-	2	(2.5)
	국립중앙의료원	1	-	-	1	(1.2)
	국민건강보험공단	5	1	-	6	(7.4)
	국민연금공단	1	1	-	2	(2.5)
	생명보험협회	-	1	-	1	(1.2)
	한국고용정보원	-	1	-	1	(1.2)
	한국보건사회연구원	-	3	-	3	(3.7)
	한국보건산업진흥원	-	4	-	4	(4.9)
	한국산업안전보건공단	-	2	-	2	(2.5)
	한국한의학연구원	-	1	-	1	(1.2)
계		34	42	5	81	(100.0)

자료: 통계청, 국가통계포털(http://kosis.kr/)

출처 : 진재원(2015). 보건복지 분야 국가승인통계 작성 현황과 통계 신뢰도 제고 방안. 보건복지포럼. pp.51-59.

11

C·H·A·P·T·E·R

서술통계와 추론통계

학|습|목|표

1. 서술통계와 추론통계의 개념을 이해한다.
2. 연구의 목적에 부합하는 통계분석방법을 설명할 수 있다.

CHAPTER 11 서술통계와 추론통계

연구자는 자료수집 단계를 마치면 수집된 자료의 분석을 시작한다. 그러나 본 장에서는 수집된 자료의 분석에 앞서, 기본적인 통계 방법에 대해서 알아보고자 한다. 통계의 원리나 방법에 대해서는 기존에 많은 통계학 서적이 존재하므로, 여기서는 서술통계와 추론통계의 기본적인 내용에 대해서만 다루기로 한다.

일반적으로 통계의 분류는 크게 서술통계(기술통계, descriptive statistics)와 추론통계(inferential statistics)로 구분할 수 있다. 서술통계는 표본에서 얻은 수량적 자료를 요약된 형태로 표현하는 것이며, 추론통계는 모집단의 표본자료를 이용하여 모집단의 특성을 추론하는 것이다. 예를 들어, 갑상선암 2기 환자와 대장암 2기 환자를 대상으로 우울정도의 차이를 연구하고자 할 때 가장 정확한 추론은 모집단을 전수조사하는 것이다. 그러나 시간, 비용 등의 이유로 불가능한 경우가 많기 때문에 모집단의 특성을 대표하는 표본의 정보로 추론하는 방법을 일반적으로 많이 사용한다. 따라서 연구자가 연구대상자에게 얻고자 하는 연구결과의 신뢰성을 높이기 위해서는 모집단의 특성을 대표할 수 있는 표본을 얻는 것이 중요하다.

일반적으로 모집단의 수적 특성을 이야기 할 때는 모수변수(parameter)라는 단어를 쓰고 p라고 표기한다. 그리고 표본의 수적 특성을 이야기 할 때는 통계량(statistics)이라는 단어를 쓰고 s라고 표기한다.

1 서술통계

서술통계는 연구결과를 숫자, 표, 그래프 등의 방법으로 표본의 특성을 요약하여 보여주는 통계라고 할 수 있다.

연구를 하다보면 아주 많은 양의 자료를 다루어야 할 경우가 생길 수 있다. 이럴 때는 자료를 축적하여 이해하기 쉬운 형태로 나타내면 좋다. 그 방법으로 도수분포표(frequency distribution table), 그래프(graphic presentations), 백분율(percentages) 등이 있다.

1) 도수분포표

도수분포표는 정보의 손실 없이 수적 자료에 규칙을 부여하여 정리하는 방법이다. 예를 들어, 간호대학생의 성인간호학 성적을 정리하고자 5점 간격으로 A+, A, B+, B 등으로 등급화하여 등급에 따른 학생수를 확인하고자 할 때 도수분포표표가 유용하게 활용될 수 있다.

2) 그래프

그래프는 자료의 도수분포를 한눈에 알아보기 쉽게 나타내는 방법으로 혈액형과 같이 범주형 자료의 도수분포를 나타내는 막대그래프, 키 같은 연속형 자료의 도수분포를 나타내는 히스토그램, 그리고 꺾은선 그래프가 기본적으로 사용되고 있다.

(1) 막대그래프(Bar graph)

명목척도, 서열척도로 구성된 자료의 분포를 한눈에 볼 때 사용한다. 예를 들어, 성별에 따른 대사증후군 환자의 위험요인 분포를 확인하고자 할 때 시각적 자료로 유용하게 활용될 수 있다.

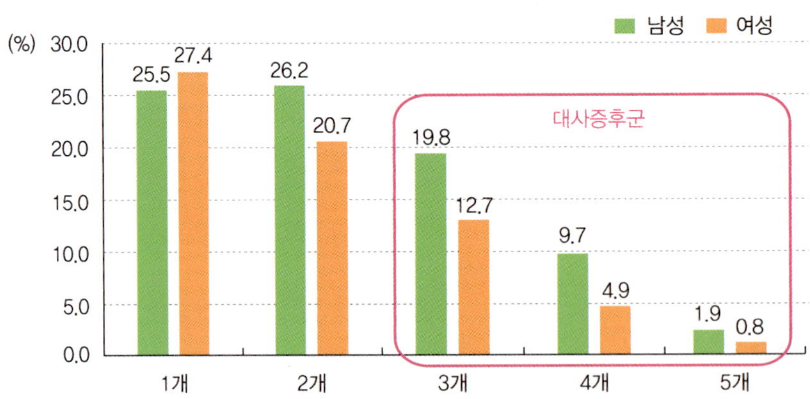

출처 : 건강보험공단(2015). 2015 건강검진통계연보.

그림 11-1 성별 대사증후군 환자 위험요인 분포

(2) 히스토그램(Histogram)

서열척도, 등간척도, 비율척도 자료의 분포를 한눈에 볼 때 사용한다. 예를 들어, 연구자가 간호대학생을 대상으로 체중분포의 일반적 특성을 확인하고자 할 때 시각적 자료로 유용하게 활용할 수 있다.

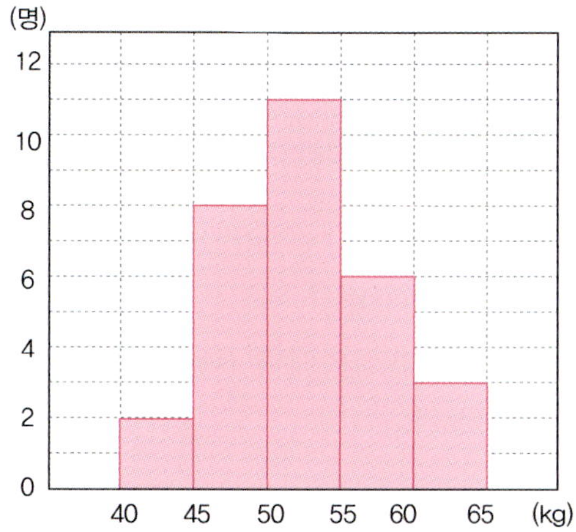

그림 11-2 간호대학생 몸무게

(3) 꺾은선 그래프(Frequency polygon)

서열척도, 등간척도, 비율척도 자료의 분포를 한눈에 볼 때 사용한다. 예를 들어, 인구 천 명당 병상수 추이를 조사하고자 할 때 국가차원에서 조사된 자료를 활용하여 다음과 같이 시각화하여 활용할 수 있다.

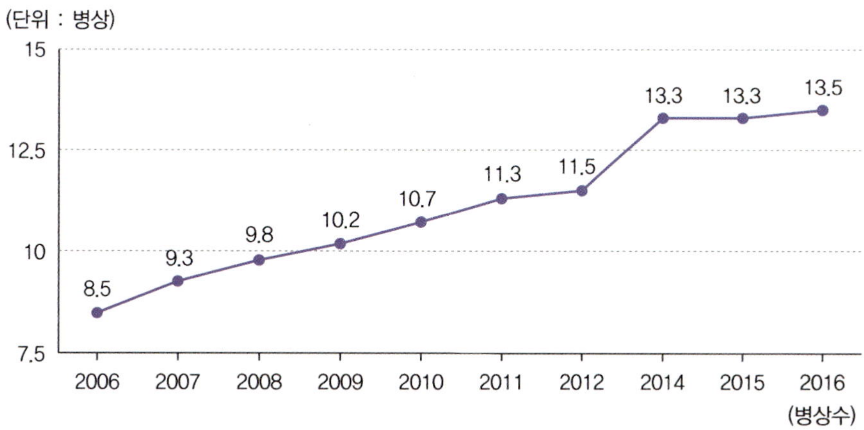

출처 : 보건복지부, 「보건복지통계연보」; 통계청, 「장래인구추계」.

그림 11-3 인구 천 명당 병상수 추이

3) 백분율(Percentages)

조사한 자료의 수량을 100으로 하여 구성비율을 확인하고자 할 때 활용된다. 예를 들어, 연구 설문대상자가 500명 중 남성이 300명이었다. 이에 대해 연구자가 조사대상자 중 남성이 차지하는 비율이 어느 정도인지 확인할 때 환산공식을 통해 (확인하고자 하는 대상)/(전체대상)×100 즉 300/500×100=60으로 연구대상자의 남성비율이 60%를 차지함을 알 수 있다.

4) 대표값(Measures of central tendency, 중심경향값)

대표값은 측정된 자료에 관한 정보를 하나의 숫자로 요약할 때 사용된다. 대표값을 중심경향값이라고도 하며, 이는 분포(distribution) 중 자료의 중심값 또는 자료를 가장 잘 대표하는 값이 차지하는 지점을 의미하기 때문이다. 아래의 표는 평균, 표준편차, 분산을 가리키는 부호이다. 특히 표본부호는 꼭 기억해두자.

표 11-1 통계부호

	모집단 부호(Population symbols)	표본 부호(Sample symbols)
평균(Mean)	μ	$\overline{X}$
표준편차(Standard deviation)	σ	s, SD
분산(Variance)	σ^2	s^2, SD^2

(1) 평균(Mean)

표본의 값을 모두 더해서 표본수로 나눈 값이다. 대표값에서 가장 많이 사용하는 방법이다.

$$\overline{X} = \frac{\sum X_i}{n}$$

여기서 X_i는 측정값, n은 측정된 표본의 수이다.

(2) 최빈값(Mode)

최빈값은 자료의 분포에서 빈도가 가장 많은 값이다. 최빈값은 빈도분석으로 자료를 정리해 놓으면 쉽게 찾을 수 있으며 계산할 필요가 없다. 그러나 일반적인 자료에서 이용하기 어렵고 값이 불안정하기 때문에 잘 사용하지 않는다.

(3) 중앙값(Median)

중앙값은 전체 자료를 크기순으로 나열했을 때 중앙에 위치한 값이다. 총 자료의 수가 홀수라면 가운데 값을 중앙값으로 하고, 짝수라면 가운데 두 개의 값의 평균을 중앙값으로 한다. 자료의 분포에 따라 일반적으로 평균이 대표값으로 많이 활용되지만 자료의 분포가 한쪽으로 치우쳐져 있을 때는 중앙값을 대표값으로 사용할 수 있다.

5) 분포의 분산(Measures of variability)

분포의 분산은 자료가 퍼진 정도로 분포의 넓이, 변수값 사이의 거리 등을 의미한다. 평균이 같더라도 자료가 퍼진 정도는 다를 수 있다.

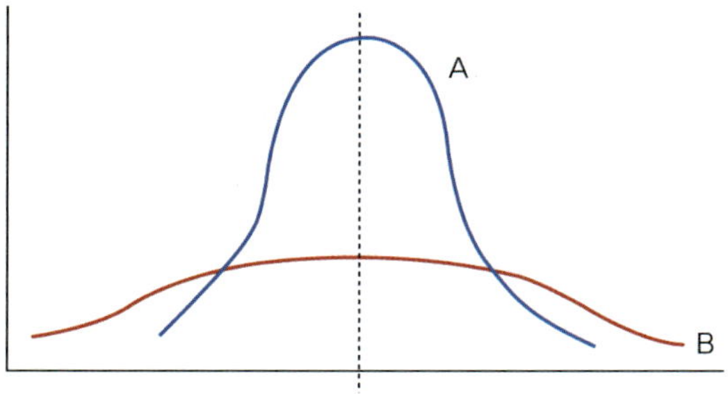

그림 11-4 평균이 같고 분산이 다른 두 개의 분포

(1) 범위(Range)

범위는 가장 큰 값과 가장 작은 값의 차이를 의미한다. 범위는 분산을 보는 가장 간단한 방법이다. 예를 들어, 연구에 참여한 대상자의 연령이 25~60세라면 범위는 35가 된다.

(2) 분산(Variance)과 표준편차(Standard deviation)

분산은 변수의 흩어진 정도를 계산하는 지표이다. 개별 자료와 평균값의 차이를 편차라고 하는데, 이 편차를 제곱하여 모두 더한 값을 자료의 수(n)에서 1을 뺀 값으로 나눈 것이다.

$$s^2 = \frac{\sum_{i=1}^{n}(X_i - \overline{X})^2}{n-1}$$

표준편차는 분산에 제곱근을 취한 값으로 자료가 퍼진 정도를 볼 때 가장 많이 사용한다. 영어약자로는 SD 또는 s라고도 표기한다. 평균 주변에 자료들이 얼마나 퍼져있는지를 보는 것으로 많이 퍼져있을수록 표준편차는 커진다.

(3) 표준점수(Standard score, Z score)

개별 자료와 평균의 차이를 표준편차로 나눈 것을 표준점수라고 한다. 표준점수를 알면 개별자료가 평균에서 얼마나 떨어져 있는지 짐작할 수 있다. 예를 들어, 어떤 학생 A가 평균이 95점인 시험에 75점을 맞았고 표준편차가 10이었다고 하면, 표준점수는 −2가 된다. 시험성적 분포가 정규분포를 따른다고 가정할 때, A는 상당히 시험성적이 낮은 집단(시험친 학생 중 2.28%의 학생만 A보다 시험성적이 낮다)에 속한다는 것을 알 수 있다.

$$z = \frac{X - \overline{X}}{s}$$

(4) 사분위 범위(Interquartile range)

자료를 크기 순으로 배열하고, 누적 백분율을 4등분한 각 점에 해당하는 값을 사분위수라고 한다. 이때 제3사분위수(Q3)와 제1사분위수(Q1) 사이의 거리(Q3-Q1)를 사분위 범위(IQR)라고 하며 자료의 분산을 나타내는 측도로 사용할 수 있다. 사분위 범위는 상위 25%와 하위 25%의 관측값을 제외하고 중앙에 위치한 50%의 관측값의 분산을 나타내므로 극단치의 영향을 받지 않는다.

6) 이원적 서술통계

앞에서는 일원적 통계만을 다루었다. 즉 변수가 하나인 상황에서 통계를 다루었다. 실생활에서는 변수가 여러 개인 경우가 많다. 이번에는 두 개의 변수를 다루는 이원적 서술통계에 대해 알아보겠다.

(1) 분할표(Contingency tables)

분할표는 두 변수 사이의 관계를 한 표에 요약한 것으로 2차원의 도수분포표이다. 대부분의 자료는 빈도와 백분율로 나타낸다. 예를 들어, 미혼 남녀의 운동습관을 분할표로 제시하면 [표 11-2]와 같다.

표 11-2 성별에 따른 운동 여부의 분할표 (단위 : 명)

	운동함	운동안함
남 자	20	30
여 자	10	40
합	30	70

(2) 산포도(Scatter plots)

산포도란 두 변수의 관계를 그림으로 표현한 것이다. X축, Y축을 설정하고 짝지어지는 두 변수를 표시하면 된다. 다음 [그림 11-5]는 상관관계의 종류에 따른 산포도를 나타낸 것이다.

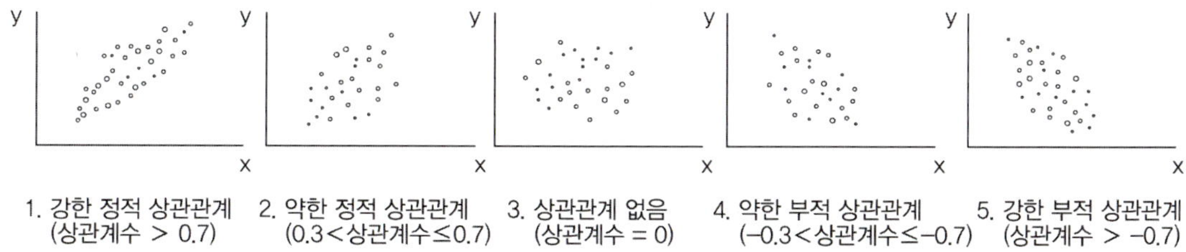

그림 11-5 상관관계의 종류에 따른 산포도

(3) 상관계수(Correlation coefficients)

상관계수는 두 변수(예를 들어 X, Y)의 상관관계를 숫자로 표현한 것이다. 일반적으로 영국의 통계학자 피어슨이 개발한 피어슨 상관계수(Pearson Correlation coefficient r)를 가리키는 명칭이다. 피어슨 상관계수는 −1에서 +1 사이의 값을 가지며, 계수의 절대값이 클수록 변수 사이에 강한 관계가 있음을 나타낸다. −1은 완벽한 음의 관계, +1은 완벽한 양의 관계를 의미하고 0은 두 변수가 아무 관계가 없음을 의미한다. 상관계수는 보통 알파벳 r로 표기한다.

$\lvert r\rvert \le 0.1$	$0.1 < \lvert r\rvert \le 0.3$	$0.3 < \lvert r\rvert \le 0.7$	$0.7 < \lvert r\rvert$
거의 무시될 수 있는 상관관계	약한 상관관계	보통 상관관계	강한 상관관계

출처 : 원태연, 정성원(2010). 통계조사분석, 한나래아카데미.

예를 들어, r=0.8인 경우 X가 증가함에 따라 Y도 증가하는 양적(+) 상관관계가 강하게 있음을 의미한다. 반대로 r=−0.8인 경우 X가 증가하면 Y는 감소하는 부적(−) 상관관계가 강하게 있다고 해석할 수 있다. 해석할 때 주의할 점은 상관분석은 인과관계를 증명하지 않으므로 결과를 단순히 '두 변수가 연관성이 있다'로만 결론을 내려야 한다.

(4) 다른 상관계수들

두 변수 간의 상관정도를 알아보는 방법으로 피어슨 상관계수 이외에 여러 가지 방법이 있다. Spearman의 순위상관계수(Spearman's rho)는 서열척도로 측정된 자료에서 사용할 수 있다. 또한 명목척도로 측정한 변수의 경우 유관계수(contingency coefficient), 파이계수(phi coefficient) 등을 사용할 수 있다.

7) 분포의 형태

자료의 분포를 그림으로 나타낸 경우 다음과 같은 유형이 있을 수 있다.

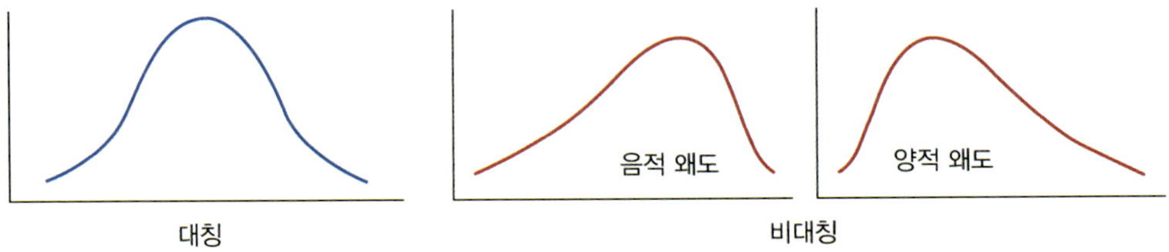

그림 11-6 분포의 형태-대칭과 비대칭

(1) 왜도(Skewness)

좌우가 같은 분포의 모양을 대칭이라고 하며 같지 않은 분포를 비대칭이라 한다. 비대칭 분포에서 한쪽으로 치우친 정도를 왜도라고 한다. 휘어진 분포에서 빈도가 높은 부분(최빈값)이 왼쪽에 있으면 양의 왜도(positive skewness)라고 하고 빈도가 높은 부분이 오른쪽에 있으면 음의 왜도(negative skewness)라고 한다.

(2) 첨도(Kurtosis)

자료의 분포에서 최빈값 주변이 뾰족한지, 평평한지 정도를 첨도라고 한다. 첨도는 뾰족한 곡선(leptokurtotic curve), 납작한 곡선(platykurtotic curve), 종형 곡선(bell-type curve)으로 분류할 수 있다. 또한 최빈값을 나타내는 봉우리는 [그림 11-7]처럼 여러 개일 수 있다.

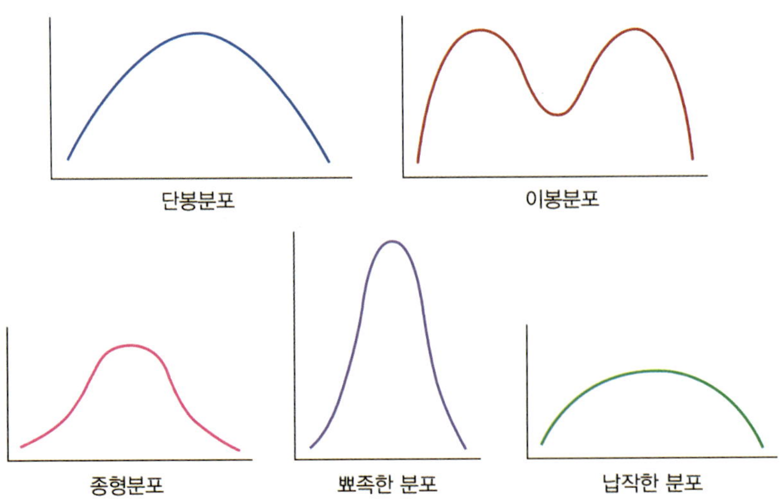

그림 11-7 분포의 형태-봉우리의 수와 뾰족한 정도

(3) 정규분포(Normal distribution)

정규분포는 통계분석에서 가장 많이 사용되는 분포이다. 정규분포곡선은 하나의 최빈값을 가지고 최빈값, 중앙값, 평균값이 동일한 종형의 대칭분포를 보인다. 정규분포곡선은 처음 개념을 제시한 사람의 이름을 따서 가우시안 곡선(Gaussian curve)이라고도 한다. 보통 분포곡선은 X축에 변량을, Y축에 도수를 놓고 그리지만 정규분포의 경우 Y축을 특별히 표시하지 않는다는 차이점이 있다. 많은 자연현상들이 정규분포를 따른다. 예를 들어 키, 몸무게 등이 있다.

정규분포곡선에서 평균을 기준으로 오른쪽과 왼쪽의 면적은 같다. 이는 평균보다 높은 자료의 수와 평균보다 낮은 값을 지닌 자료의 수가 같다는 것을 의미한다. 정규분포곡선에서 X축의 변화가 Y축의 변화보다 커지는 점을 변곡점(inflection point)이라고 하는데 이 점은 X축의 1 표준편차(standard deviation, SD) 위에 존재한다. [그림 11-8]은 정규분포에서 평균으로부터 표준편차의 배수만큼 커지거나 작아짐에 따라 자료수의 분포가 어떻게 달라지는지를 나타내고 있다.

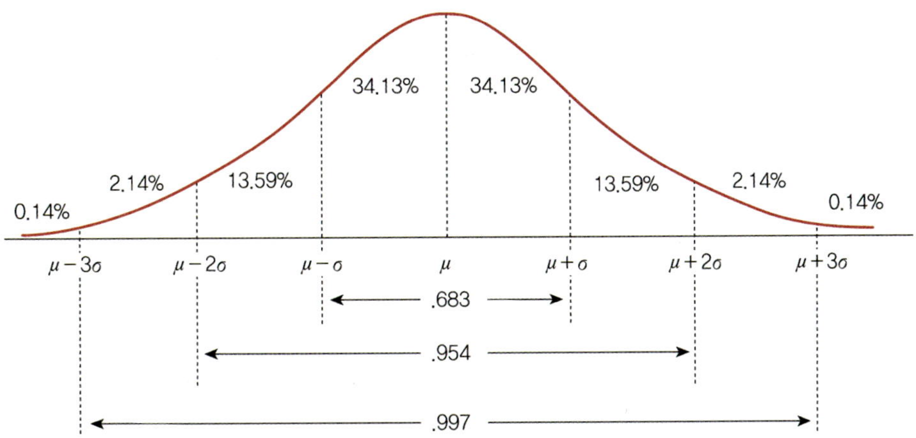

그림 11-8 정규분포의 확률밀도 곡선

2 추론통계

추론통계의 목적은 크게 모수를 추정하는 것과 가설을 검정하는 것이다. 가설을 검정하기 위해서는 자료를 모으기 전에 가설을 설정해야 하지만, 모수추정은 자료가 모아지고나면 바로 구할 수 있다는 특징이 있다.

1) 모수 추정

모수 추정을 위해서 먼저 표본오차(sampling error)와 표본분포(sampling distribution)에 대해 이해해야 한다. 모집단에서 표본을 무작위로 추출했다고 해도 실제 모집단의 특성을 반영하지 않을 수 있다. 이렇게 모집단과 표본의 모수 값의 차이를 **표본오차**라고 한다. 표본오차가 크면 클수록 표본이 모집단 특성을 대표하지 않으므로 연구자는 모집단을 대표할 수 있는 표본 수집에 만전을 기해야 한다.

모집단으로부터 여러 개의 무작위 표본을 추출한 후 이들 표본의 평균들의 분포를 그림으로 나타내면 정규분포의 모양을 가지게 된다. 이 현상은 모집단이 정규분포를 따르지 않더라도 성립하는데, 이것을 **중심극한정리**(central limit theorem)라고 하고, 앞서 말한 평균들의 분포를 **표본분포**라고 한다. 표본분포의 최빈값은 모집단의 평균과 같다.

모수 추정에는 점추정(point estimation)과 구간추정(interval estimation)이 있다.

(1) 점추정

점추정은 표본에서 모집단의 단일값을 추정하는 것으로 평균이나 중앙값 등이 그 예이다.

(2) 구간추정

구간추정은 표본에서 얻은 정보를 바탕으로 모집단의 값이 속할 일정한 범위를 추정하는 것이다. 구간추정은 보통 신뢰구간(confidence interval, CI)으로 불리고, 신뢰구간의 높은 값과 낮은 값을 신뢰한계(confidence limits)라고 한다.

2) 표본분포의 평균

표본분포는 표본을 무한히 추출하여 그려야 하므로 현실적으로 그릴 수는 없다. 앞서 설명한 것처럼 표본의 평균들은 어느 정도 모집단의 평균 주위에 퍼져있고 표본분포의 평균은 모집단의 평균과 같다. 표본분포의 표준편차(standard deviation, SD)를 표준오차(standard error, SE, $s_{\bar{x}}$)라고 한다. 표준오차가 작을수록 표본이 모집단을 잘 반영한다고 할 수 있다.

표준오차를 구하는 방법은 다음과 같다.

$$s_{\bar{x}} = \frac{SD}{\sqrt{n}}$$

SD : 표본의 표준편차, n : 표본의 크기

예를 들어, 25명의 시험성적 평균이 70점이고 표준편차가 15라고 한다면 $s_{\bar{x}} = \frac{15}{\sqrt{25}} = 3$이 된다.

3) 신뢰구간

신뢰구간(confidence interval, CI)은 아래의 공식을 통해 표본의 평균이 모집단의 평균을 반영하고 있는지를 추정할 수 있는 최소값과 최대값으로 주어진 구간이다. 즉 이 범위 안에 모집단의 모수가 속할 것이라고 확신할 수 있는 구간이다.

신뢰구간의 계산 공식은 다음과 같다.

$$CI = \overline{X} \pm (Z_{(1-\alpha/2)} \times SE)$$

CI = 신뢰구간, $\overline{X}$ = 평균, Z = 표준점수, SE = 표준오차

예를 들어, 어떤 설문지 조사에서 총점이 40점인데 평균은 30점이고 표준편차가 3, 표본크기가 100이라고 하자. 이 경우 표준오차 $s_{\bar{x}} = \frac{3}{\sqrt{100}} = 0.3$이 된다. 이제 95%의 신뢰도를 갖는 구간을 구해보자.

최저값은 $\overline{X} - 1.96(s_{\bar{x}}) = 30 - 1.96(0.3) = 30 - 0.588 = 29.412$가 된다.

최고값은 $\overline{X} + 1.96(s_{\bar{x}}) = 30 + 1.96(0.3) = 30.588$이 된다.

그러므로 모집단이 설문지 조사를 받았을 때 평균은 29.412에서 30.588 사이의 값을 가질 확률이 95% 정도 된다고 할 수 있다. 만약 99%의 신뢰구간을 구하고 싶은 경우는 1.96 대신 2.58을 쓰면 된다.

4) 가설검정(Hypothesis testing)

설정한 가설을 검정하는 것은 연구에 있어서 핵심이라고 할 수 있다. 가설검정 과정은 다음과 같다.

① 적절한 연구가설을 수립한다.
② 가설을 검정하기 위해 적당한 통계검정방법을 선택한다.
③ 유의수준을 설정한다.
④ 단측검정을 할 것인지, 양측검정을 할 것인지 결정한다.
⑤ 연구자료를 토대로 통계검정을 한다.
⑥ 계산한 값(calculated value)과 기각값(critical value)을 비교한다.
⑦ 연구가설 채택 또는 기각을 결정한다.

(1) 가설

연구가설(H_1)이란 대립가설이라고도 하며 연구하고자 하는 연구문제에서 더욱 구체적화 한 것이다. 예를 들어, 연구문제가 '남자와 여자의 수면시간 차이'라고 한다면, 연구가설은 '여자의 수면시간이 남자의 수면시간보다 길 것이다', 또는 '남자와 여자의 수면시간에는 차이가 있을 것이다'라고 할 수 있다. 이와 같이 연구가설이란 연구자의 모집단에 대한 추측을 말한다. 이를 다음과 같이 표현할 수 있다.

$$H_1 : \mu A \neq \mu B \text{ (여자 A, 남자 B)}$$

귀무가설(H_0)이란 영가설이라고도 하며 일반적으로 기각될 것으로 예상하고 세운 가설이다. 위의 예를 든다면 '여자의 수면시간이 남자의 수면시간보다 길지 않다.'라고 할 수 있다. 보통 모집단 내 두 군 간에 차이가 없다는 가설이 대부분이다. 이번 예에서는 다음과 같이 표현한다.

$$H_0 : \mu A = \mu B \text{ (여자 A, 남자 B)}$$

이 경우 귀무가설을 기각할 수 있는지 아닌지 알아보기 위해 표본들을 비교한다. 여자와 남자로 구성된 표본에서 수면시간을 비교하여 귀무가설을 기각할 것인지 아닌지 결정한다. 만약, 연구결과가 여자의 수면시간과 남자의 수면시간에 차이가 없는 것으로 확인되었다면 귀무가설을 채택하게 되는 것이다.

(2) 통계검정 방법의 선택

추론과정은 두 가지 유형이 있다. 하나는 두 군 간의 차이를 보는 것, 다른 하나는 두 군 간의 관계를 보는 것이다. 유형에 따라 통계검정 방법이 다르기 때문에 연구가설을 제대로 이해하는 것이 특히 중요하다.

예를 들어, '한 군의 통증정도를 특정한 간호중재 전후에 측정해 보았을 때 간호중재가 통증을 경감시킨다.'라는 가설을 세웠다고 하자. 그러면 대상군은 하나이고 중재 전과 후로 두 세트의 대응표본(한 군에서 두 번 자료를 얻었으므로)이 존재한다. 이 자료가 등간이나 비율척도로 측정된 자료라면 통계검정에 가장 적합한 방법은 대응표본 t-검정(paired t-test)이다.

다음은 적절한 통계검정 방법을 선택하기에 앞서 도움이 되는 질문들이다.

- 변수 간의 관계를 보는가, 군 간의 점수를 비교하는가?
- 자료의 수준(명목척도, 서열척도, 등간척도, 비율척도)은 어떠한가?
- 표본의 크기는 얼마인가?
- 총 몇 개의 군을 비교하는가?
- 자료가 독립표본인가 대응표본인가?

(3) 유의수준(Level of significance)

유의수준은 가설을 검증할 때, 귀무가설이 실제로 참일 때 귀무가설에 대한 판단의 오류수준(잘못 기각할 확률)을 말한다. 즉 제1종 오류의 위험성을 부담할 최대 확률을 가설의 유의수준이라고 하며, α 또는 p 값이라고 한다. p 값이 0.05라는 의미는 귀무가설이 참임에도 불구하고 귀무가설을 기각할 확률이 100번 중에 5번임을 의미한다.

예를 들어, 유의수준을 0.05로 정했는데 검정 결과 p 값이 0.05보다 큰 경우($p > .05$)에는 가설을 지지하지 않고 귀무가설을 채택한다. 반대로 p 값이 0.05보다 작은 경우($p < .05$)에는 가설을 지지하고 귀무가설을 기각한다는 것을 의미한다.

일반적으로 유의수준 p 값을 0.05 또는 0.01로 정하며, 자료를 분석하기 전에 연구자가 미리 정하여 자료에서 얻은 결과가 연구자의 선택에 영향을 미치지 않도록 한다.

(4) 단측검정과 양측검정(one-tailed and two-tailed tests)

통계검정을 할 때는 가설의 형태에 따라 단측검정을 해야 할지 양측검정을 해야 할지 결정해야한다. 가설에는 지시적 가설이 있고 비지시적 가설이 있다. 예를 들어, A군과 B군의 키를 비교한다고 할 때 H_1 : $\mu A > \mu B$ 또는 $\mu A < \mu B$라는 가설은 지시적 가설(방향성 제시)이고 이 경우

단측검정을 실시한다. 유의수준을 0.05로 한 경우 기각영역은 [그림 11-9]의 A, B와 같다. 만약 H_1 : μA≠μB처럼 방향성이 없는 비지시적 가설인 경우는 양측검정을 실시한다. 유의 수준을 0.05로 한 경우 기각영역은 [그림 11-9]의 C와 같다.

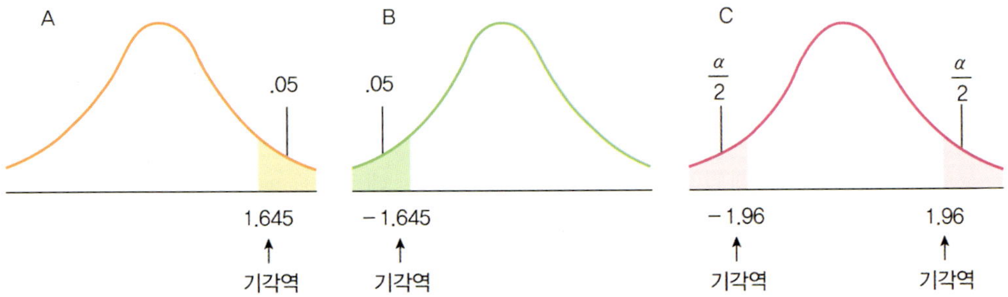

그림 11-9 단측검정과 양측검정의 기각역

(5) 계산된 값(Calculated value)과 기각값(Critical value, 임계치)의 비교

기각값이란 귀무가설을 기각할 수 있는 기준이 되는 값으로 보통 분포곡선의 X축 끝부분에 있다. 기각값은 유의수준을 어떻게 정하느냐에 따라 달라진다. 기각값을 기준으로 기각영역(critical region)과 채택영역이 나뉘게 되는데, 계산된 값, 즉 통계량이 기각영역 내에 있을 경우 귀무가설을 기각하고 채택영역에 있으면 귀무가설을 채택한다.

앞서 설명한 단측검정과 양측검정에 대한 설명에서처럼 기각영역은 단측검증인지 양측검증인지에 따라 달라지며 따라서 기각값 또한 달라진다.

(6) 제1종 오류와 제2종 오류

다음의 [그림 11-10]과 같이 귀무가설과 연구가설이 평균을 중심으로 확률분포를 그린다고 했을 때, 귀무가설을 중심으로 임계치(cut-off point)를 설정하면 귀무가설 기각영역(임계치의 오른쪽)이 발생하는데 이를 **제1종 오류**라고 한다.

마찬가지로, 연구가설을 중심으로 임계치(cut-off point)를 설정하였을 때 임계치의 왼쪽을 **제2종 오류**라고 한다.

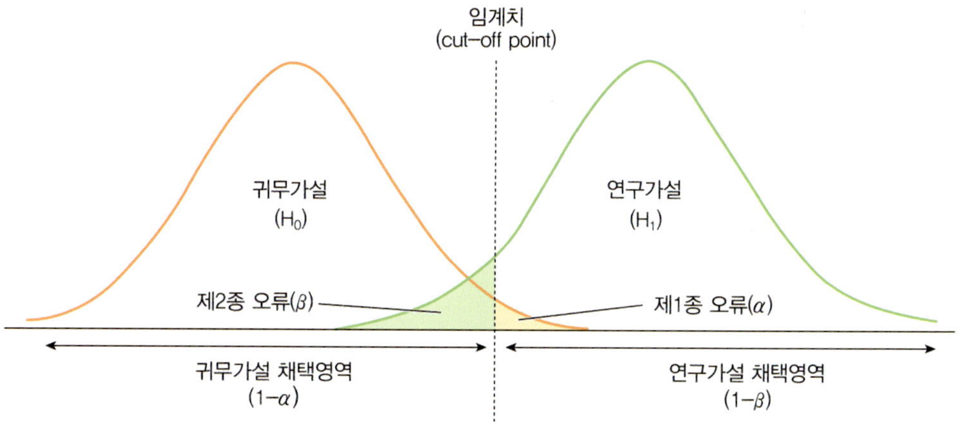

그림 11-10 제1종 오류와 제2종 오류와의 관계

제1종 오류는 귀무가설이 맞는데도 불구하고 틀렸다고 결론을 내리는 오류이며, 유의수준과 같은 말이다. 오류의 크기를 α라고 한다.

제2종 오류는 연구가설이 맞는데도 불구하고 귀무가설이 맞다고 결정을 내리는 오류이며, 오류의 크기를 β라고 한다. 그럼 1-β는 연구가설이 맞는 경우, 이를 옳다고 결정할 확률이 되며, 이를 검정력(statistical power)라고 한다.

표 11-3 제1종 오류와 제2종 오류

검정결과 \ 실제	귀무가설 사실	귀무가설이 사실 아님
귀무가설 채택	옳은 결정($1-\alpha$)	제2종 오류(β)
귀무가설 기각	제1종 오류(α)	옳은 결정($1-\beta$)

우측검정에서는 기각값을 우측으로 보낼수록 유의수준이 작아지고 귀무가설의 채택영역이 늘어난다(귀무가설을 기각하기 어려워짐). 반대로 왼쪽으로 보낼수록 유의수준이 커지고 귀무가설의 기각영역이 커진다. 그러므로 제1종 오류를 줄이면 제2종 오류를 범할 확률이 증가한다. 일반적으로 유의수준을 정해놓고 제2종 오류를 최소화하는 검정방법을 찾는 것이 일반적이다.

귀무가설과 연구가설의 평균이 서로 멀리 떨어져 있다면 제1종 및 제2종 오류는 아주 작아진다. 만약 두 평균의 거리가 멀지 않으면 표본의 크기를 늘려 표준오차를 작게 하면 이들 거리가 멀어지는 효과를 볼 수 있다(분포의 폭이 좁아짐).

5) 모수통계와 비모수통계검정(Parametric and non-parametric statistical tests)

모수통계는 모집단에 대해 다음 가정을 할 수 있을 때 적용할 수 있는 통계분석이다.

- 자료의 측정 수준이 등간척도 이상
- 검정하고자 하는 변수가 모집단에서 정규분포를 따름
- 검정하고자 하는 변수가 모집단에서 등분산(equal variance)임

비모수통계란 모집단의 분포형태나 모수에 대한 정보가 부족해 모집단의 특성에 대한 가정을 세우기 어렵거나 자료의 측정 수준이 명목척도나 서열척도인 경우 적용하는 통계분석을 말한다.

모수통계검정 방법에는 t-검정(t-test), 분산분석(ANOVA), 상관관계(Pearson's correlation), 회귀분석(regression) 등이 있고, 비모수통계검정 방법에는 카이제곱 검정(chi-square test), Mann-Whitney U test, 윌콕슨 부호 순위검정(Wilcoxon singed-ranks test), Kruskal-Wallis test 등이 있다.

이번 장에서는 각 검증방법에 대한 개략적인 설명을 하고, 다음 장에서 실제로 SPSS를 통해 각각의 검정방법을 배워보도록 한다.

(1) t-검정(t-test)

t-검정은 모수적 통계검정으로 두 군의 평균 차이를 비교할 때 쓰는 통계검정방법이다. t-검정을 사용하기 위해서는 정규성을 만족해야 한다. 일반적으로 표본수가 30개 이상이면 정규성을 띤다고 가정할 수 있으며, 10~30개 사이면 정규성을 증명해야 하고, 10개 미만이면 정규성을 띠지 않는 것으로 간주하고 비모수적 방법을 사용한다. 정규성 검정은 Kolmogorov-Smirnov test, Shapiro-Wilks test 등의 방법을 사용한다.

t-검정에는 독립표본 t-검정과 대응표본 t-검정의 두 가지 종류가 있다.

① 독립표본 t-검정(Independent t-test)

독립된 두 개의 군의 평균을 비교할 때 독립표본 t-검정을 사용한다. 독립표본 t-검정은 정규성을 만족할 뿐만 아니라 두 군의 분산 또한 같아야 한다. 등분산이 아닐 경우 자유도를 수정한 t-검정을 시행할 수 있는데, 이것은 통계프로그램에서 자동으로 계산해준다. 만약 정규성을 만족하지 않을 경우에는 비모수적 방법인 Mann-Whitney U test를 사용해야 한다.

② 대응표본 t-검정(Paired t-test)

대응표본 t-검정은 짝지어진 자료의 분석에 사용된다. 대부분 치료 전, 후의 자료를 통해 치료가 효과 있는지 알아보는 검정방법이 대응표본 t-검정이다. 이처럼 같은 사람들로부터 두 번 측정한 경우나 짝을 이룬 대상자를 측정한 경우 대응표본 t-검정을 사용한다. 짝지어진 두 자료의 차이의 평균이 0인지 아닌지 검정하여 치료효과를 판정한다.

만약 정규성을 만족하지 않을 경우 비모수적 방법인 Wilcoxon's signed-ranks test를 사용할 수 있다.

(2) 분산분석(Analysis of variance, ANOVA)

분산분석은 세 군 이상의 평균을 동시에 비교하기 위해 사용하는 통계분석 방법이다. 모수통계검정법에 속하므로 연속형 변수(등간척도, 비율척도)로 측정된 자료여야 하고, 정규성, 등분산을 만족해야 한다. 단, 비교하는 군의 크기가 서로 같거나 비슷한 경우에는 등분산성을 만족하지 않더라도 크게 상관없다. 군의 크기 차이가 크고 등분산 가정을 심하게 위배하는 경우 Welch 등의 분산분석을 대신 시행한다. 분산분석은 세 군 이상의 차이만을 검증한 것으로 통계적 유의성만 검증될 뿐 대응별 다중비교(군 간의 통계적 차이)를 확인할 수 없다. 이 때문에 분산분석을 통해 통계적 유의성이 확인되면 대응별 다중비교를 하기 위해 Turkey, Duncan, Scheffe 등의 방법으로 사후검정(Post-Hoc test)을 시행한다.

(3) 카이제곱 검정(Chi-square test, X^2 검정)

카이제곱 검정은 비모수적 통계검정방법이다. 명목척도로 측정된 자료에서 사용할 수 있으며, 두 군 사이의 상호 관련성에 관심이 있을 경우에 사용한다. 예를 들어 당뇨환자 30명과 정상인 70명을 대상으로 비만 유무를 조사했을 때, 비만과 당뇨의 관계가 있는지 알아보고자 할 때 유용하다.

표 11-4 체중과 당뇨 유무에 관한 분할표 (단위 : 명)

	당뇨(%)	정상(%)	전체(%)
비만	10(33.3)	10(14)	20(20)
정상체중	20(66.6)	60(86)	80(80)
전체	30(30)	70(70)	100(100)

관련 자료를 바탕으로 위처럼 분할표를 작성할 수 있는데, 비만의 비율은 당뇨환자 중에서는 33.3%, 정상인 중에서는 14%를 차지한다. 전체 인구집단으로 보면 비만의 비율이 20%이므로 두 집단은 각각 당뇨집단 6명, 정상인 집단 14명이 비만일 것으로 기대할 수 있다. 이렇게 두 군 간에 연관성이 없다는 가정으로 기대할 수 있는 빈도를 기대빈도라고 한다. 실제로 관측한 관측빈도와 기대빈도 사이의 차이가 클수록 두 군 간에 연관성이 없다는 귀무가설을 기각할 확률이 커진다.

(4) 상관분석(Correlation test)

상관분석은 하나 또는 그 이상의 변수들의 관련성 정도를 검증하기 위한 분석으로 앞서 설명한 상관관계계수(r)로 상관성 정도를 확인할 수 있다. 주로 비율척도로 구성된 변수의 상관성을 확인할 때 사용된다.

① 이변량 상관관계(Bivariate correlation)

변수 간의 상관관계를 검증하고자 할 때 사용

예 40대 비만환자를 대상으로 폭식성향 자가보고식 설문지를 통해 폭식성향과 체질량지수(Body Mass Index, BMI)의 상관성을 조사할 때 폭식성향의 점수와 체질량지수의 상관관계가 통계적으로 유의하게 나타났다면 40대 비만환자에서 폭식성향은 BMI와 관련성이 있다고 해석할 수 있다.

② 편(부분) 상관관계(Partial correlation)

변수 간의 관계에서 다른 변수의 영향을 통제하고 검증하고자 할 때 사용

예 식이행동의 형태에 따라 절제된 섭식, 정서적 섭식, 외부적 섭식의 형태로 나눌 수 있다. 이 세 가지 섭식의 형태는 모두 상관관계가 있는 것으로 확인되었다. 연구자는 정서적 섭식과 외부적 섭식만의 관계를 확인하고 싶어 절제된 섭식을 통제하고 결과를 확인하였다. 절제된 섭식을 통제한 상태에서 만약 정서적 섭식과 외부적 섭식의 관련성이 높게 나타났다면 두 변수는 서로 원래 밀접하며 상관관계가 높다고 해석할 수 있다.
반대로, 관련성이 낮게 나타났다면 서로 상관관계가 약하거나 없다고 해석할 수 있다.

(5) 고급통계검정(Advanced statistical tests)

① 회귀분석(Regression)

회귀분석(regression)이란 한 변수를 종속변수로 놓고 다른 변수를 독립변수로 놓아 독립변수가 종속변수에 미치는 영향을 통계적으로 규명하는 기법이다. 즉 회귀분석은 독립변수의 변화에 따라 종속변수가 어떻게 변화하는지를 확인하는 방법이다.

단순회귀분석(simple regression)은 독립변수의 값을 기반으로 종속변수 값의 추정치에 대한 평균들을 계산하는 것으로, 산점도 내에 점들의 관계 양상을 직선으로 설명한다. 이 선은 두 변수 사이의 선형관계(linear relationship) 또는 연관성을 가장 잘 설명하기 위해 사용한다. 따라서 단순회귀분석의 전제 조건은 종속변수는 연속형이어야 하고, 독립변수는 어떠한 척도도 가능하지만 주로 연속형인 경우가 많다. 만일 독립변수가 명목변수일 때는 올바르게 코드화(더미 처리)하는 것이 중요하다. 이러한 추정식을 표현하면 다음과 같다.

$$y = \alpha + \beta x$$

y=종속변수, x=독립변수, α=상수, β=기울기

다중회귀분석(multiple regression)은 독립변수가 2개 이상인 경우의 회귀분석으로 단순회귀분석의 확장이다. 예를 들어, 개인의 매월 소비액이 월수입에만 영향을 받는 것이 아니라 개인의 자산, 부양가족의 수 등도 영향을 준다고 했을 때, 이러한 여러 가지 독립변수를 가진 추정식을 만들어 종속변수를 분석하는 회귀분석을 다중회귀분석이라고 한다. 이때의 추정식을 표현하면 다음과 같다.

$$y = \alpha + \beta_1 x_1 + \beta_2 x_2 + \beta_3 x_3 + \cdots$$

y=종속변수, x_1, x_2, x_3=독립변수1, 독립변수2, 독립변수3

α=상수, β_1, β_2, β_3=각 독립변수의 기울기

② 공분산분석(Analysis of covariance, ANCOVA)

분산분석과 마찬가지로 여러 군 간의 차이를 검증하는 것이지만 외생변수(종속변수에 영향을 미칠 수 있으나 실험디자인에서 독립변수로 설정되지 않은 변수)를 공변량(covariate)으로 처리하여 사전에 군 간의 평균이 동일해지도록 통제하는 방법이다. 즉 공분산분석은 ANOVA와 회귀분석이 합쳐진 것이다. 예를 들어, 새로운 고혈압 약물의 효능을 검정하고자 할 때 실험군과 비교군의 초기 혈압 수치에 차이가 존재할 수 있기 때문에, 새로운 약물의 혈압 강하 효과를 절대값으로 비교하는 것은 무리가 있다. 이때 공분산분석을 사용하면 사전에 군 간의 혈압 수치의 평균이 동일해지도록 통제할 수 있으며, 이후 약물의 강하 효과의 비교가 가능해진다.

12

C·H·A·P·T·E·R

자료 분석과 해석

학|습|목|표

1. 자료 준비 과정을 설명할 수 있다.
2. 수집된 자료의 수준에 맞는 통계분석방법을 선택하고 수행할 수 있다.
3. 연구결과를 해석할 수 있다.

NURSING RESEARCH

12 CHAPTER 자료 분석과 해석

이번 장에서는 수집된 자료의 분석을 위한 자료 준비와 이를 바탕으로 한 자료 분석 및 통계처리방법, 그리고 연구결과의 해석까지를 다루고자 한다. 이 단계는 연구 질문을 선정하고 설정한 연구목적과 연구가설에 따른 자료를 이용하여 직접 검증하는 과정이며, 이를 토대로 연구결과를 도출하고 해석하는 중요한 단계이다. 따라서 연구자는 본 과정을 충분히 이해하고 자신의 연구에 적용할 수 있는 능력을 기르는 것이 중요하다.

1 자료 준비

일반적으로 양적 연구에서 수집된 자료는 편집, 코딩, 입력의 순서로 정리할 수 있다.

1) 수집된 자료의 편집

수집된 자료의 편집은 자료를 정리하여 분석에 사용할 수 있도록 준비하는 과정으로서 자료 분석의 효율성을 높이고 자료의 탈락을 줄이기 위함이다. 이를 위하여 자료 수집자는 자료 수집 직후에 자료를 바로 검토하고, 누락된 정보가 있는 경우에는 응답자에게 다시 기입하도록 요청할 수 있다. 그리고 응답자를 구별할 수 있는 고유번호를 부여하는 것이 중요하다. 또한 2쪽 이상의 설문지의 경우에는 매 장마다 쪽 페이지 번호를 부여하여 설문지가 누락되는 것을 방지하도록 한다.

2) 코딩

코딩(coding)이란 원자료(raw data)를 컴퓨터가 읽을 수 있도록 기호로 바꾸는 과정이다. 자료 분석 시에 컴퓨터를 이용할 경우에는 코딩 과정이 필수적이다. 따라서 연구자는 코딩을 위한 원칙이나 전략을 수립하고, 이를 구체적으로 명기하여 다른 연구자들과 효과적인 의사소통을 수행하고, 바른 연구결과를 도출하도록 하여야 한다.

(1) 변수 측정 수준에 따른 코딩 전략

조사하고자 하는 변수의 값은 측정 수준에 따라 원 변수값을 그대로 사용하거나 새로 부여받은 변수값으로 처리할 수 있다.

우선 일반적으로 연속변수의 경우에는 원래의 값으로 그대로 코딩한다. 나이, 키, 체중 등의 연속변수는 수량의 개념이므로 그대로 사용할 수 있다. 그러나 연구자의 필요에 따라서 연속변수를 범주화하여 사용할 수도 있다. 예를 들어, 나이의 경우 19세 미만을 '1', 20~29세를 '2', 30~39세를 '3' 등으로 범주화도 가능하다.

그리고 명목변수의 경우에는 연구자가 변수값에 임의의 숫자를 부여한다. 이때 부여되는 변수값은 상호배타적이어야 하며, 미리 연구자들 사이에서 약속되어 일관되게 부여되어야 한다. 예를 들어, 성별의 경우 남자는 '1', 여자는 '2'처럼 부여할 수 있다.

(2) 코딩북 작성

코딩북(coding book)이란 연구 내에 포함된 모든 분석 대상 변수들에 대한 목록이다. 여기에는 변수의 이름, 약칭, 기호, 가능한 값의 범위 등이 포함된다.

코딩북은 측정된 변수를 어떤 방식으로 처리할 것인지에 대한 약속이다. 따라서 코딩을 수행하는 연구자들은 코딩북에 따라 코딩을 실시하여 일관적인 자료 분석이 가능하도록 하여야 한다. 또한 코딩북은 해당 연구에서 살펴보고자 하는 변수들의 목록이므로, 해당 연구에 대한 정보가 없는 사람들도 코딩북을 통해서 해당 연구의 이해수준을 높일 수 있다.

[표 12-1], [표 12-2]와 [그림 12-1]은 가족간호 연구에서 가족에 대한 기본정보를 수집하기 위한 설문지와 코딩북의 예시이다.

[그림 12-2], [그림 12-3]은 온라인 수업만족도에 미치는 영향에 대한 연구 중 기본정보를 수집하기 위한 네이버 폼 설문지와 코딩북의 예시이다.

표 12-1 설문지의 예

1.귀하의 성별은 무엇입니까?
① 남자 ② 여자

2.귀하의 연령은?
만 ___________ 세

3.귀하의 결혼상태는?
① 미혼 ② 기혼 ③ 이혼 ④ 별거 ⑤ 사별

4.귀하의 종교는 무엇입니까?
① 기독교 ② 천주교 ③ 불교 ④ 기타 ⑤ 없음

5.귀하 가정의 생활수준은 어느 정도라고 생각하십니까?
① 매우 잘 사는 편 ② 잘 사는 편 ③ 보통
④ 못 사는 편 ⑤ 매우 못 사는 편

6.귀하의 의료보장은 무엇입니까?
① 건강보험 ② 의료급여 ③ 미가입 ④ 모름

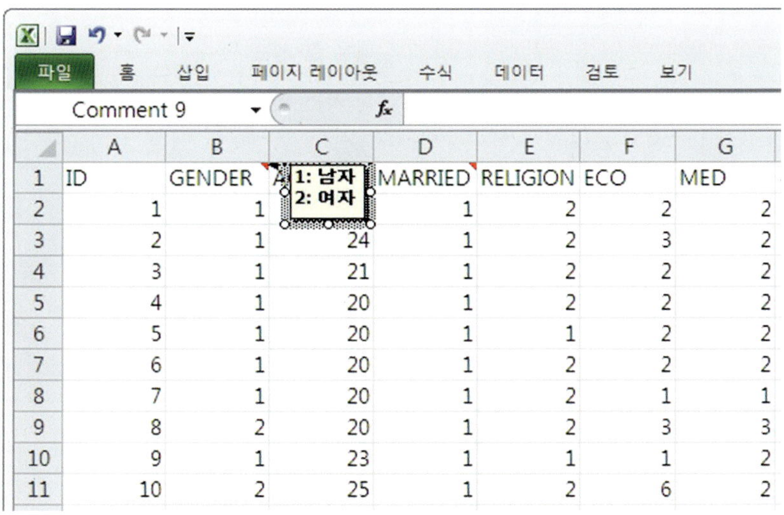

	A	B	C	D	E	F	G
1	ID	GENDER	A	MARRIED	RELIGION	ECO	MED
2	1	1		1	2	2	2
3	2	1	24	1	2	3	2
4	3	1	21	1	2	2	2
5	4	1	20	1	2	2	2
6	5	1	20	1	1	2	2
7	6	1	20	1	2	2	2
8	7	1	20	1	2	1	1
9	8	2	20	1	2	3	3
10	9	1	23	1	1	1	2
11	10	2	25	1	2	6	2

그림 12-1 코딩북의 예

표 12-2 코딩북의 예

<table>
<tr><th>변수</th><th>약어</th><th>기호</th><th>범위</th></tr>
<tr><td>고유번호</td><td>ID</td><td>번호</td><td>1~200</td></tr>
<tr><td rowspan="2">성별</td><td rowspan="2">GENDER</td><td>1 : 남자</td><td rowspan="2">1~2</td></tr>
<tr><td>2 : 여자</td></tr>
<tr><td>연령</td><td>AGE</td><td>실수</td><td>20~100</td></tr>
<tr><td rowspan="5">결혼상태</td><td rowspan="5">MARRIED</td><td>1 : 미혼</td><td rowspan="5">1~5</td></tr>
<tr><td>2 : 기혼</td></tr>
<tr><td>3 : 이혼</td></tr>
<tr><td>4 : 별거</td></tr>
<tr><td>5 : 사별</td></tr>
<tr><td rowspan="5">종교</td><td rowspan="5">RELIGION</td><td>1 : 기독교</td><td rowspan="5">1~5</td></tr>
<tr><td>2 : 천주교</td></tr>
<tr><td>3 : 불교</td></tr>
<tr><td>4 : 기타</td></tr>
<tr><td>5 : 없음</td></tr>
<tr><td rowspan="5">생활수준</td><td rowspan="5">ECO</td><td>1 : 매우 잘 사는 편</td><td rowspan="5">1~5</td></tr>
<tr><td>2 : 잘 사는 편</td></tr>
<tr><td>3 : 보통</td></tr>
<tr><td>4 : 못 사는 편</td></tr>
<tr><td>5 : 매우 못 사는 편</td></tr>
<tr><td rowspan="4">의료보장</td><td rowspan="4">MED</td><td>1 : 건강보험</td><td rowspan="4">1~4</td></tr>
<tr><td>2 : 의료보장</td></tr>
<tr><td>3 : 미가입</td></tr>
<tr><td>4 : 모름</td></tr>
</table>

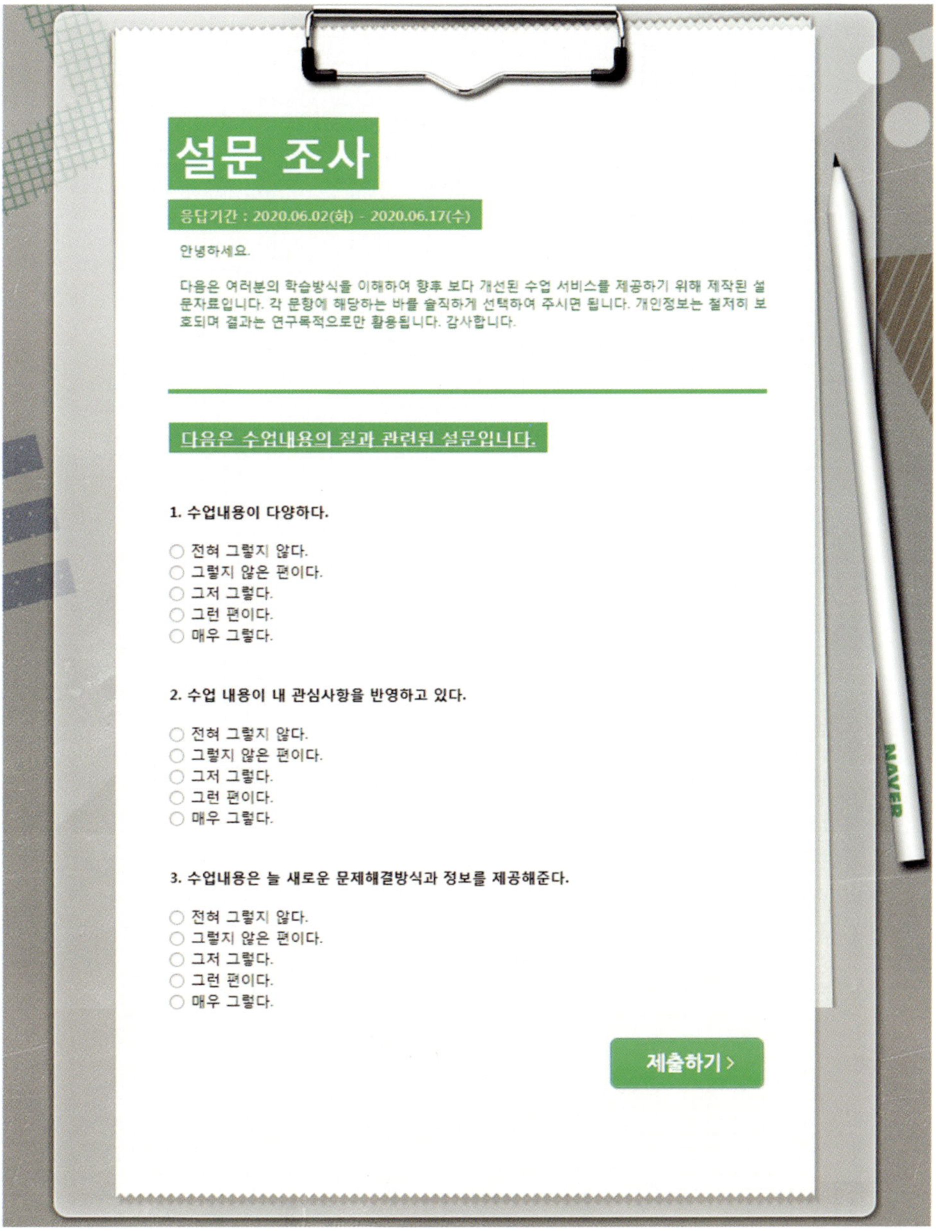

출처 : 네이버

그림 12-2 네이버 폼 설문지의 예

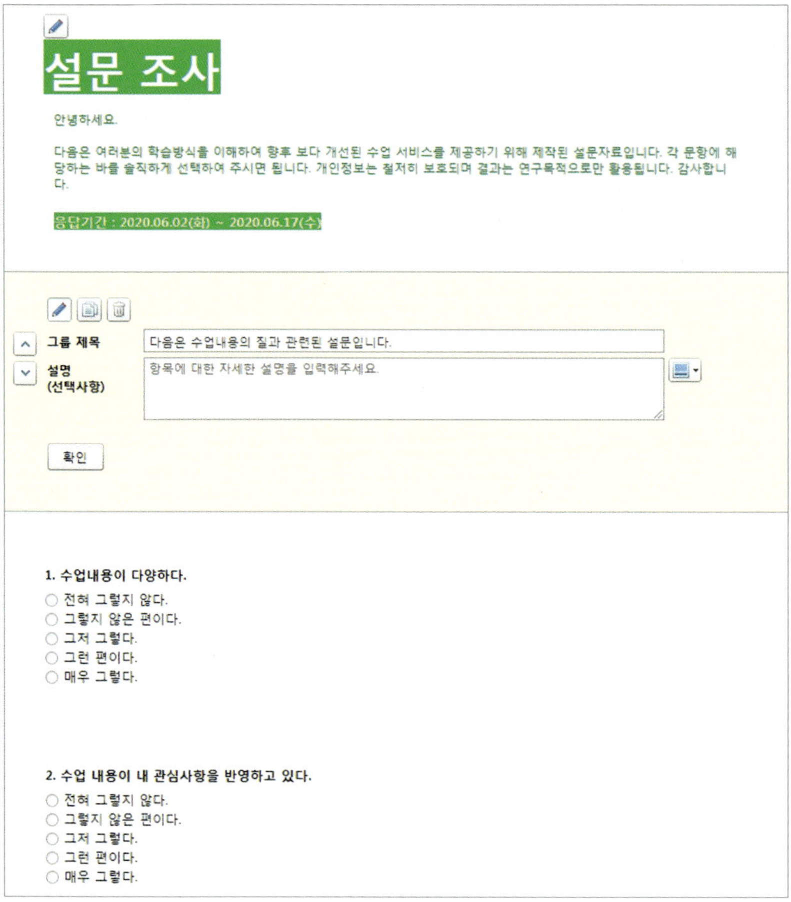

출처 : 네이버

그림 12-3 네이버 폼 코딩북의 예

3) 입력

자료수집 후에 코딩북을 참조하여 컴퓨터에 원자료를 입력한다. 자료 입력은 통계 프로그램에 직접 입력하는 경우와 Microsoft excel 프로그램 등에 입력한 후, 통계 프로그램으로 불러오는 경우를 주로 사용한다.

입력이 끝나면 연구자는 입력된 자료에 오류 여부 등을 확인해야 한다. 원자료를 무작위로 뽑아 입력된 자료와 비교하여 차이(이상치; outlier)가 없는지 알아보기도 하고, 모든 변수값의 빈도분석을 통해 나오지 말아야 할 변수값이 나왔는지를 확인하기도 한다. 예를 들어, 성별에서 남자는 '1', 여자는 '2', 미응답은 '9'로 코딩하였는데, 빈도분석에서 '3'이나 '4'가 나오면 자료입력 시 오류가 있었던 것으로 판단할 수 있다. 그러한 경우엔 고유번호로 원자료를 확인하여 비교하고 정정한다.

2 자료 분석 및 통계처리방법

자료의 수집과 입력이 끝나면 자료 분석을 시작한다. 최근의 연구자들이 가장 많이 사용하고 있는 통계 프로그램으로는 SPSS, SAS, Stata, AMOS 등이 있다. 그 중에서도 SPSS(Statistical Package for the Social Science)는 사회과학을 포함한 다양한 분야의 데이터 분석을 목적으로 만들어진 프로그램이다. 다른 데이터분석 소프트웨어에 비해 SPSS는 사회과학 분야의 연구자들이 쉽게 접근할 수 있도록 엑셀과 같은 스프레드시트에서 데이터를 입력하고 분석할 수 있고, 메뉴와 대화상자 방식으로 데이터 분석을 할 수 있다. 이에 따라 SPSS는 경영, 경제, 사회, 교육, 심리, 보건 분야의 학문 연구자에게 많이 사용되고 있다. 또한 SAS는 대규모 자료를 효율적으로 처리할 수 있는 프로그램이며, Stata는 경제학을 비롯하여 사회학 등 사회과학 전반에서 활용되고 있으며, AMOS는 구조 방정식 모형을 분석할 수 있는 프로그램으로 사용되고 있다.

통계 프로그램을 사용할 때에는 연구자가 자료의 특성을 파악하여 이에 맞는 프로그램을 선택하는 것이 중요하다. 데이터의 입력 방식이나 변수의 처리 방법이 프로그램에 따라 달라지므로 이를 잘 파악하고 이해하는 것이 중요하다.

이 장에서는 SPSS를 이용하여 자료 분석과 통계처리방법에 대해서 설명할 것이며, 이에 관한 모든 내용은 한글 SPSS Statistics 21.0을 기준으로 작성되었다.

1) SPSS의 시작

(1) SPSS의 실행

① SPSS를 시작하려면 윈도우 바탕화면에서 다음 메뉴들을 차례로 클릭한다.
[시작] → [프로그램] → [IBM SPSS Statistics] → [IBM SPSS Statistics 21.0]

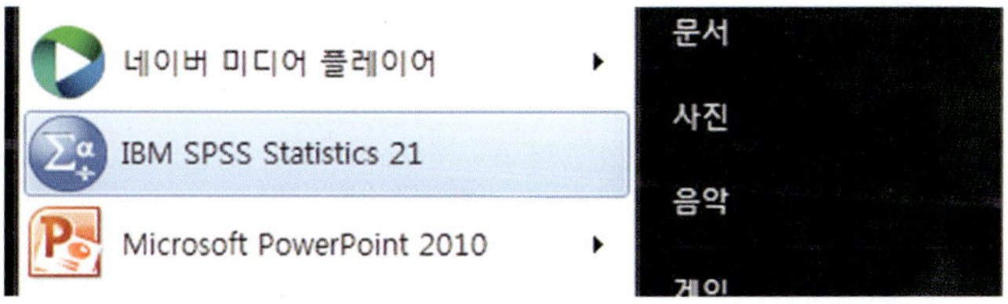

② SPSS 프로그램을 실행하면 나타나는 [작업선택] 대화상자에서 [데이터 입력]을 선택하고 [확인]을 누른다. 또는 [취소]를 눌러도 [데이터 편집기] 상태로 시작된다.

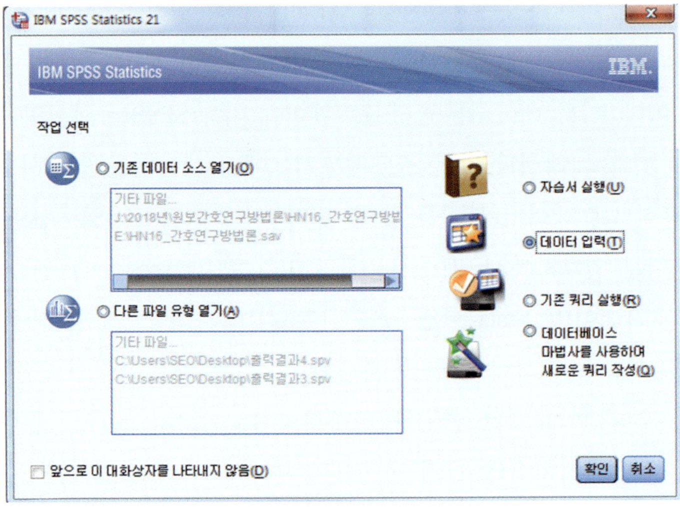

③ SPSS가 시작되었다.

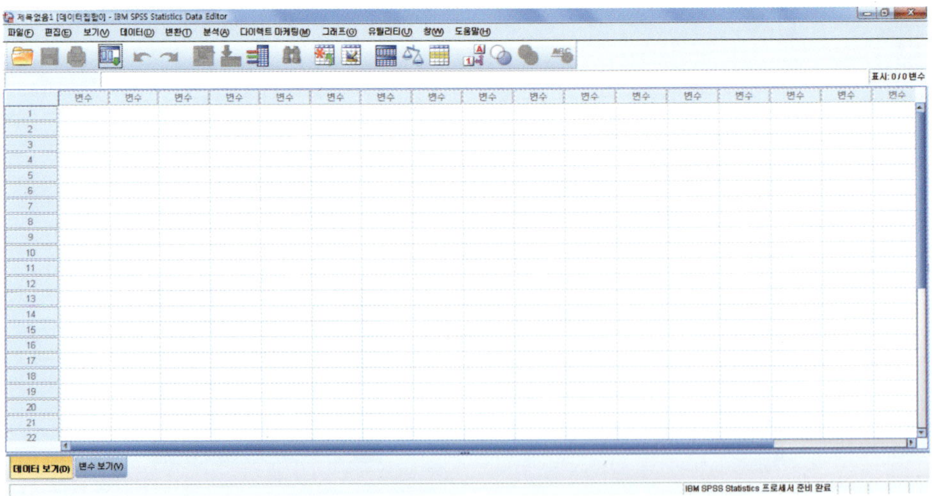

(2) SPSS의 기본구성

SPSS는 기본적으로 7개의 창으로 구성되어 있다. 이를 차례로 나열하면 데이터 편집기, 뷰어, 피벗표 편집기, 도표 편집기, 텍스트 출력결과 편집기, 명령문 편집기, 스크립트 편집기 등이 있다. 아래의 [표 12-3]은 각 창의 내용을 설명하고 있다.

표 12-3 SPSS의 기본 창과 설명

창	설 명
데이터 편집기	데이터 파일을 열고 통계절차를 수행하는 창
뷰어	출력결과 창
피벗표 편집기	출력결과의 피벗 테이블을 수정, 편집하는 창
도표 편집기	차트나 그림을 수정하는 창
텍스트 출력결과 편집기	텍스트 출력결과를 수정하는 창
명령문 편집기	SPSS 수행 시 선택한 내용들에 대한 명령문을 보관하고 수행하는 창
스크립트 편집기	SPSS의 작업을 자동화하기 위한 스크립트와 OLE 기능을 수행

① 데이터 편집기 : 데이터보기와 변수보기로 구성된 데이터 편집기는 활성 데이터 파일의 내용을 표시한다. 데이터보기에서 열은 변수를 나타내고 행은 케이스(관측값)를 나타낸다. 변수보기에서 각 행은 변수이고 각 열은 해당변수와 관련된 속성을 나타낸다.

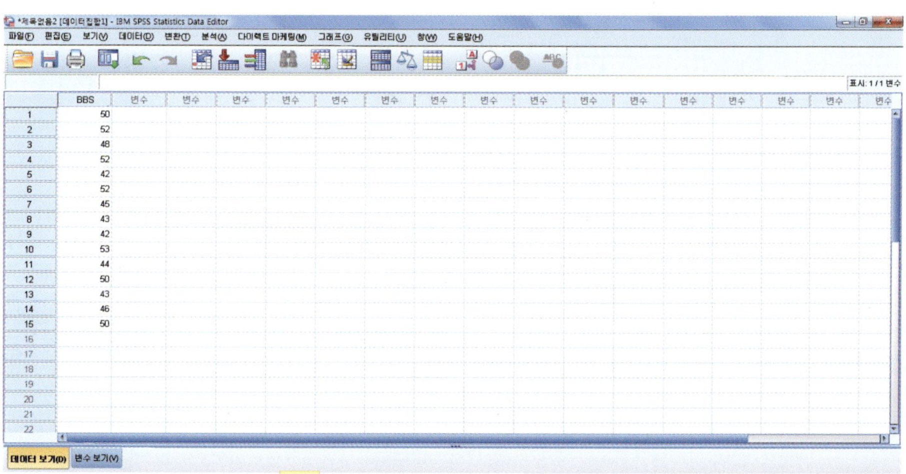

② 뷰어 : 개요영역과 내용영역으로 구분되는 뷰어는 표, 통계량, 도표가 뷰어창에 표시되고 출력결과를 표시하는 명령문을 처음으로 실행할 때 자동으로 열린다.
개요영역에는 뷰어에 저장된 모든 정보의 개요가 표시된다.
내용영역에는 통계표, 도표, 텍스트 출력결과가 표시된다.

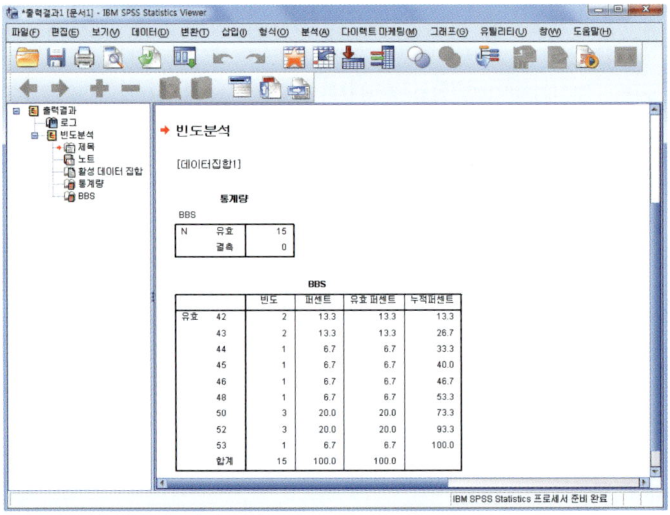

③ 피벗표 편집 : 뷰어에 표시된 표의 글꼴 속성이나 맞춤을 변경하려면 표를 더블클릭한 후 서식도구모음을 이용하여 글꼴, 색상, 문단정렬 등을 원하는 형태로 변경할 수 있다.

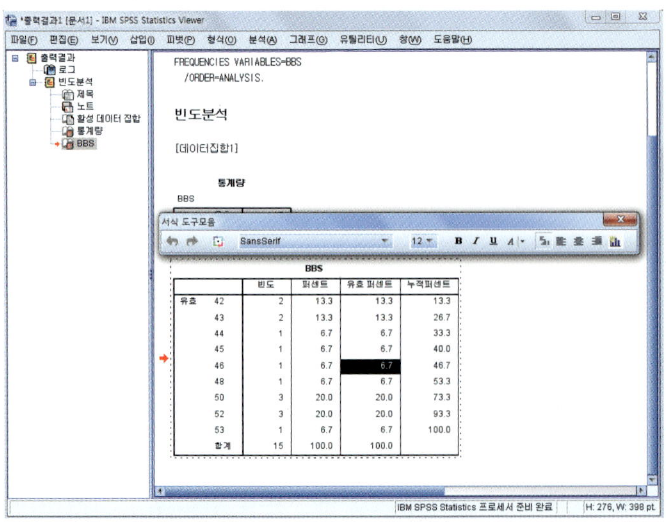

④ 도표 편집기 : 뷰어에 표시된 그래프의 모양이나 색을 변경하려면 그래프를 더블클릭한다. 표시된 도표의 다양한 속성들은 도표 편집기를 통해 변경할 수 있다.

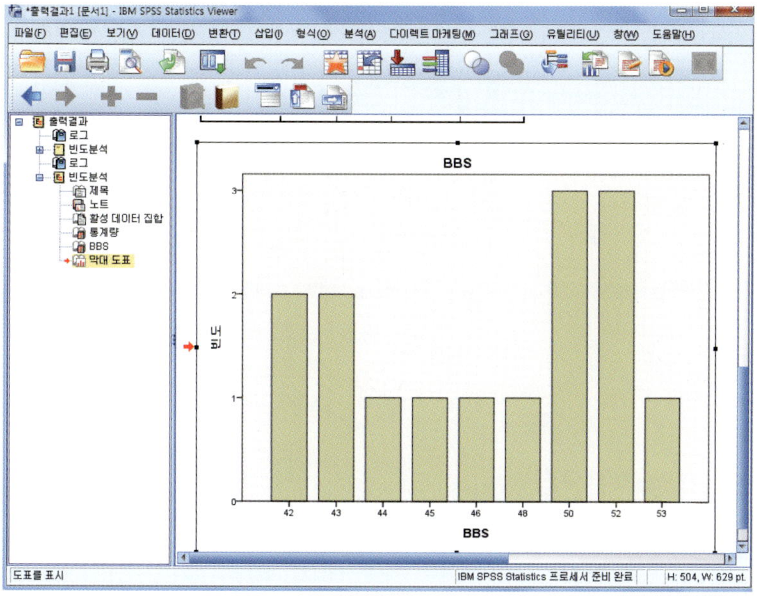

(3) SPSS 분석의 기본 단계

[1단계] 데이터 편집기로 데이터를 가져오기 → [2단계] 메뉴에서 프로시저를 선택 → [3단계] 분석할 변수 선택 → [4단계] 결과 검토

- **1단계** : 데이터를 직접 데이터 편집기에 입력하거나, 데이터가 입력된 텍스트 파일을 불러온다.
- **2단계** : 표를 작성하거나 통계량을 계산하거나 도표를 작성하려면 원하는 분석방법이나 그래프를 메뉴에서 선택한다.
- **3단계** : 분석하고자 하는 변수를 선택한다.
- **4단계** : 뷰어에 나온 결과를 검토한다.

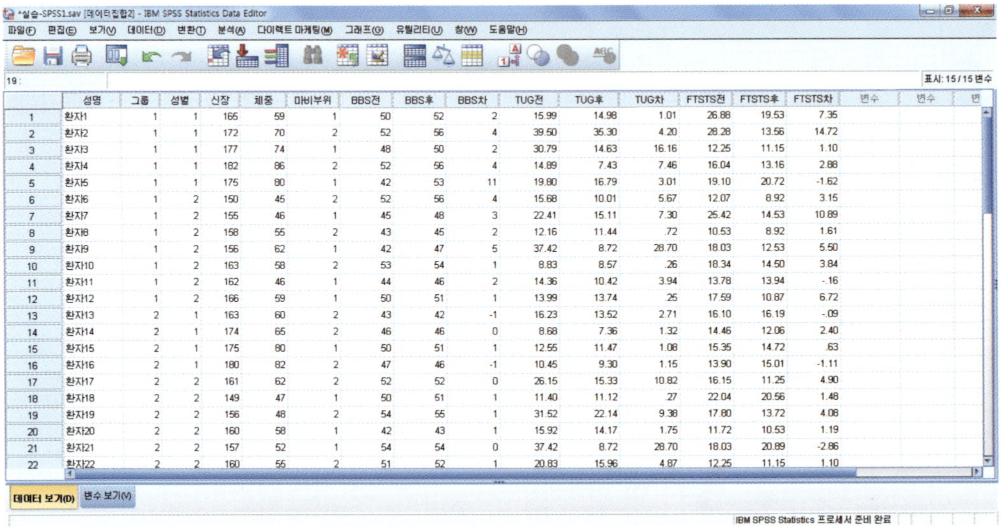

	성명	그룹	성별	신장	체중	마비부위	BBS전	BBS후	BBS차	TUG전	TUG후	TUG차	FTSTS전	FTSTS후	FTSTS차
1	환자1	1	1	165	59	1	50	52	2	15.99	14.98	1.01	26.88	19.53	7.35
2	환자2	1	1	172	70	2	52	56	4	39.50	35.30	4.20	28.28	13.56	14.72
3	환자3	1	1	177	74	1	48	50	2	30.79	14.63	16.16	12.25	11.15	1.10
4	환자4	1	1	182	86	2	52	56	4	14.89	7.43	7.46	16.04	13.16	2.88
5	환자5	1	1	175	80	1	42	53	11	19.80	16.79	3.01	19.10	20.72	-1.62
6	환자6	1	2	150	45	2	52	56	4	15.68	10.01	5.67	12.07	8.92	3.15
7	환자7	1	2	155	46	1	45	48	3	22.41	15.11	7.30	25.42	14.53	10.89
8	환자8	1	2	158	55	2	43	45	2	12.16	11.44	.72	10.53	8.92	1.61
9	환자9	1	2	156	62	1	42	47	5	37.42	8.72	28.70	18.03	12.53	5.50
10	환자10	1	2	163	58	2	53	54	1	8.83	8.57	.26	18.34	14.50	3.84
11	환자11	1	2	162	46	1	44	46	2	14.36	10.42	3.94	13.78	13.94	-.16
12	환자12	1	2	166	59	1	50	51	1	13.99	13.74	.25	17.59	10.87	6.72
13	환자13	2	1	163	60	2	43	42	-1	16.23	13.52	2.71	16.10	16.19	-.09
14	환자14	2	1	174	65	2	46	46	0	8.68	7.36	1.32	14.46	12.06	2.40
15	환자15	2	1	175	80	1	50	51	1	12.55	11.47	1.08	15.35	14.72	.63
16	환자16	2	1	180	82	2	47	46	-1	10.45	9.30	1.15	13.90	15.01	-1.11
17	환자17	2	2	161	62	2	52	52	0	26.15	15.33	10.82	16.15	11.25	4.90
18	환자18	2	2	149	47	1	50	51	1	11.40	11.12	.27	22.04	20.56	1.48
19	환자19	2	2	156	48	2	54	55	1	31.52	22.14	9.38	17.80	13.72	4.08
20	환자20	2	2	160	58	1	42	43	1	15.92	14.17	1.75	11.72	10.53	1.19
21	환자21	2	2	157	52	1	54	54	0	37.42	8.72	28.70	18.03	20.89	-2.86
22	환자22	2	2	160	55	2	51	52	1	20.83	15.96	4.87	12.25	11.15	1.10

① 데이터 편집기의 기본구성

① 제목표시줄 : 파일이름과 SPSS 창의 종류를 표시한다.

② 메뉴표시줄 : 파일, 편집, 보기, 데이터 등의 주메뉴를 보여준다.

③ 변수표시창 : 선택된 셀의 행번호와 변수명을 보여준다.

④ 데이터 입력란 : 선택된 데이터 셀에 데이터를 입력하거나 이미 입력된 데이터 값을 표시한다.

⑤ 변수명 표시줄 : 각 열에 해당하는 변수명을 표시한다.

⑥ 관측값(단일케이스) : 데이터 세트의 행번호

⑦ 데이터 보기와 변수보기 : [데이터 보기] 탭과 [변수보기] 탭을 클릭하면 원하는 탭을 선택할 수 있다.

⑧ 셀편집기 : 데이터의 입력과 입력된 데이터를 보여준다.

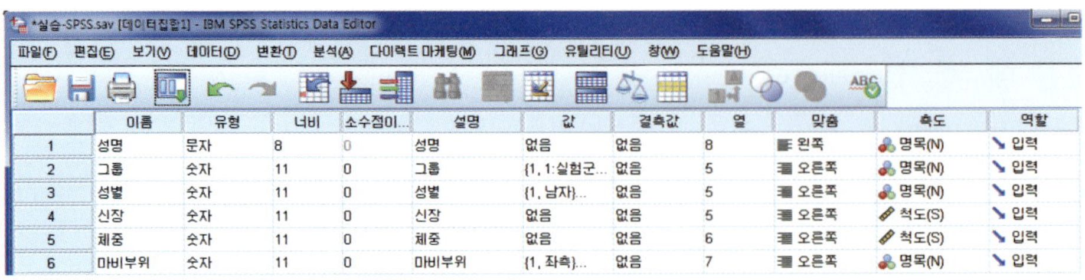

	이름	유형	너비	소수점이...	설명	값	결측값	열	맞춤	측도	역할
1	성명	문자	8	0	성명	없음	없음	8	왼쪽	명목(N)	입력
2	그룹	숫자	11	0	그룹	{1, 1:실험군...	없음	5	오른쪽	명목(N)	입력
3	성별	숫자	11	0	성별	{1, 남자}...	없음	5	오른쪽	명목(N)	입력
4	신장	숫자	11	0	신장	없음	없음	5	오른쪽	척도(S)	입력
5	체중	숫자	11	0	체중	없음	없음	6	오른쪽	척도(S)	입력
6	마비부위	숫자	11	0	마비부위	{1, 좌측}...	없음	7	오른쪽	명목(N)	입력

② 변수보기 창의 기본구성

① 이름 : 최대 64byte(영숫자 64자, 한글 32자)까지 사용할 수 있으며 변수이름의 첫 글자는 문자 또는 @, #, $ 문자 중 하나이어야 한다. 변수 이름에 공백을 포함할 수 없다.
② 유형 : [...]을 클릭하여 변수 유형 대화상자를 열고 변수의 유형과 너비 등을 선택한다.
③ 너비 : 직접 필요한 변수의 크기를 입력하거나 [1 ⬍]의 상하 버튼을 클릭하여 자리수를 변경한다.
④ 소수점이하자리 : 너비와 같은 방법으로 직접 필요한 변수의 크기를 입력하거나 [1 ⬍]의 상하 버튼을 클릭하여 자리수를 변경한다.
⑤ 설명 : 변수에 대한 구체적 설명을 최대 256자(한글 128자)까지 적을 수 있다.
⑥ 값 : 변수값을 설명한다. [...]을 클릭하여 변수값 설명 대화상자를 열고 변수값과 변수값에 해당하는 설명을 입력하고 [추가]를 클릭한다. 변수값 설명을 마치면 [확인]을 눌러 변경사항을 등록한다.

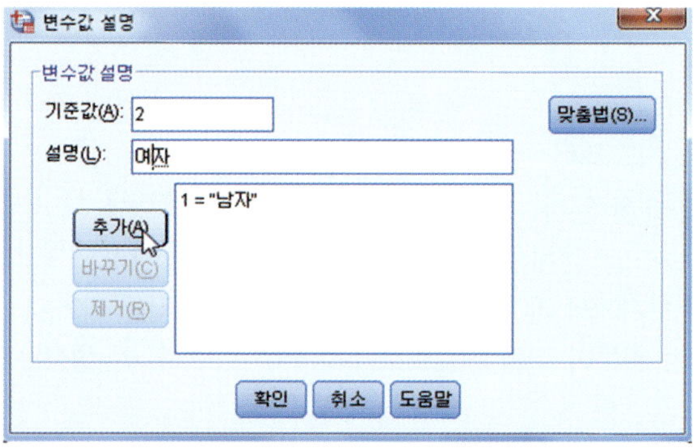

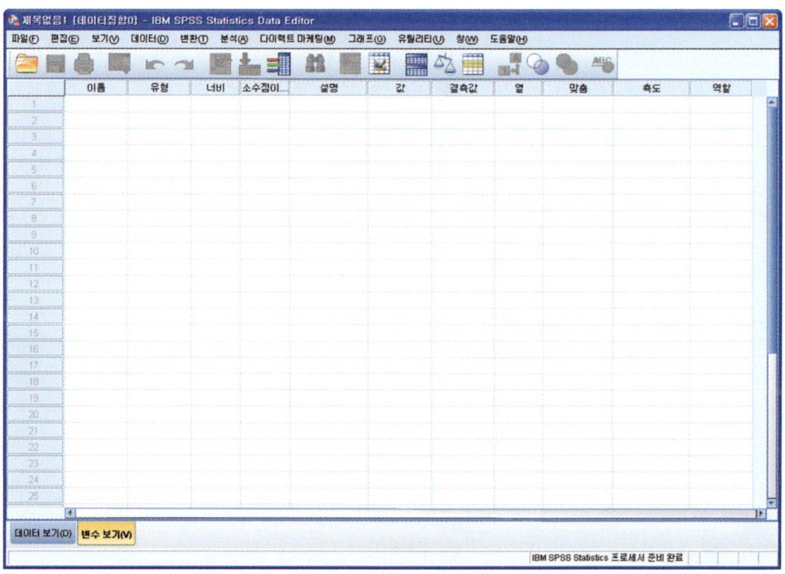

⑦ 결측값 : [...]을 클릭하여 결측값 대화상자를 열고 지정한 데이터 값을 사용자-결측값으로 정의한다. 사용자-결측값으로 지정된 데이터 값은 특수 처리로 표시되고 일반적인 계산에서 제외된다.

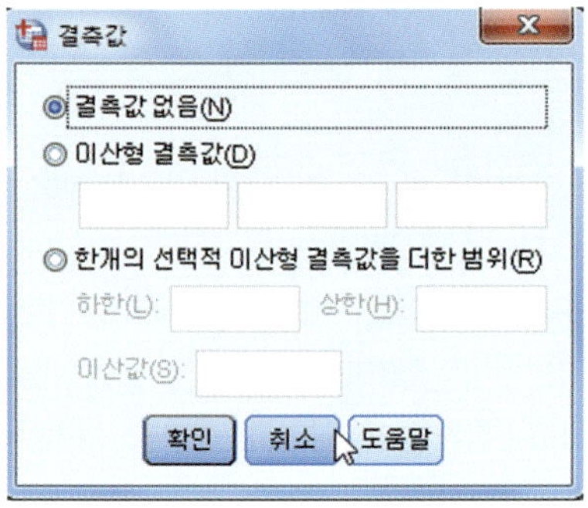

⑧ 열 : 열너비에 대한 문자수를 지정할 수 있다. [1 ⇕]의 상하버튼을 클릭하여 변경하거나 데이터 보기에서 열 경계선을 눌러서 끌면(drag & drop) 열 너비를 바꿀 수 있다.

⑨ 맞춤 : 데이터 보기에서 데이터 값 또는 변수값 설명 표시를 제어한다. 숫자변수에서는 오른쪽, 문자변수에서는 왼쪽이 디폴트 값으로 설정되어 있으며, 이 설정은 데이터 보기의 표시에만 적용된다.

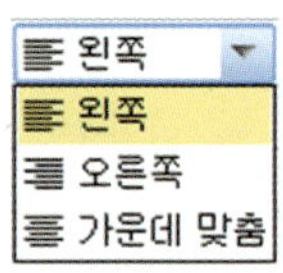

⑩ 측도 : 측정 수준을 척도(구간의 숫자 데이터 또는 비율척도), 순서형, 명목형으로 지정할 수 있다.

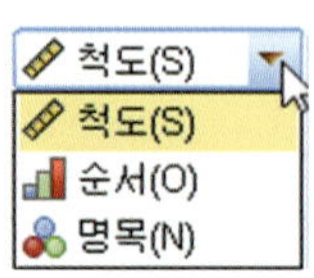

2) 데이터 편집

① 화면 하단의 [변수보기]를 클릭하여 변수보기 창으로 전환한다.

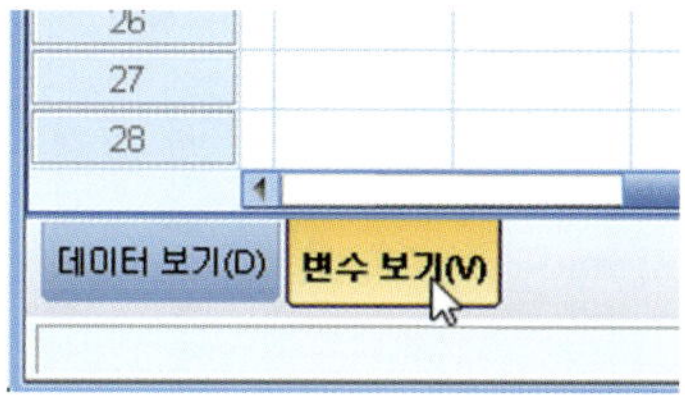

② 데이터 편집기의 [변수 보기] 탭에서 변수 이름을 입력한다. 나머지 속성들은 자동으로 설정된 값을 그대로 사용하고 소수점이하 자리수는 0으로 변경한다.

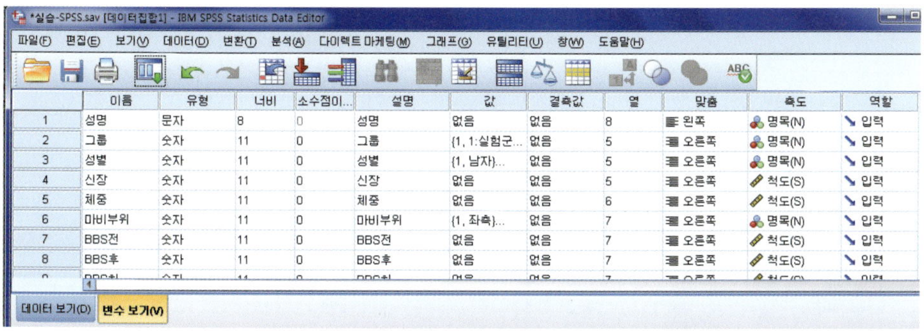

③ 데이터 편집기의 [데이터 보기] 탭을 클릭하고 해당 변수의 데이터 값을 입력한다.

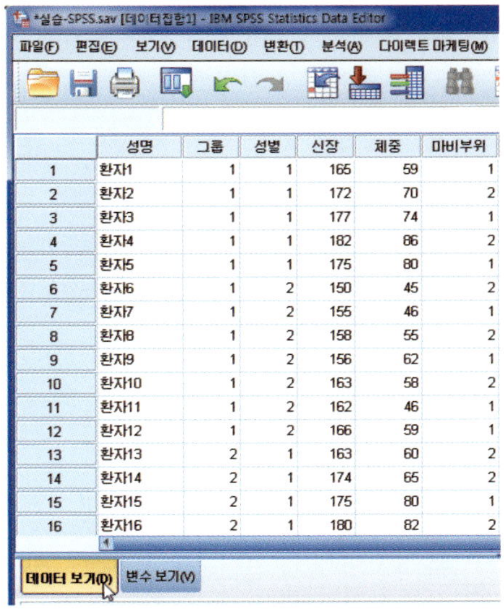

	성명	그룹	성별	신장	체중	마비부위
1	환자1	1	1	165	59	1
2	환자2	1	1	172	70	2
3	환자3	1	1	177	74	1
4	환자4	1	1	182	86	2
5	환자5	1	1	175	80	1
6	환자6	1	2	150	45	2
7	환자7	1	2	155	46	1
8	환자8	1	2	158	55	2
9	환자9	1	2	156	62	1
10	환자10	1	2	163	58	2
11	환자11	1	2	162	46	1
12	환자12	1	2	166	59	1
13	환자13	2	1	163	60	2
14	환자14	2	1	174	65	2
15	환자15	2	1	175	80	1
16	환자16	2	1	180	82	2

④ 파일이름을 정하고 저장을 누른다. 여기서는 파일이름을 실습-SPSS1로 했다.

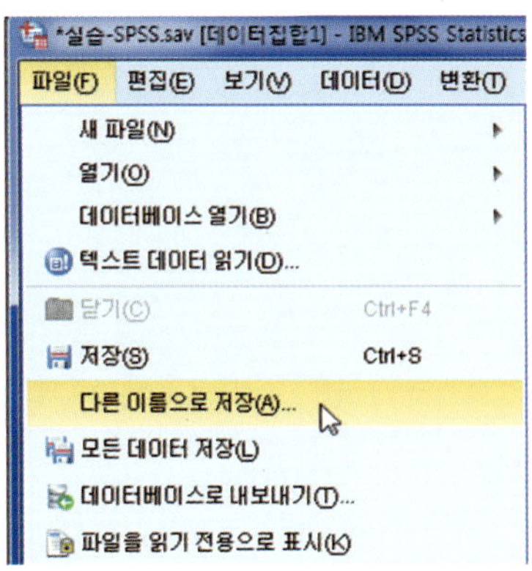

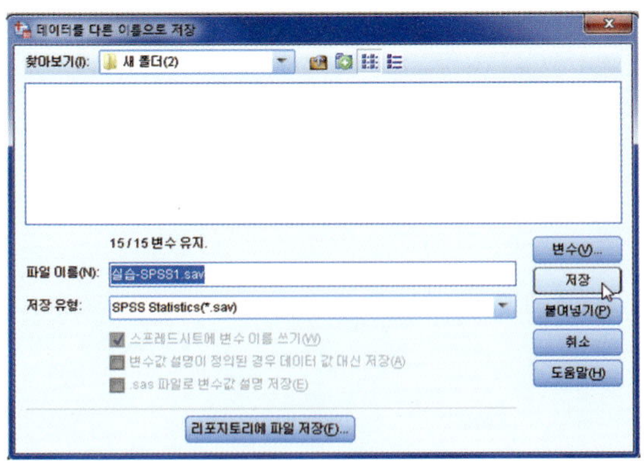

(1) 엑셀 자료를 SPSS에서 불러오기

① [파일]–[열기]–[데이터]를 선택하여 [데이터 열기] 대화상자를 불러온다.

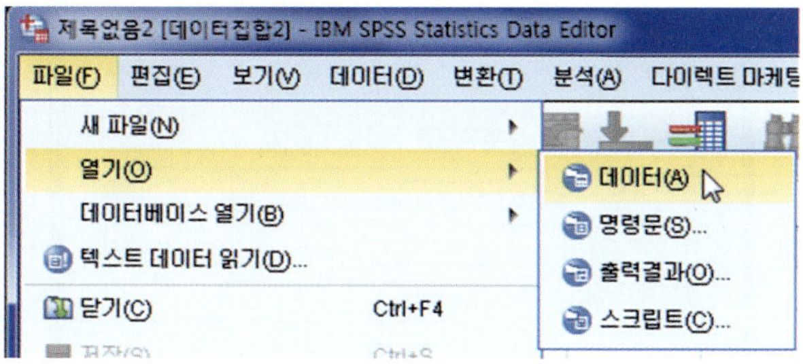

② [데이터 열기] 대화상자에서 파일유형을 Excel로 변경하고 데이터가 입력된 엑셀파일을 선택한 후 열기를 누른다.

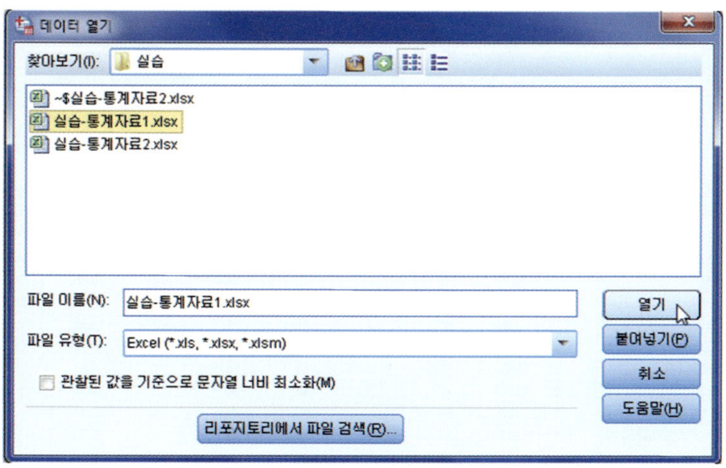

③ [Excel 데이터 소스 열기] 대화상자에서 [데이터 첫 행에서 변수 이름 읽어오기]를 체크하고 워크시트의 범위를 확인한 후 확인을 누른다.

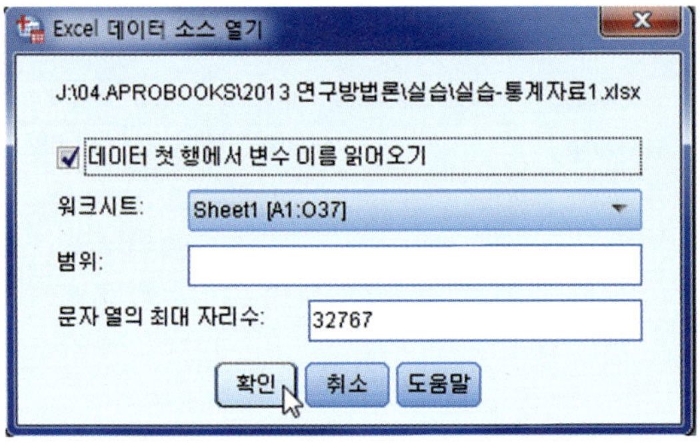

④ 변환된 데이터의 내용을 확인한다.

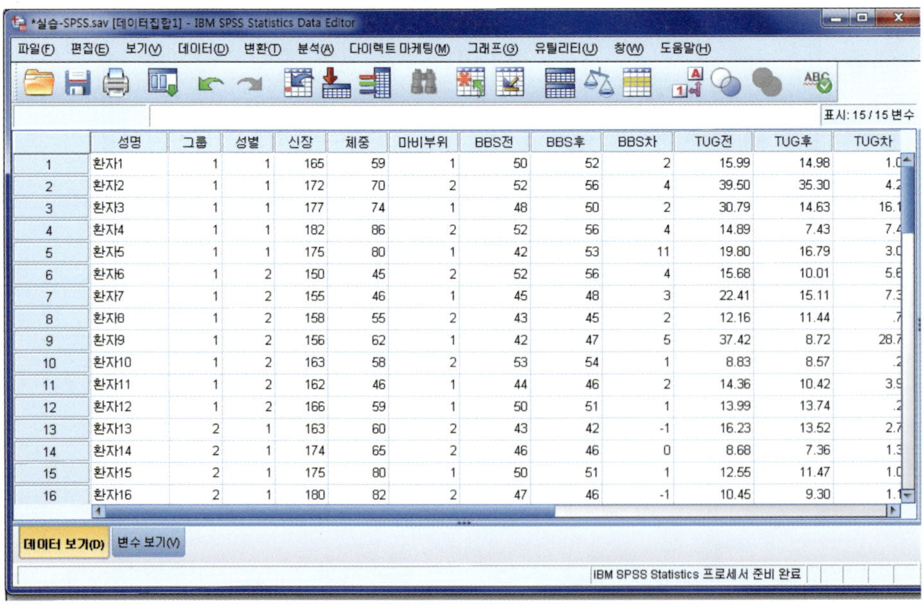

3) 데이터 탐색

(1) 빈도분석하기

①~⑦ : 연구자의 필요에 따라서 연속변수를 범주화하여 사용할 수 있다.

① [변환]–[다른 변수로 코딩변경]을 선택한다.

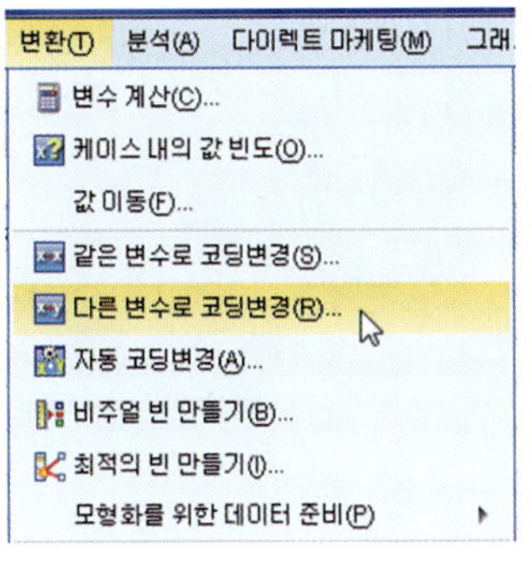

② 변경할 변수를 선택하여 오른쪽 칸으로 변수를 이동한다. 출력변수 이름을 입력한 후 [바꾸기]를 누른다.

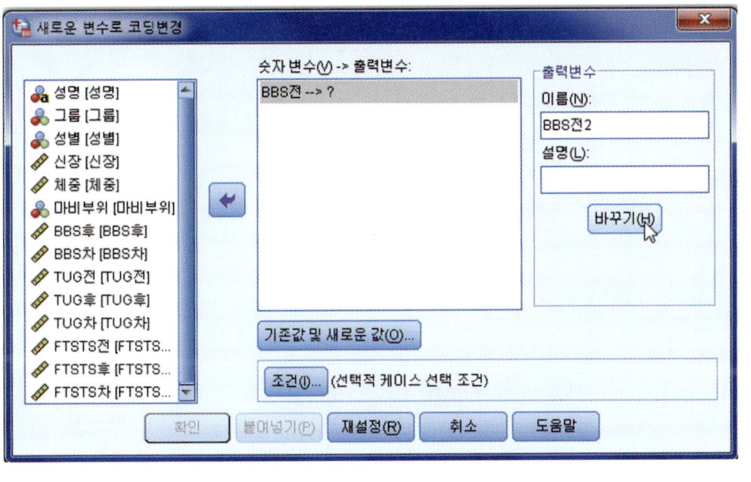

③ [기존값 및 새로운 값]을 누른다.

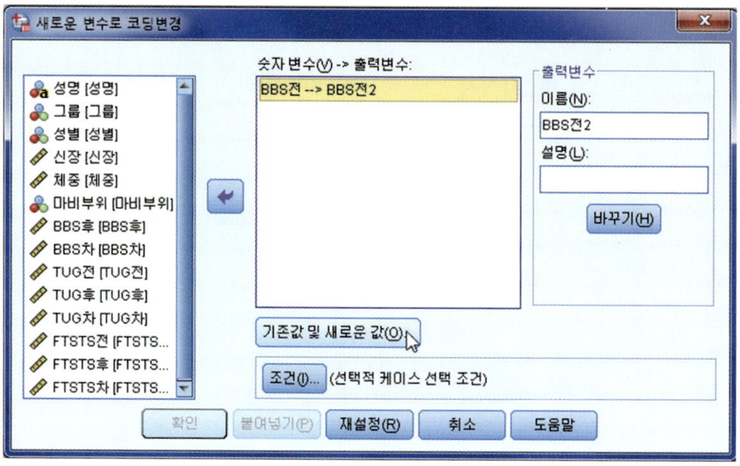

④ [범위]를 선택하고 구간을 설정한 후 기준값을 입력하고 [추가]를 누른다.

예 40에서 45

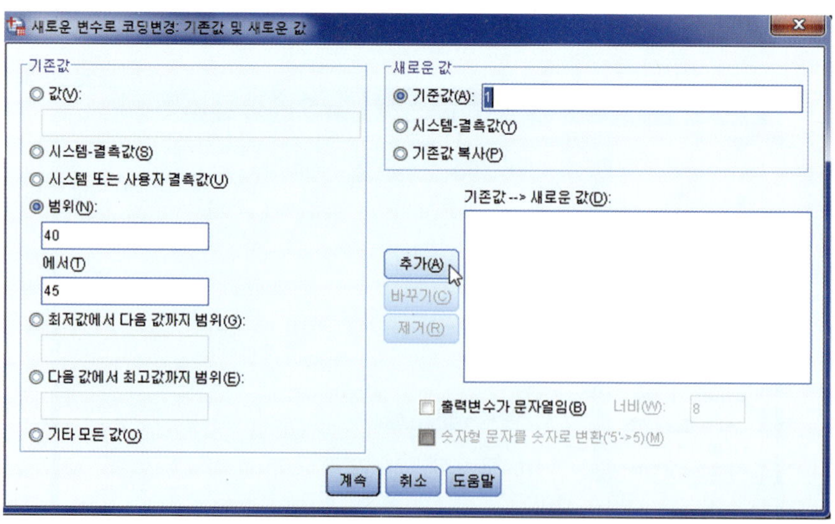

⑤ 구간 설정이 모두 끝나면 [계속]을 누른다.

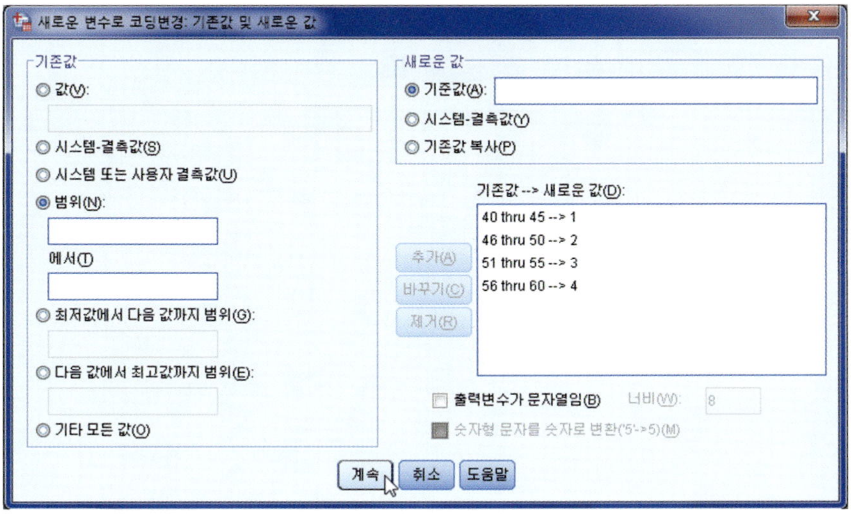

⑥ 변경을 마쳤으면 [확인]을 누른다.

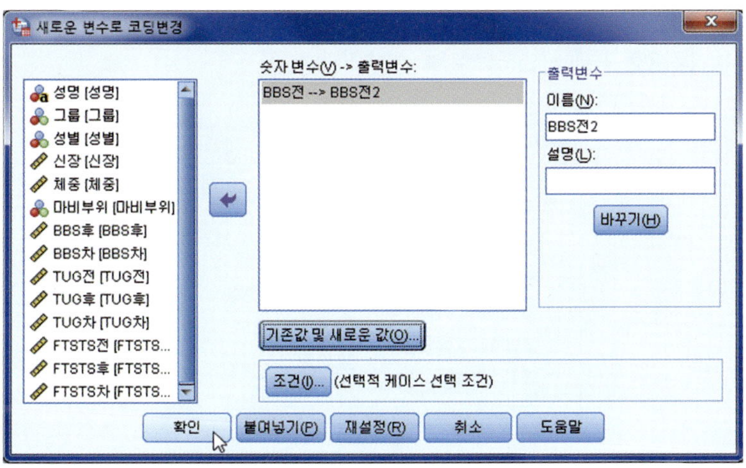

⑦ 변경된 새로운 변수의 내용을 확인한 후 [변수보기] 탭을 클릭한다.

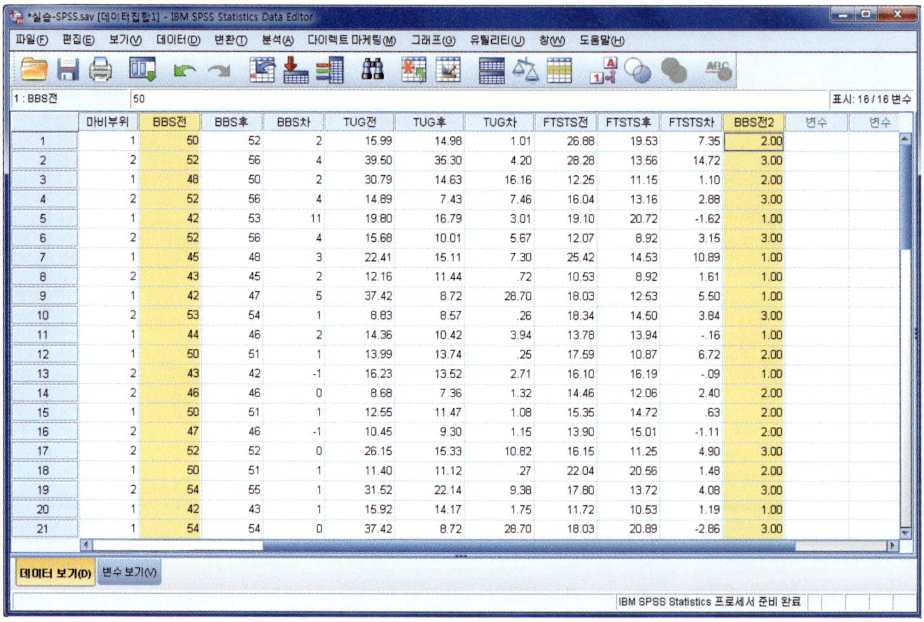

⑧ [분석]−[기술통계량]−[빈도분석]을 선택한다.

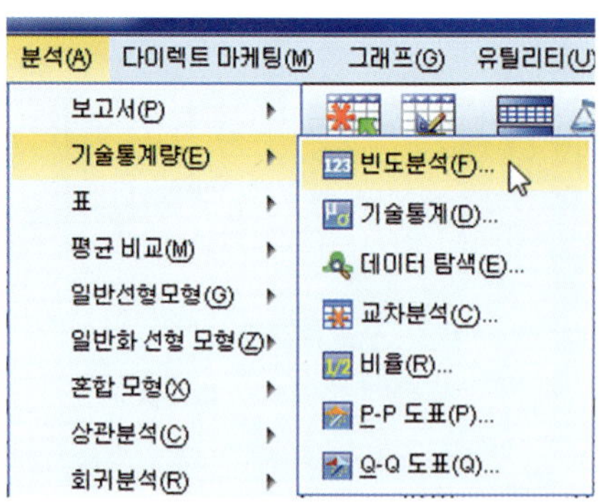

⑨ 원하는 변수를 선택한 후 [확인]을 누른다.
* 통계량이나 도표를 그리려면 [통계량]이나 [도표]를 누른다.

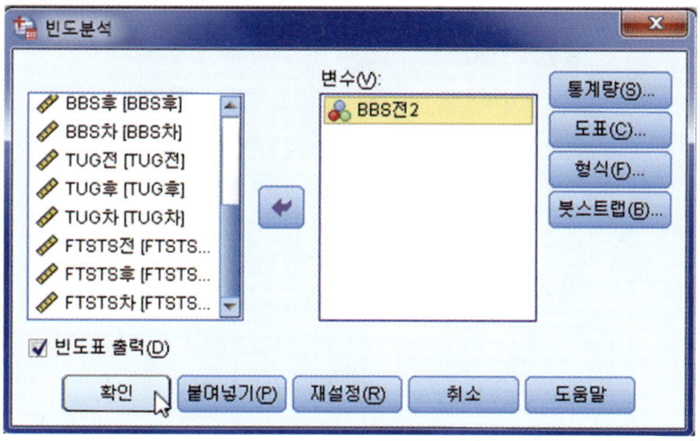

⑩ 빈도분석 결과를 확인한다.

- 통계량의 결측은 값이 기록되지 않은 것을 의미한다.
- 빈도는 각 구간의 도수를 의미한다.
- 퍼센트는 결측값을 포함한 각 구간의 백분율을 의미한다.
- 유효 퍼센트는 결측값을 제외한 각 구간의 백분율을 의미한다.
- 누적퍼센트는 각 구간 이하의 백분율(유효 퍼센트)을 더해서 얻은 결과이다.

통계량

BBS 전2

N	유효	36
	결측	0

BBS 전2

		빈도	퍼센트	유효 퍼센트	누적 퍼센트
유효	1.00	8	22.2	22.2	22.2
	2.00	14	38.9	38.9	61.1
	3.00	13	36.1	36.1	97.2
	4.00	1	2.8	2.8	100.0
	합계	36	100.0	100.0	

(2) 막대그래프 그리기

① [분석]–[기술통계량]–[빈도분석]을 선택한다.

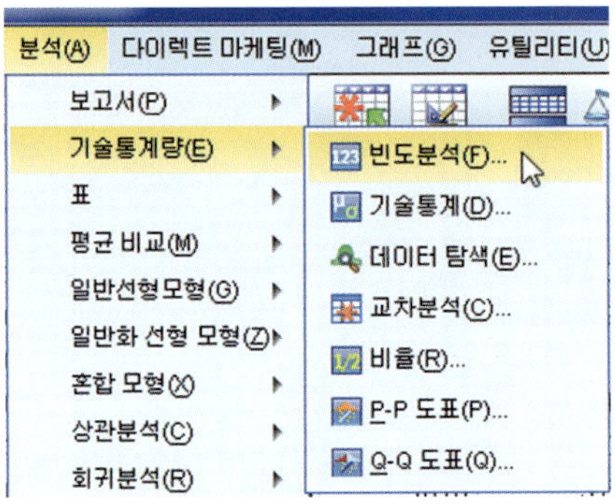

② 원하는 변수를 선택한 후 [도표]를 누른다.

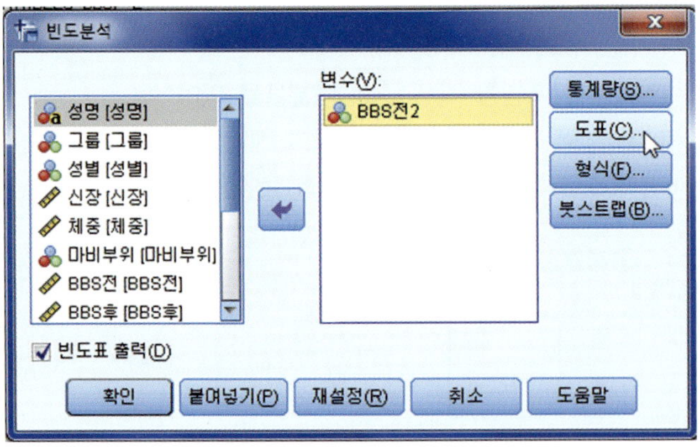

③ [도표 유형]–[막대도표]를 선택하고 [도표화 값]을 [빈도]나 [퍼센트] 중 원하는 값을 선택한다.

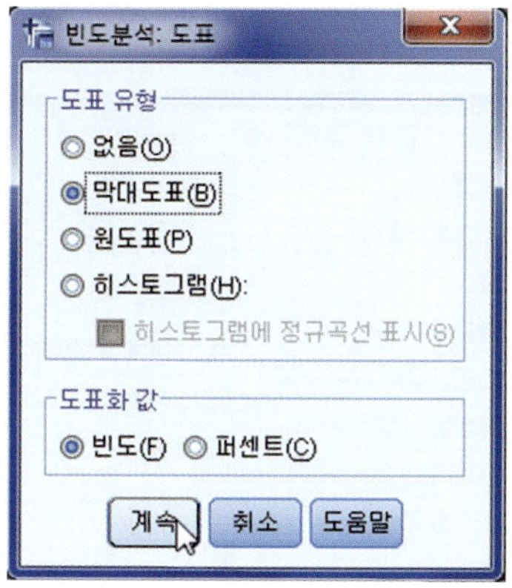

④ 뷰어창에 그려진 막대도표를 확인한다. 막대도표의 모양과 색은 도표를 더블클릭하면 나타나는 도표 편집기를 통해서 원하는 형태대로 변경할 수 있다.

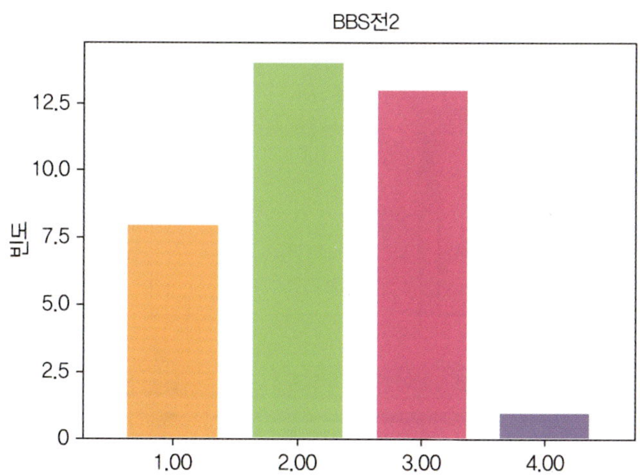

(3) 히스토그램 그리기

① [분석]-[기술통계량]-[빈도분석]을 선택한다.

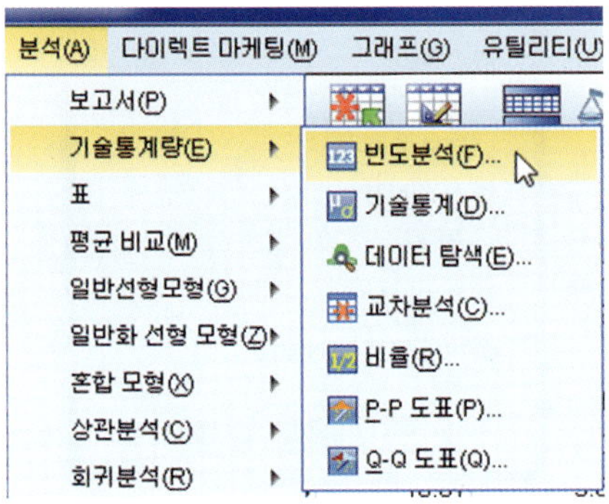

② 원하는 변수를 선택한 후 [도표]를 누른다.

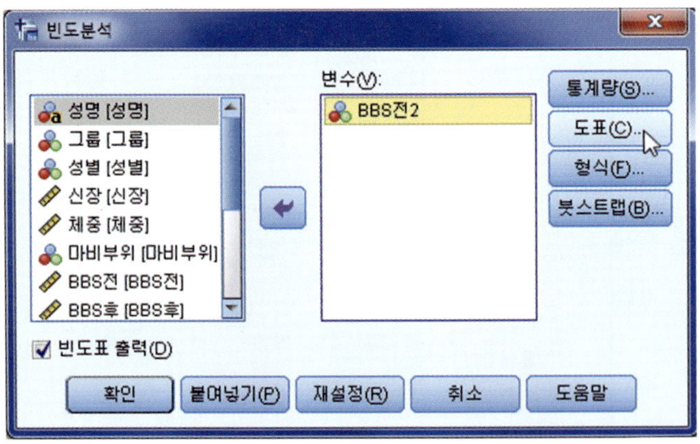

③ [히스토그램]을 선택하고 [계속]을 누른다. 히스토그램에서는 정규곡선 표시를 선택하여 나타낼 수 있다.

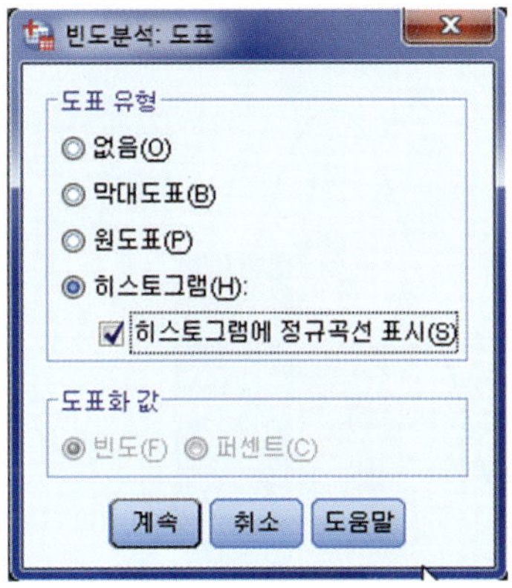

④ [확인]을 누른다.

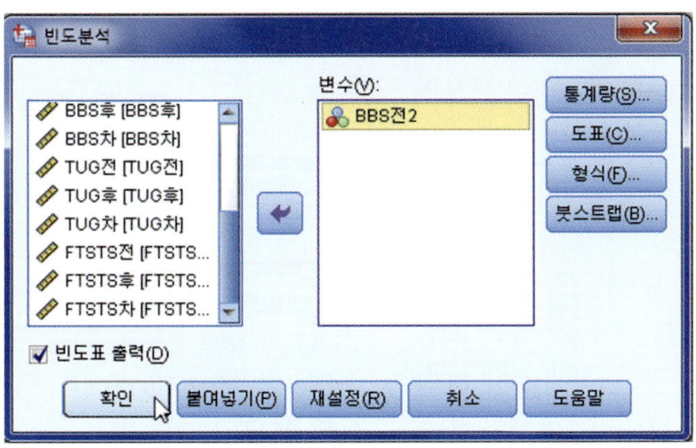

⑤ 히스토그램의 결과를 확인한다.

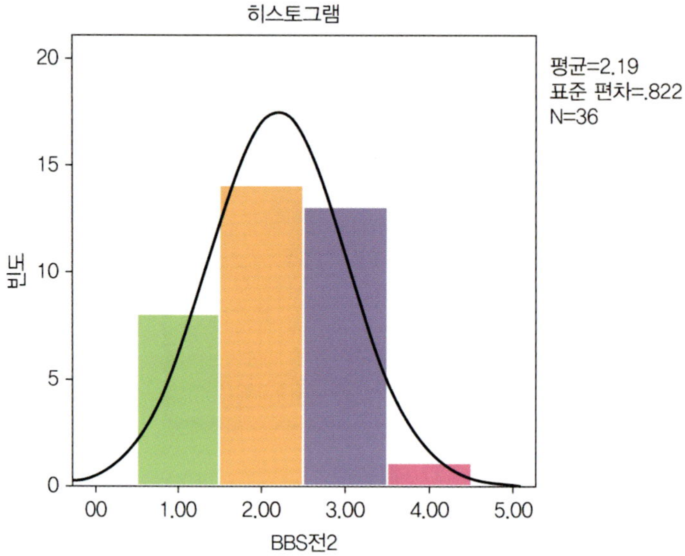

(4) 파이차트 그리기

① [분석]–[기술통계량]–[빈도분석]을 선택한다.

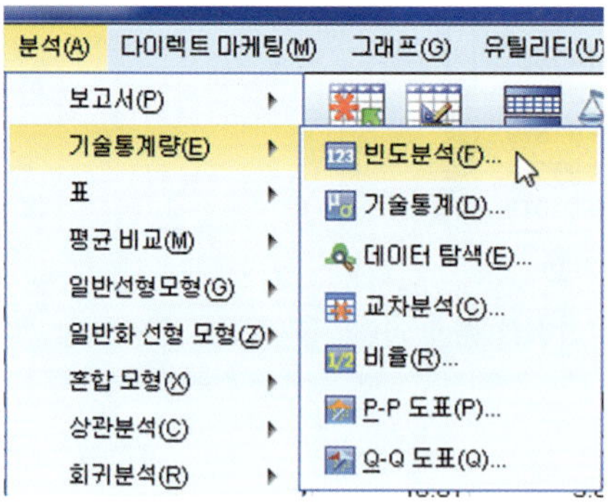

② 원하는 변수를 선택한 후 [도표]를 누른다.

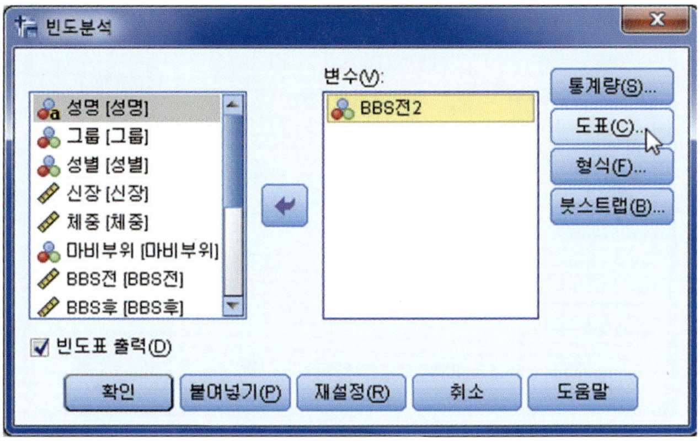

③ [도표 유형]-[원도표]를 선택하고 [계속]을 누른다.

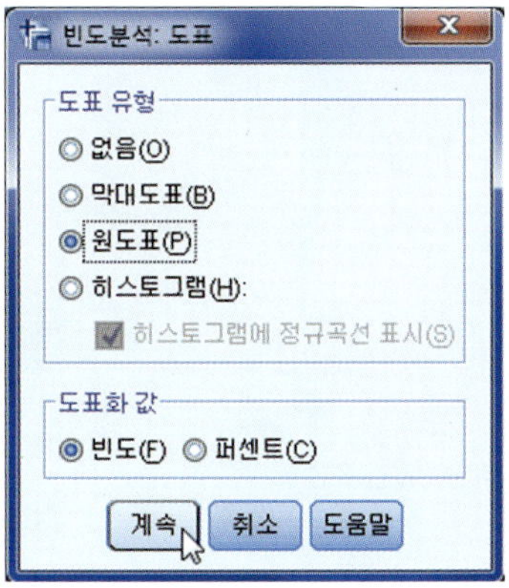

④ [확인]을 누른다.

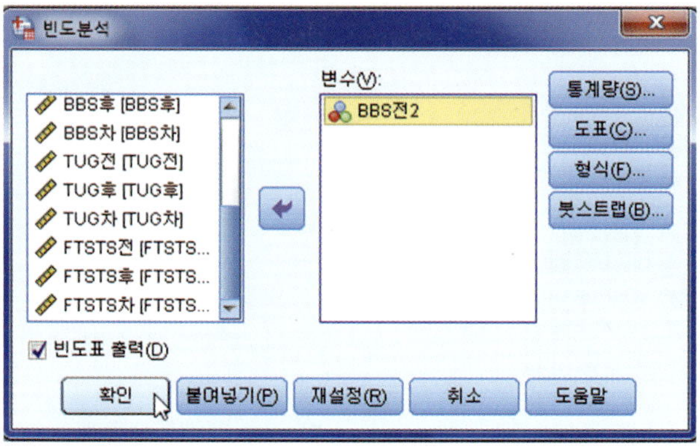

⑤ 파이차트(원도표)의 결과를 확인한다.

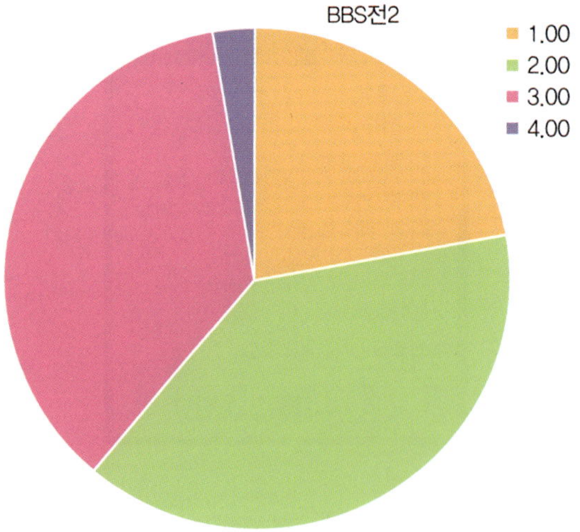

(5) 정규성 검정

① [분석]−[기술통계량]−[데이터 탐색(E)]을 선택한다.

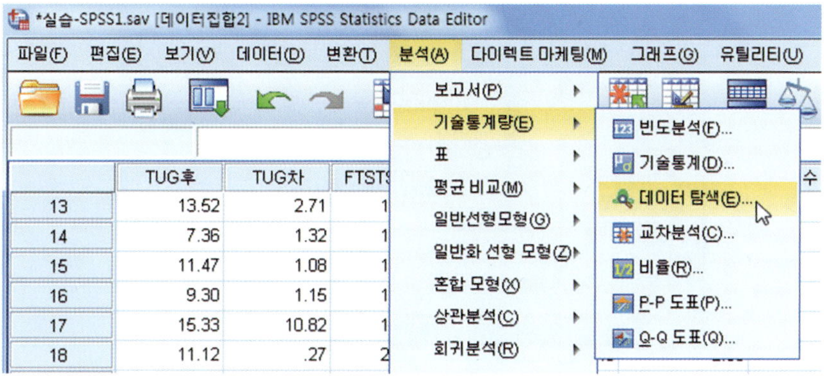

② 원하는 변수(연속변수)를 선택하여 [종속변수]로 옮긴다.

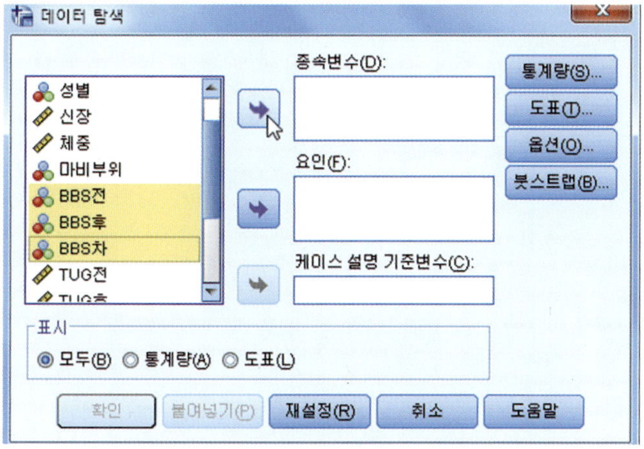

③ [도표]를 누른다.

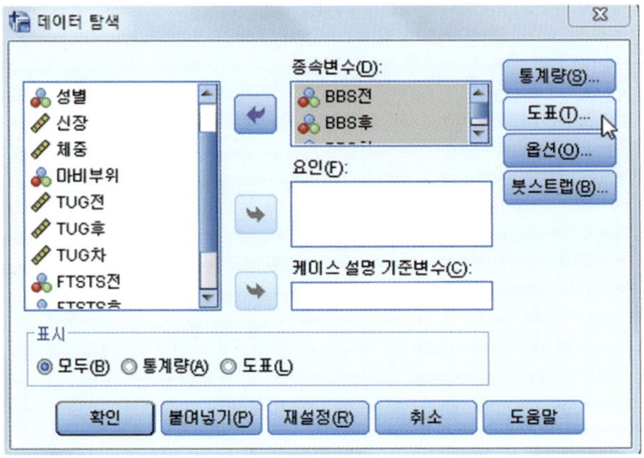

④ [검정과 함께 정규성도표]를 선택하고 [계속]을 누른다.

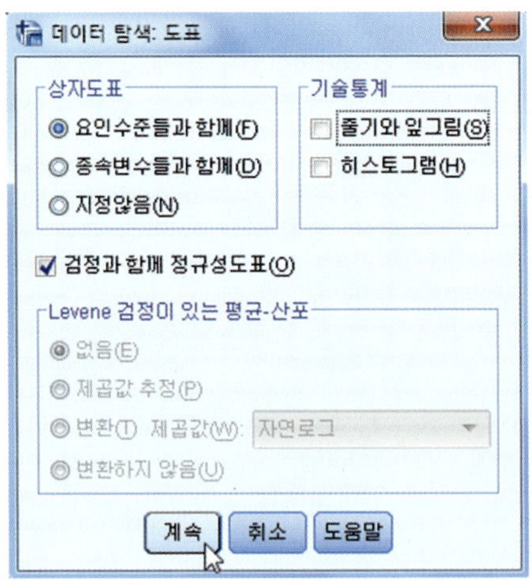

⑤ [확인]을 누른다.

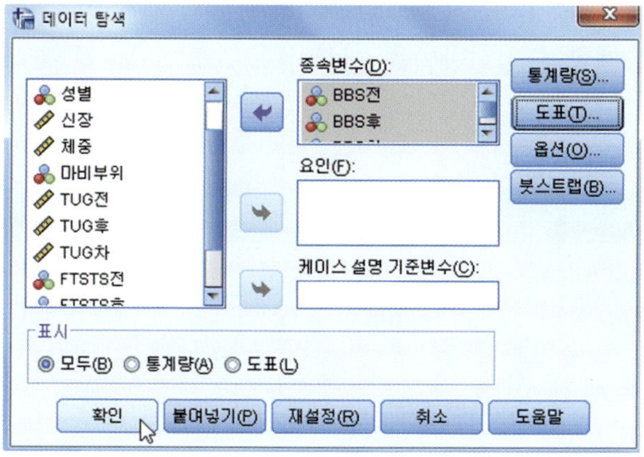

⑥ 정규성 검정 결과를 확인한다.

- Kolmogorov–Smirnov의 정규성 검정 결과이다.
  유의확률이 유의수준(.05)보다 크면 정규분포하며 작으면 정규분포하지 않는 것이다. 위의 결과에서는 BBS 후의 유의확률(.125)이 유의수준 .05보다 크기 때문에 정규분포한다고 하는 귀무가설(H_0 : 정규분포 한다)을 채택하므로 BBS 후 변수가 정규분포한다고 할 수 있다. BBS 전(.005), BBS 차의 유의확률(.000)은 유의수준 .05보다 작기 때문에 정규분포한다고 하는 귀무가설(H_0 : 정규분포 한다)을 기각하므로 BBS 전, BBS 차 변수는 정규분포한다고 할 수 없다.
- Shapiro–Wilk의 정규성 검정 결과이다.
  유의확률이 유의수준(.05)보다 크면 정규분포하며 작으면 정규분포하지 않는 것이다. 위의 결과에서는 BBS 전(.061), BBS 후의 유의확률(.070)이 유의수준 .05보다 크기 때문에 정규분포한다고 하는 귀무가설(H_0 : 정규분포 한다)을 채택하므로 BBS 전, BBS 후 변수가 정규분포한다고 할 수 있다. BBS 차의 유의확률(.000)은 유의수준 .05보다 작기 때문에 정규분포한다고 하는 귀무가설(H_0 : 정규분포 한다)을 기각하므로 BBS 차 변수는 정규분포한다고 할 수 없다.

정규성 검정

	Kolmogorov-Smirnova			Shapiro-Wilk		
	통계량	자유도	유의확률	통계량	자유도	유의확률
BBS 전	.179	36	.005	.943	36	.061
BBS 후	.131	36	.125	.945	36	.070
BBS 차	.255	36	.000	.769	36	.000

a. Lilliefors 유의확률 수정

4) 척도와 검정방법

(1) 통계처리방법의 결정

적절한 검정통계량은 연구가설, 표본, 변수의 측정척도 등에 의해 결정된다. 변수의 종류에 따라 흔히 사용되는 통계학적 검정방법을 제시한다.

표 12-4 변수의 종류별 통계학적 검정방법

종속변수		명목변수	연속변수
독립변수	명목변수	X^2 검정	Independent t-검정, ANOVA
	연속변수	판별분석, 로지스틱	상관분석, 회귀분석
	혼합형	로지스틱	회귀분석

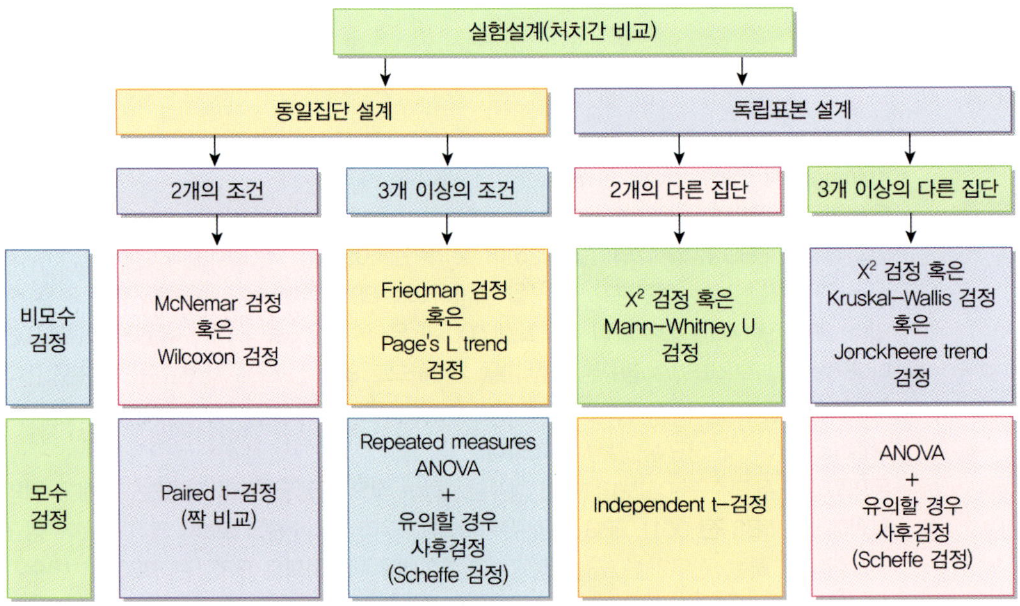

그림 12-4 실험설계와 척도의 종류에 따른 통계검정방법의 결정과정

다음은 '연령에 따라 균형감각에 차이가 있는가?'에 대한 연구주제로 변수의 척도에 따라 적절한 검정방법이 무엇인지 알아보자.

① 연령의 높고 낮음에 따라 균형감각이 좋고 나쁜가?

- 독립변수 – 높음, 낮음(명목)
- 종속변수 – 좋음, 나쁨(명목)
- 검정방법 – X^2 검정

② 연령의 높고 낮음에 따라 균형 점수가 차이가 나는가?

- 독립변수 – 높음, 낮음(명목)
- 종속변수 – 균형점수(비율)
- 검정방법 – Independent t-검정

③ 연령대에 따라 균형감각이 좋고 나쁜가?

- 독립변수 – 20대, 30대, 40대(서열)
- 종속변수 – 좋음, 나쁨(명목)
- 검정방법 – X^2 검정

④ 연령대에 따라 균형 점수가 차이가 나는가?

- 독립변수 – 20대, 30대, 40대(서열)
- 종속변수 – 균형점수(비율)
- 검정방법 – ANOVA

⑤ 연령이 균형 점수에 영향을 미치는가?

- 독립변수 – 연령(비율)
- 종속변수 – 균형점수(비율)
- 검정방법 – Regression analysis

(2) 실험설계에 따른 분석절차의 결정

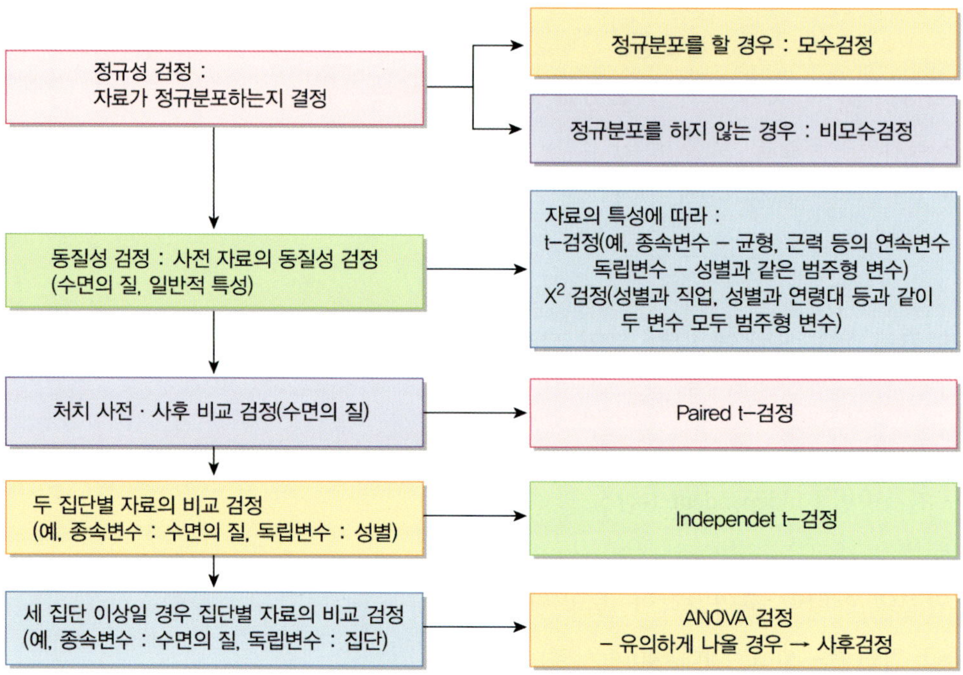

그림 12-5 실험설계에 따른 분석절차의 결정과정

① 'A시술이 심질환자의 수면의 질에 미치는 영향'에 대한 연구주제로 자료수집을 실시하고, 자료분석을 하려고 한다. 즉 심질환자를 대상으로 A시술을 적용하기 전과 적용한 후에 수면의 질을 측정하여 그 점수를 비교함으로써 시술의 효과를 검증하고, 성별에 따라 수면의 질에 차이가 있는지의 여부를 검증하는 것이다.

- **독립변수** : ⓐ A시술(사전, 사후) ⓑ 성별(남, 여)
- **종속변수** : 수면의 질(점수)

② '시술유형(A, B, C시술)에 따라 심질환자의 수면의 질에 차이가 있는가?'라는 연구문제에 대한 답을 얻고자 이에 대하여 분석을 하려고 한다. 즉 심질환자를 대상으로 A, B, C 세 가지 시술을 적용하고, 시술 전후에 수면의 질을 측정하여 각 시술의 효과를 검증한다.

- **독립변수** : A시술(그룹1), B시술(그룹2), C시술(그룹3)
- **종속변수** : 수면의 질(점수)

[실습예제 1] A시술이 심질환자의 수면의 질에 미치는 영향

성 별	신 장	시술 전	시술 후	차(시술 후－시술 전)
1	165	50	52	2
1	172	52	56	4
1	177	48	50	2
1	182	52	56	4
1	175	42	53	11
2	150	52	56	4
2	155	45	48	3
2	158	43	45	2
2	156	42	47	5
2	163	53	54	1
2	162	44	46	2
2	166	50	51	1
1	163	43	42	−1
1	174	46	46	0
1	175	50	51	1
1	180	47	46	−1
2	161	52	52	0
2	149	50	51	1
2	156	54	55	1
2	160	42	43	1
2	157	54	54	0
2	160	51	52	1
2	160	50	51	1
2	163	53	54	1

[실습예제 2] 시술유형에 따른 심질환자의 수면의 질 차이

성 명	그 룹	성 별	신 장	시술 전	시술 후	차(시술 후-시술 전)
환자1	1	1	165	50	52	2
환자2	1	1	172	52	56	4
환자3	1	1	177	48	50	2
환자4	1	1	182	52	56	4
환자5	1	1	175	42	53	11
환자6	1	2	150	52	56	4
환자7	1	2	155	45	48	3
환자8	1	2	158	43	45	2
환자9	1	2	156	42	47	5
환자10	1	2	163	53	54	1
환자11	1	2	162	44	46	2
환자12	1	2	166	50	51	1
환자13	2	1	163	43	42	-1
환자14	2	1	174	46	46	0
환자15	2	1	175	50	51	1
환자16	2	1	180	47	46	-1
환자17	2	2	161	52	52	0
환자18	2	2	149	50	51	1
환자19	2	2	156	54	55	1
환자20	2	2	160	42	43	1
환자21	2	2	157	54	54	0
환자22	2	2	160	51	52	1
환자23	2	2	160	50	51	1
환자24	2	2	163	53	54	1
환자25	3	1	170	56	57	1
환자26	3	1	169	47	56	9
환자27	3	1	178	48	48	0
환자28	3	1	184	50	53	3
환자29	3	1	173	53	54	1
환자30	3	1	171	47	49	2
환자31	3	2	156	48	50	2
환자32	3	2	159	50	51	1
환자33	3	2	152	45	46	1
환자34	3	2	166	51	55	4
환자35	3	2	160	54	56	2
환자36	3	2	161	52	53	1

5) 평균 비교

(1) 독립된 두 모평균의 가설 검정(Independent t-검정)

성별에 따라 수면의 질의 사전 값에 유의한 차이가 있는지를 앞의 [실습예제 1]을 이용하여 검정해 보자. 독립변수는 명목척도(성별)이고, 종속변수(수면의 질)는 연속변수이므로 독립표본 t-검정을 이용한다.

① [실습예제1] 자료의 [성별]과 [시술전]을 확인한다.

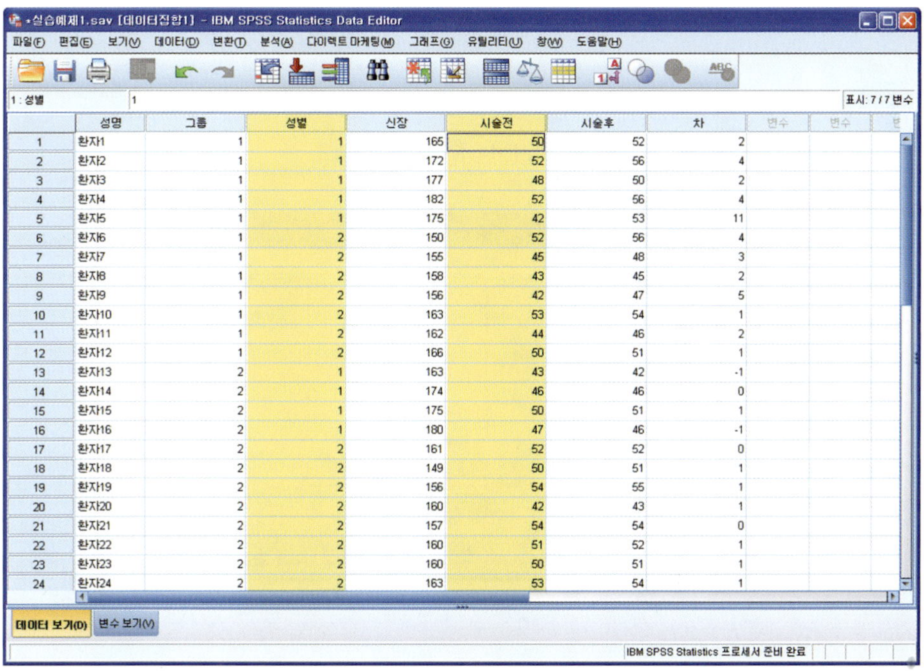

	성명	그룹	성별	신장	시술전	시술후	차
1	환자1	1	1	165	50	52	2
2	환자2	1	1	172	52	56	4
3	환자3	1	1	177	48	50	2
4	환자4	1	1	182	52	56	4
5	환자5	1	1	175	42	53	11
6	환자6	1	2	150	52	56	4
7	환자7	1	2	155	45	48	3
8	환자8	1	2	158	43	45	2
9	환자9	1	2	156	42	47	5
10	환자10	1	2	163	53	54	1
11	환자11	1	2	162	44	46	2
12	환자12	1	2	166	50	51	1
13	환자13	2	1	163	43	42	-1
14	환자14	2	1	174	46	46	0
15	환자15	2	1	175	50	51	1
16	환자16	2	1	180	47	46	-1
17	환자17	2	2	161	52	52	0
18	환자18	2	2	149	50	51	1
19	환자19	2	2	156	54	55	1
20	환자20	2	2	160	42	43	1
21	환자21	2	2	157	54	54	0
22	환자22	2	2	160	51	52	1
23	환자23	2	2	160	50	51	1
24	환자24	2	2	163	53	54	1

② [분석]–[평균비교]–[독립표본 t-검정]을 선택한다.

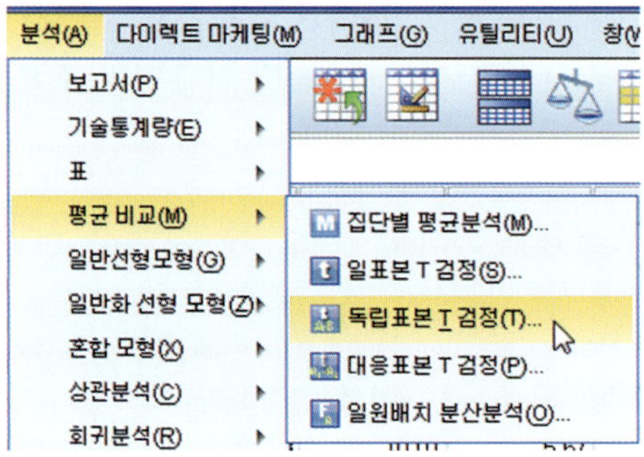

③ 분석할 집단변수를 선택하고 [집단변수]란으로 옮긴다.

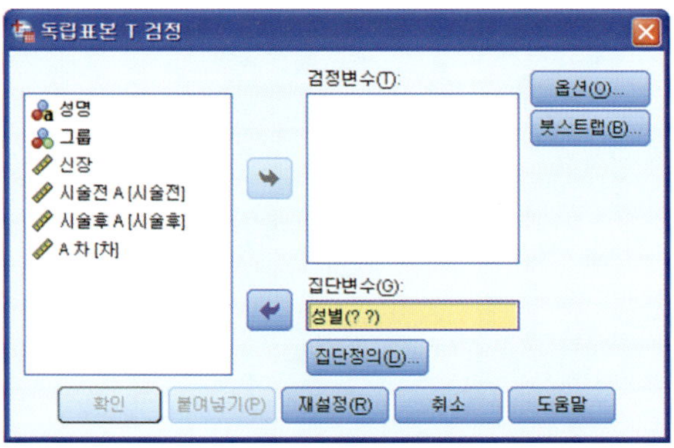

④ [집단정의] 대화상자를 불러와 [집단1]과 [집단2]에 각각 1, 2를 입력한 후 [계속]을 누른다.

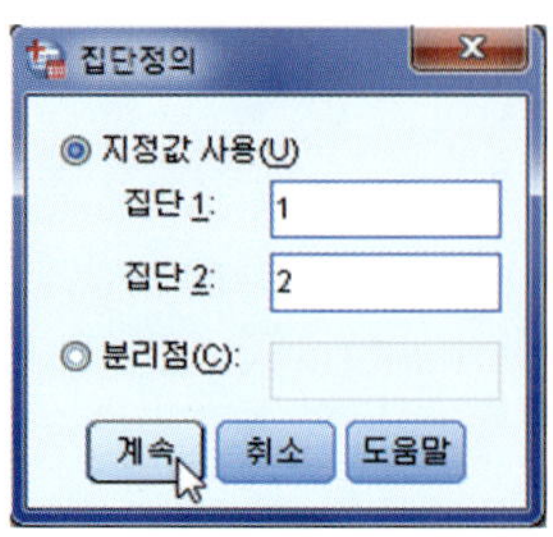

⑤ 검정변수를 선택하고 [검정변수]란으로 옮기고 [확인]을 누른다.

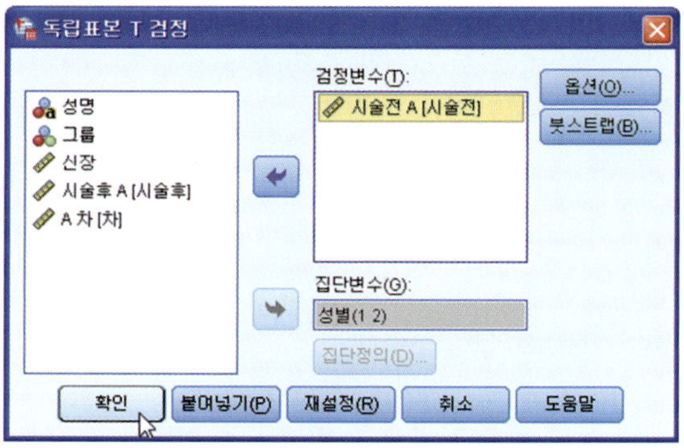

⑥ 독립표본 t-검정의 결과이다.

- 집단통계량에서 성별 간 숫자와 평균, 표준편차, 평균의 표준오차를 보여준다.
- 분산의 동질성에 대한 Levene의 등분산 검정
  유의확률이 0.05보다 크면 등분산이 가정되는 것으로 보고, 0.05보다 작으면 등분산이 가정되지 않는 것으로 본다. 여기서는 0.268로 0.05보다 크므로 등분산이 가정되는 것으로 본다.
- 평균의 동일성에 대한 t-검정
  유의확률이 0.05보다 크면 두 집단의 차이가 없는 것이고, 0.05보다 작으면 두 집단이 차이가 있는 것이다. 여기서는 등분산 가정된 경우의 유의확률이 0.497이므로 두 집단은 차이가 없는 것으로 본다.
- 차이의 95% 신뢰구간 : 상한값과 하한값 사이에 0을 포함하면 두 집단이 차이가 없는 것이며, 0을 포함하지 않으면 차이가 있는 것이다. 분석결과, 차이의 95% 신뢰구간은 0을 포함하므로 두 집단의 차이가 없는 것으로 본다.

집단통계량

	성별	N	평균	표준편차	평균의 표준오차
시술전A	남자	9	47.78	3.632	1.211
	여자	15	49.00	4.488	1.159

독립표본검정

		Levene의 등분산 검정		평균의 동일성에 대한 t-검정						
		F	유의확률	t	자유도	유의확률 (양쪽)	평균차	차이의 표준오차	차이의 95% 신뢰구간	
									하한	상한
시술전A	등분산이 가정됨	1.294	.268	-.691	22	.497	-1.222	1.770	-4.892	2.448
	등분산이 가정되지 않음			-.729	19.851	.474	-1.222	1.676	-4.720	2.275

(2) 짝지은 두 모평균의 가설 검정(Paired t-검정)

A시술 전과 후의 수면의 질에 유의한 차이가 있는지를 앞의 [실습예제 1]을 이용하여 검정해 보자. 분석순서는 다음과 같다.

- **1단계** : A시술을 한 집단(실험군)을 선택한다.
- **2단계** : 대응표본 t-검정을 실시한다.

① [데이터]–[케이스 선택]을 선택한다.

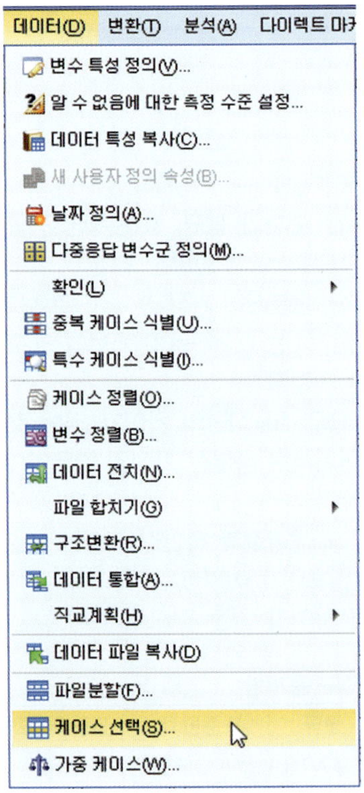

② [조건을 만족하는 케이스]를 선택한다.

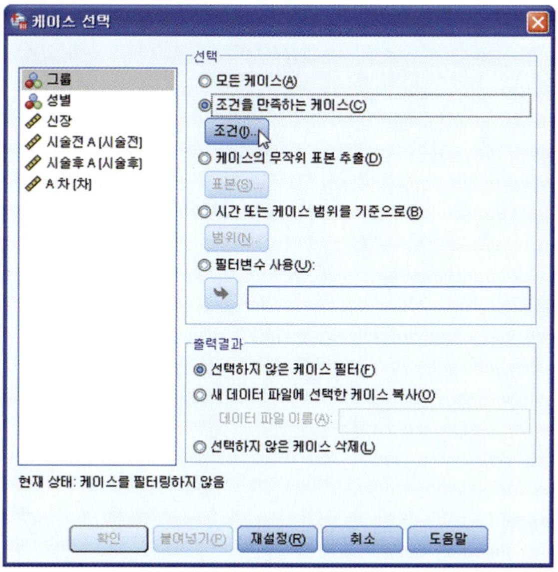

③ 조건을 지정할 변수를 선택하고, [케이스 선택 : 조건] 대화상자의 숫자패드나 키보드를 이용하여 [그룹] 변수 다음에 '=1'을 입력하고 수식을 완성하고 [계속]을 누른다.

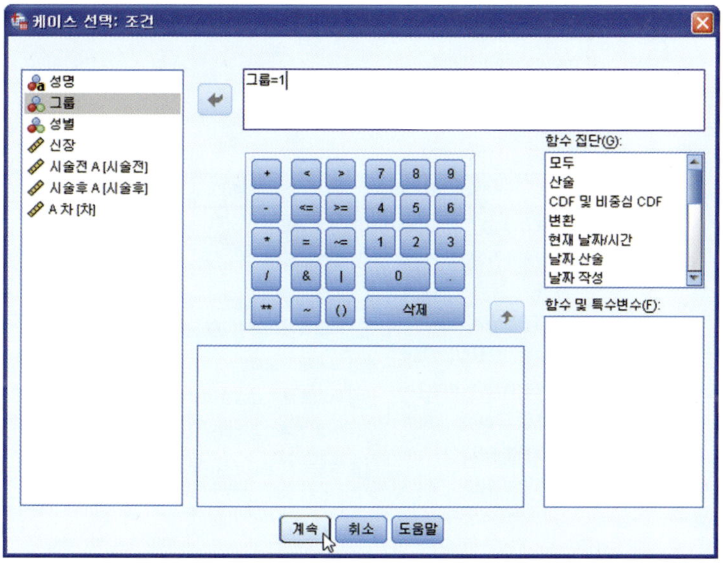

④ 케이스 선택결과를 확인한다. 오른쪽에 [filter_$] 변수가 생성되었고 [그룹] 변수에 2값을 가진 데이터는 '/'가 그어져 있고 필터링 되었다. 즉 시술을 한 집단(실험군)만 선택되었다.

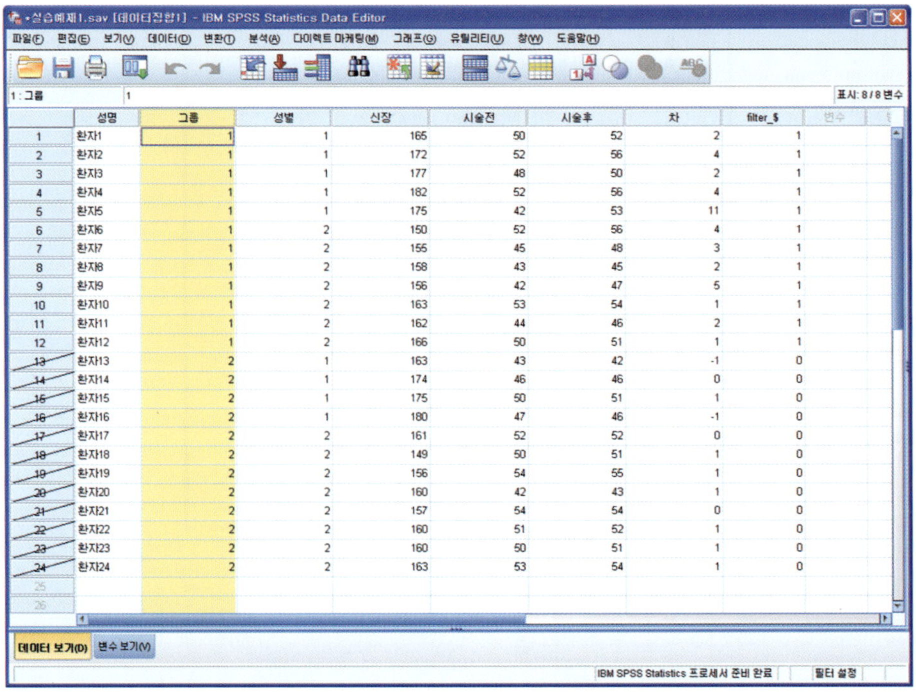

⑤ [분석]-[평균비교]-[대응표본 t-검정]을 선택한다.

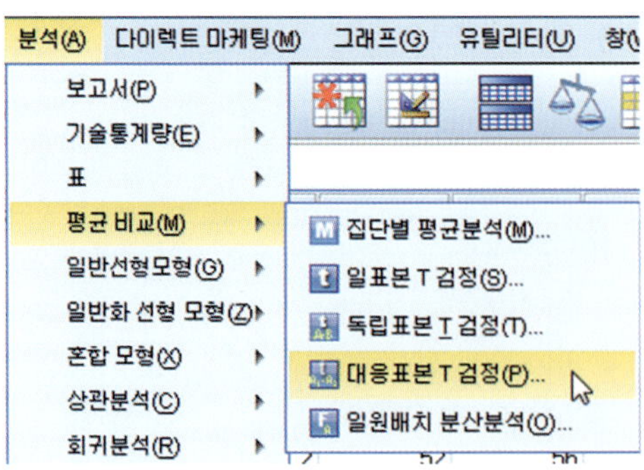

⑥ 분석대상 변수를 선택한다. 여러 개를 선택할 경우, 먼저 1개의 변수를 선택한 후 [Ctrl] 또는 [Shift]를 누른 상태에서 다른 변수를 선택하면 된다. [Ctrl]은 불연속적으로 나열된 변수를 선택할 때 주로 사용하며, [Shift]는 연속적으로 이어진 여러 개의 변수를 선택할 때 주로 사용한다.

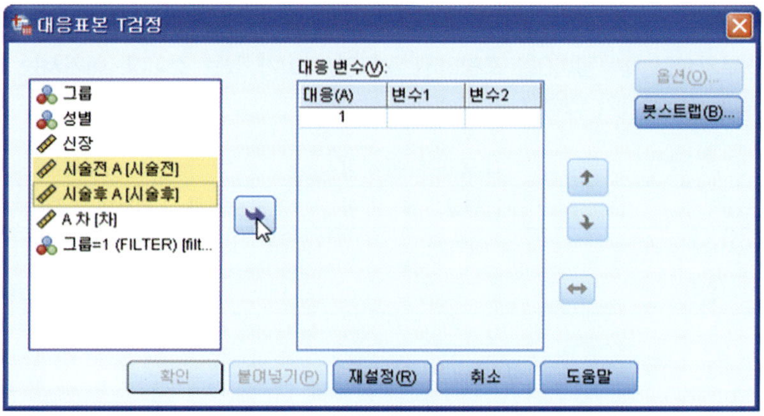

⑦ [확인]을 누른다.

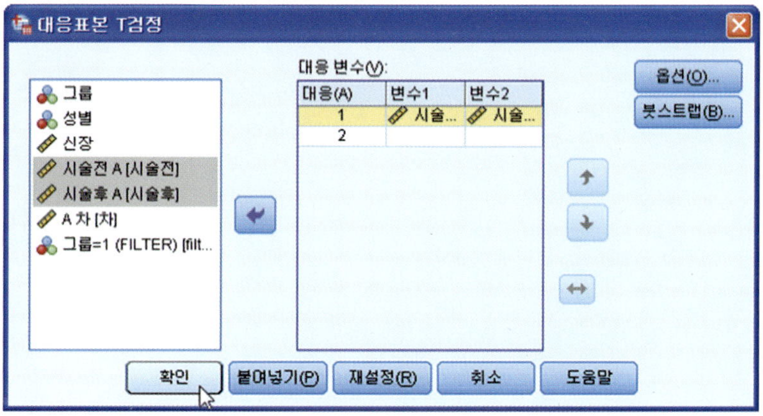

⑧ 대응표본 t-검정의 결과이다.

- 대응표본 통계량에서는 두변수의 평균, 자료의 수, 표준편차, 평균의 표준오차를 보여준다.
- 대응표본 검정에서 유의확률이 0.05보다 크면 두 집단에 차이가 있지 않는 것이고 0.05보다 작으면 두 집단에 차이가 있는 것이다. 대응표본 검정결과, 유의확률이 0.001이므로 시술 전과 후에 차이가 있다고 본다.
- 차이의 95% 신뢰구간 : 상한과 하한값 사이에 0을 포함하면 두 집단이 차이가 없는 것이며(즉 귀무가설이 채택됨), 0을 포함하지 않으면 차이가 있는 것이다. 여기서는 0을 포함하지 않으므로 차이가 있다고 볼 수 있다.

대응표본 통계량

		평균	N	표준편차	평균의 표준오차
대응1	시술전A	47.75	12	4.288	1.238
	시술후A	51.17	12	3.996	1.154

대응표본 상관계수

		N	상관계수	유의확률
대응1	시술전A&시술후A	12	.788	.002

대응표본 검정

		대응차					t	자유도	유의확률 (양쪽)
		평균	표준편차	평균의 표준오차	차이의 95% 신뢰구간				
					하한	상한			
대응1	시술전A-시술후A	−3.417	2.712	.783	−5.140	−1.693	−4.364	11	.001

(3) 일원분산분석(one-way ANOVA)

시술(A, B, C)에 따라서 수면의 질에 유의한 차이가 있는지를 앞의 [실습예제 2]를 이용하여 검정해 보자. 집단이 3개이고, 수면의 질의 차이를 알아보는 것이므로 일원분산분석을 사용하며, 어느 집단에서 차이가 있는지를 알기 위해 사후검정을 실시한다. 일원분산분석은 독립변수가 명목척도이고, 종속변수가 연속척도일 때 사용할 수 있다.

[실습예제2]의 분석을 위해 필요한 자료를 확인한다. 집단은 A시술이면 1, B시술이면 2, C시술이면 3으로 입력하고, 시술 전후의 수면의 질에 대한 값을 입력한다.

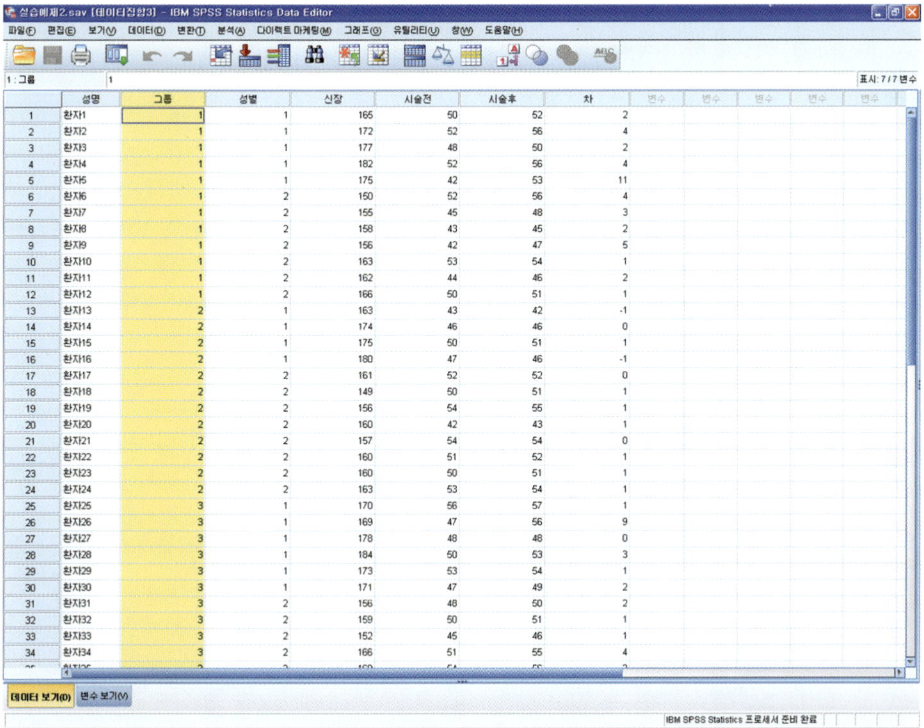

	성명	그룹	성별	신장	시술전	시술후	차
1	환자1	1	1	165	50	52	2
2	환자2	1	1	172	52	56	4
3	환자3	1	1	177	48	50	2
4	환자4	1	1	182	52	56	4
5	환자5	1	1	175	42	53	11
6	환자6	1	2	150	52	56	4
7	환자7	1	2	155	45	48	3
8	환자8	1	2	158	43	45	2
9	환자9	1	2	156	42	47	5
10	환자10	1	2	163	53	54	1
11	환자11	1	2	162	44	46	2
12	환자12	1	2	166	50	51	1
13	환자13	2	1	163	43	42	-1
14	환자14	2	1	174	46	46	0
15	환자15	2	1	175	50	51	1
16	환자16	2	1	180	47	46	-1
17	환자17	2	2	161	52	52	0
18	환자18	2	2	149	50	51	1
19	환자19	2	2	156	54	55	1
20	환자20	2	2	160	42	43	1
21	환자21	2	2	157	54	54	0
22	환자22	2	2	160	51	52	1
23	환자23	2	2	160	50	51	1
24	환자24	2	2	163	53	54	1
25	환자25	3	1	170	56	57	1
26	환자26	3	1	169	47	56	9
27	환자27	3	1	178	48	48	0
28	환자28	3	1	184	50	53	3
29	환자29	3	1	173	53	54	1
30	환자30	3	1	171	47	49	2
31	환자31	3	2	156	48	50	2
32	환자32	3	2	159	50	51	1
33	환자33	3	2	152	45	46	1
34	환자34	3	2	166	51	55	4

① 1단계

① [분석]–[평균비교]–[일원배치 분산분석]을 선택한다.

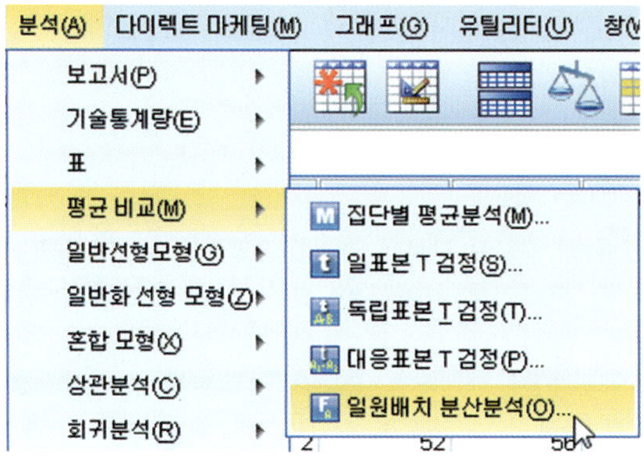

② 종속변수와 요인이 될 변수를 선택하고, 확인을 누른다.
[차] → 종속변수
[그룹] → 요인분석

③ 옵션 선택
[기술통계] 각 그룹의 평균과 표준편차를 분석
[분산 동질성 검정] 일원분산분석의 가정인 분산의 동질성을 확인

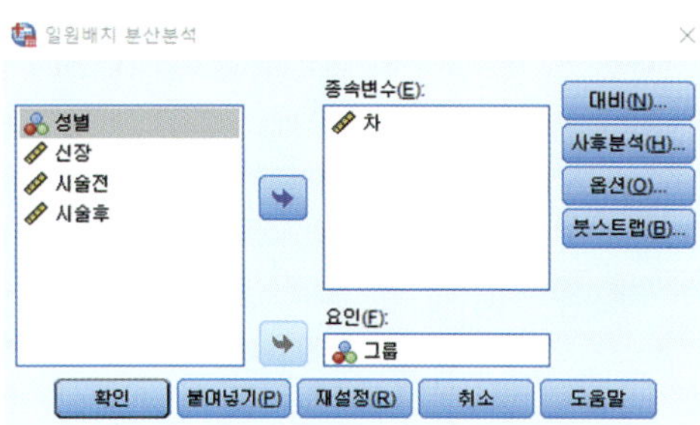

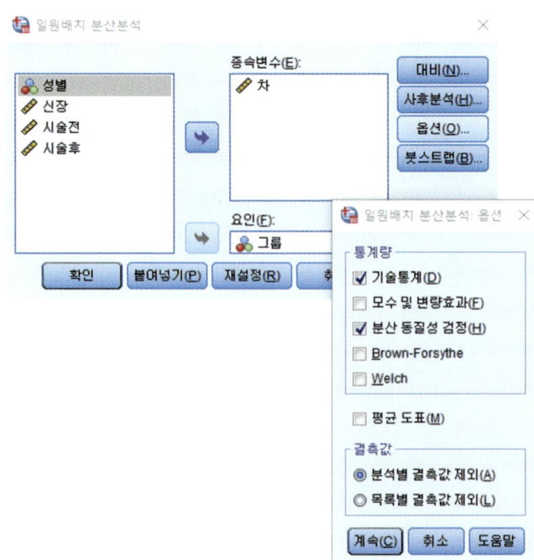

④ 기술통계 표는 각 그룹의 평균과 표준편차를 나타낸다.
⑤ 분산의 동질성을 확인한다.
Levene 통계량의 유의확률이 0.176으로 0.05보다 크므로 등분산성을 가정하고 ANOVA 표의 F검증값과 유의확률을 확인하다.
만약 분산이 동질하지 않으면 비모수검정을 실시해야 한다.
⑥ 일원배치분산분석은 집단-간과 집단-내로 나누어져 있다.
- 유의확률은 F-검정의 유의수준을 나타낸다. 유의수준(α)을 0.05로 설정하였을 때 0.05보다 작으면 하나 이상의 집단이 다른 집단과 차이가 있는 것이고, 0.05보다 크면 차이가 있지 않는 것이다.
- 수면의 질은 0.05보다 작으므로 집단별 유의한 차이가 있다.
- 집단 간 유의한 차이가 나왔을 경우 어떤 집단의 평균이 차이가 나는지를 알기 위해서는 사후검정을 해야 한다.

기술통계

차

	N	평균	표준편차	표준오차	평균에 대한 95% 신뢰구간		최소값	최대값
					하한	상한		
1	12	3.42	2.712	.783	1.69	5.14	1	11
2	12	.42	.793	.229	.92	.92	-1	1
3	12	2.25	2.379	.687	.74	3.76	0	9
전체	36	2.03	2.420	.403	1.21	2.85	-1	11

분산의 등질성 검정

차

Levene 통계량	자유도1	자유도2	유의확률
1.831	2	33	.176

ANOVA

차

	제곱합	자유도	평균제곱	F	유의확률
집단-간	54.889	2	27.444	6.034	.006
집단-내	150.083	33	4.548		
합계	204.972	35			

```
ONEWAY 차 by 그룹
  /STATISTICS DESCRIPTIVES HOMOGENEITY
  /MISSING ANALYSIS.
```

② 2단계

[1단계]에서의 결과 수면의 질에서 집단 간 유의한 차이가 나왔으므로 어떤 집단의 평균이 차이가 나는지 알아보기 위해 사후검정을 실시한다.

① [분석]-[평균비교]-[일원배치 분산분석]을 선택한다.

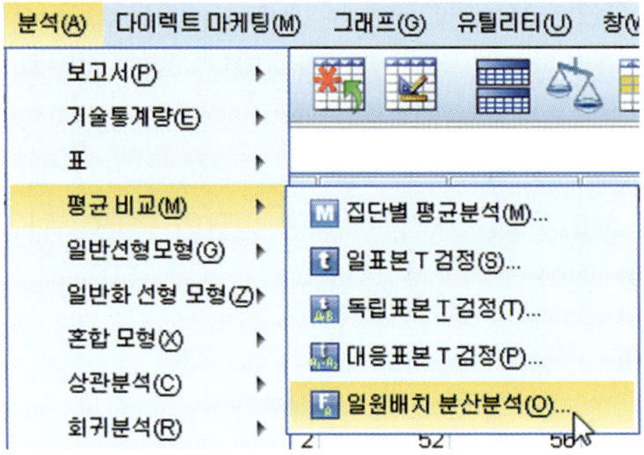

② 종속변수와 요인(그룹)이 될 변수를 선택하고, 사후분석을 누른다.

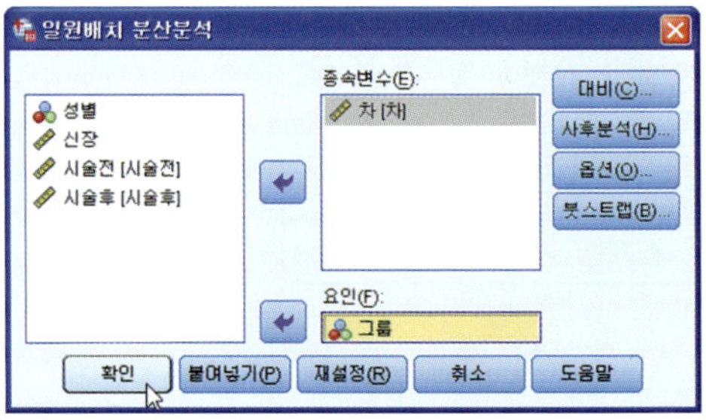

③ 사후검정 방법(Scheffe(C))을 선택하고 계속을 누른다.

❋ 사후검정 방법

- 어느 집단들 간의 평균의 차이가 있는지 조사하는 방법. 전체적인 유의수준을 유지하면서 분산분석 후 개별집단비교방법을 사후검정 또는 다중비교(multiple comparison)라고 한다.
- 다중비교법 선택원칙
  - 연구목적 : 검정력과 비교방법에 따라 선택
    - Scheffe 검정이 가장 보수적, ANOVA 검정결과와 일치
    - LSD(Least Significance Difference) 검정은 ANOVA 결과가 유의하지 않아도 집단별비교에서 유의한 차이를 나타낼 수 있다.
    - Tukey(Tukey HSD, Honestly Significant Difference) 검정은 중간정도에 해당
  - 집단별 표본크기 : 모든 집단의 표본크기가 동일한지 다른지에 따라 선택
    - Scheffe, Bonferroni 검정은 각 집단의 표본크기가 다를 때도 사용가능
    - 그 외 방법은 각 집단의 표본크기가 같을 때에만 사용
    - Tukey 검정은 사용가능하나 검정력이 낮아지는 단점이 있음

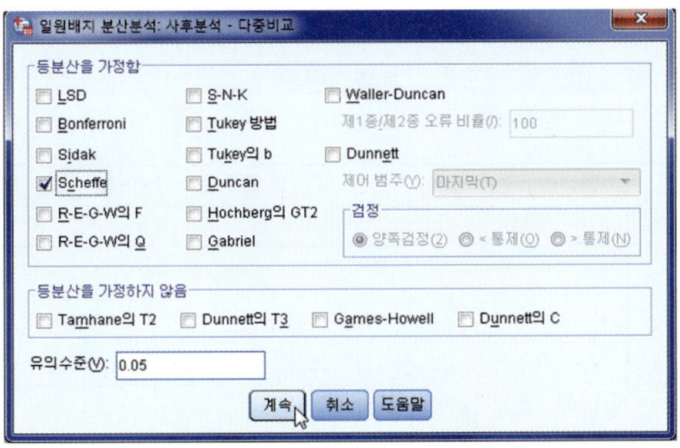

④ [확인]을 누른다.

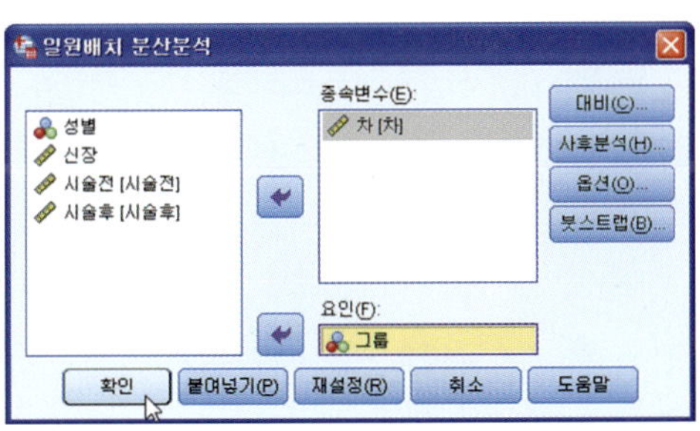

⑤ 사후분석의 결과이다.

- Scheffe 방법의 결과이다. 다중비교에서 유의확률이 유의수준(α)을 0.05로 설정하였을 때 0.05보다 작으면 두 집단 간의 차이가 있는 것이고 0.05보다 크면 차이가 있지 않는 것이다.
- 동일집단군에서 동일한 부집단에 있는 것은 차이가 유의하지 않은 것이며, 다른 부집단에 위치할 경우 유의한 차이가 있는 것이다. A, B시술은 각각 부집단2와 부집단1에 위치하므로 A와 B그룹은 집단간 유의한 차이가 있다고 결론짓는다.

다중비교

차
Scheffe

(I) 그룹	(J) 그룹	평균차(I−J)	표준오차	유의확률	95% 신뢰구간	
					하한값	상한값
1	2	3.000*	.871	.006	.77	5.23
	3	1.167	.871	.417	−1.06	3.40
2	1	−3.000*	.871	.006	−5.23	−.77
	3	−1.833	.871	.125	−4.06	.40
3	1	−1.167	.871	.417	−3.40	1.06
	2	1.833	.871	.125	−.40	4.06

* 평균차는 0.05 수준에서 유의합니다.

동일집단군

차
Scheffe[a]

그룹	N	유의수준 = 0.05에 대한 부집단	
		1	2
2	12	.42	
3	12	2.25	2.25
1	12		3.42
유의확률		.125	.417

동일집단군에 있는 집단에 대한 평균이 표시됩니다.
a. 조화평균 표본 크기 12.000을(를) 사용합니다.

6) 비모수통계 검정

(1) 카이제곱 검정(chi-square test, X^2 검정)

그룹과 성별에 관련성이 있는지를 알아보기 위해서는 카이제곱 검정을 이용한다. 카이제곱 검정은 두 변수가 모두 범주형일 때 사용할 수 있다. 교차분석은 특정그룹간 빈도분포를 비교하기 위한 분석이며, 교차분석 후, 그룹 간 차이가 유의한지를 판단하는 분석이 카이제곱 검정이다. 교차분석은 ① 전체의 20% 미만에서 기대빈도 <5, ② 기대빈도 ≥1이어야 한다.

이 조건을 충족하지 못한 경우에는 Fisher의 정확한 검정(Fisher's Exact test)을 사용하게 된다.

① [실습예제1]의 분석을 위해 필요한 자료를 확인한다. 그룹은 실험군이면 1, 대조군이면 2로 입력하고, 성별은 남성이면 1, 여성이면 2로 입력한다.

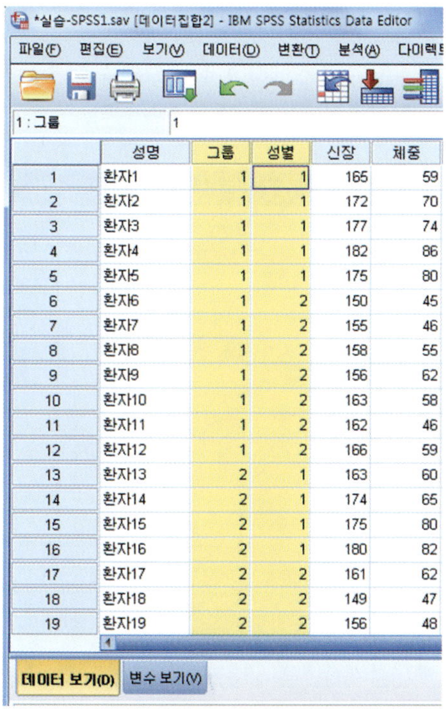

	성명	그룹	성별	신장	체중
1	환자1	1	1	165	59
2	환자2	1	1	172	70
3	환자3	1	1	177	74
4	환자4	1	1	182	86
5	환자5	1	1	175	80
6	환자6	1	2	150	45
7	환자7	1	2	155	46
8	환자8	1	2	158	55
9	환자9	1	2	156	62
10	환자10	1	2	163	58
11	환자11	1	2	162	46
12	환자12	1	2	166	59
13	환자13	2	1	163	60
14	환자14	2	1	174	65
15	환자15	2	1	175	80
16	환자16	2	1	180	82
17	환자17	2	2	161	62
18	환자18	2	2	149	47
19	환자19	2	2	156	48

② [분석]–[기술통계량]–[교차분석]을 선택한다.

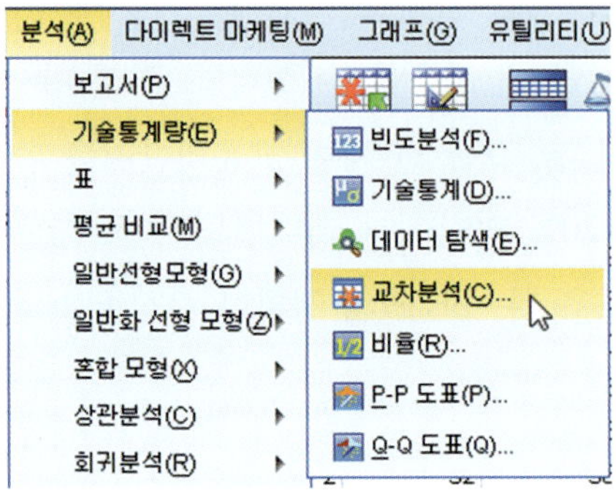

③ 분석을 위해 행변수와 열변수를 선택하여 각각 오른쪽 행변수란과 열변수란으로 옮긴다. 분석에 필요한 검정변수를 선택한 후, [통계량]을 누른다.

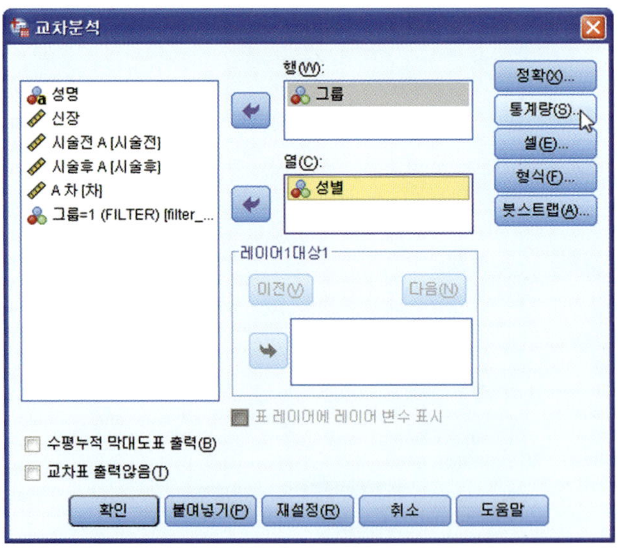

④ [교차분석 : 통계량] 대화상자에서 [카이제곱]을 선택하고 [계속]을 누른다.

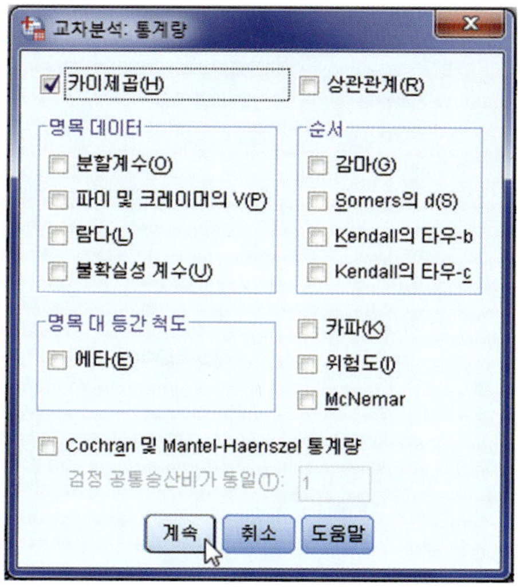

⑤ [셀]을 누른다.

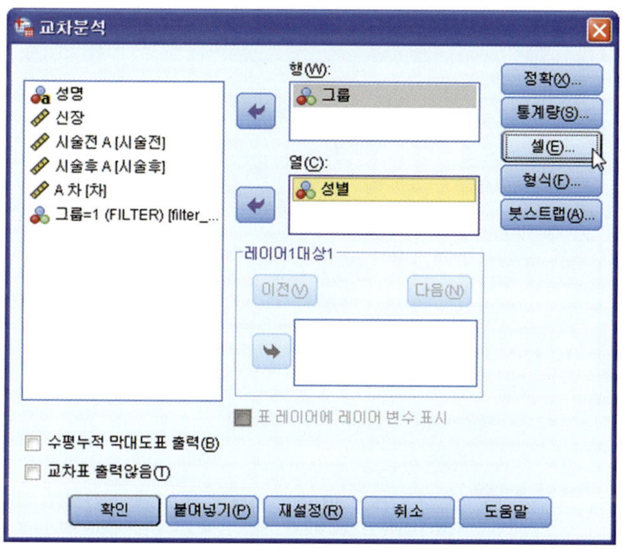

⑥ [관측빈도]를 선택하고, 퍼센트에서 [행]을 선택한 후 [계속]을 누른다.

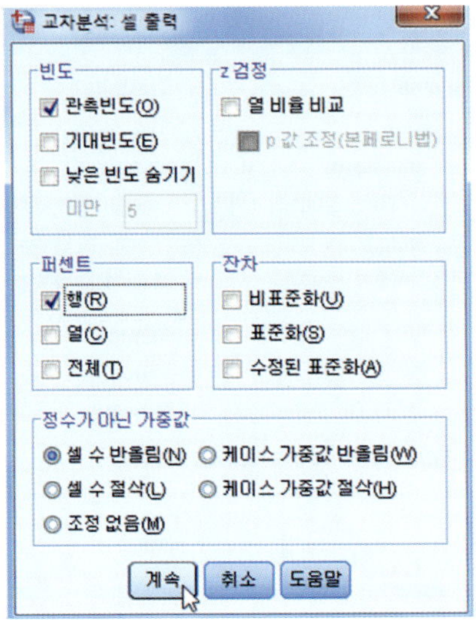

⑦ [확인]을 누른다.

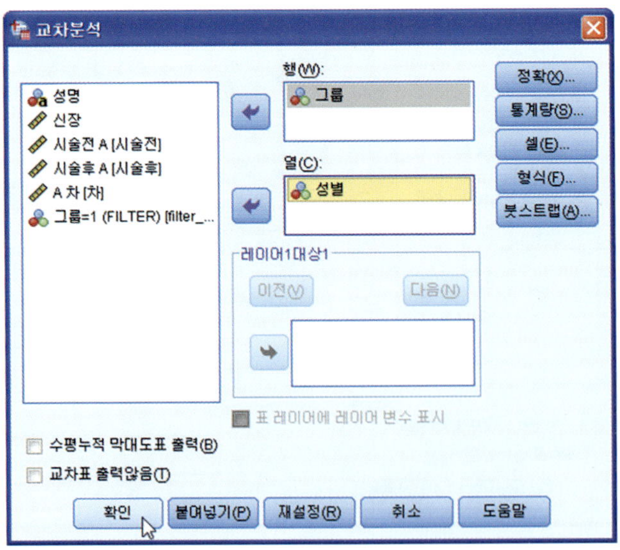

⑧ 교차분석(카이제곱 검정)의 결과이다.

- 그룹*성별 교차표에는 그룹과 성별의 교차된 빈도를 보여준다.
- Pearson 카이제곱 검정 : 유의확률이 0.05보다 작으면 두 집단이 관련이 있고, 0.05보다 크면 관련이 없는 것으로 본다.
- 분석결과는 50.0%가 5보다 작은 기대빈도를 가지므로 Fisher의 정확한 검정의 정확한 유의확률 1.000으로 보아야 하며 두 집단 간의 성별에 차이가 없는 것으로 나타났다(결론은 Pearson 카이제곱과 같은 결과이다.) 특히 이 자료는 2×2이므로 정확한 유의확률로 해석해야 한다.)

케이스 처리 요약

	케이스					
	유효		결측		전체	
	N	퍼센트	N	퍼센트	N	퍼센트
그룹*성별	24	100.0%	0	.0%	24	100.0%

그룹*성별 교차표

			성별		전체
			1	2	
그룹	1	빈도	5	7	12
		그룹 중%	41.7%	58.3%	100.0%
	2	빈도	4	8	12
		그룹 중%	33.3%	66.7%	100.0%
전체		빈도	9	15	24
		그룹 중%	37.5%	62.5%	100.0%

카이제곱 검정

	값	자유도	점근 유의확률 (양측검정)	정확한 유의확률 (양측검정)	정확한 유의확률 (단측검정)
Pearson 카이제곱	.178[a]	1	.673		
연속수정[b]	.000	1	1.000		
우도비	.178	1	.673		
Fisher의 정확한 검정				1.000	.500
선형 대 선형결합	.170	1	.680		
유효 케이스 수	24				

a. 2셀(50.0%)은(는) 5보다 작은 기대 빈도를 가지는 셀입니다. 최소 기대빈도는 4.50입니다.
b. 2×2 표에 대해서만 계산됨

(2) 독립 2 표본

- **모수적 방법** : independent t-test
- **비모수적 방법** : Mann-Whitney U-test, Median test, Wilcoxon rank sum test

그룹에 따라 기능적 팔뻗기 검사(functional reach test, FRT)에서 차이가 나는지를 비모수적 방법을 통해 검정하는 절차는 다음과 같다.

① 분석이 필요한 자료를 입력한다.

그룹	FRT
실험군	12.30
실험군	15.21
실험군	18.12
실험군	13.22
실험군	12.31
실험군	16.22
대조군	29.00
대조군	25.27
대조군	38.60
대조군	22.50
대조군	25.10

	그룹	FRT
1	1	12.30
2	1	15.21
3	1	18.12
4	1	13.22
5	1	12.31
6	1	16.22
7	2	29.00
8	2	25.27
9	2	38.60
10	2	22.50
11	2	25.10

② [분석]-[비모수 검정]-[레거시 대화 상자]-[독립 2-표본]을 선택한다.

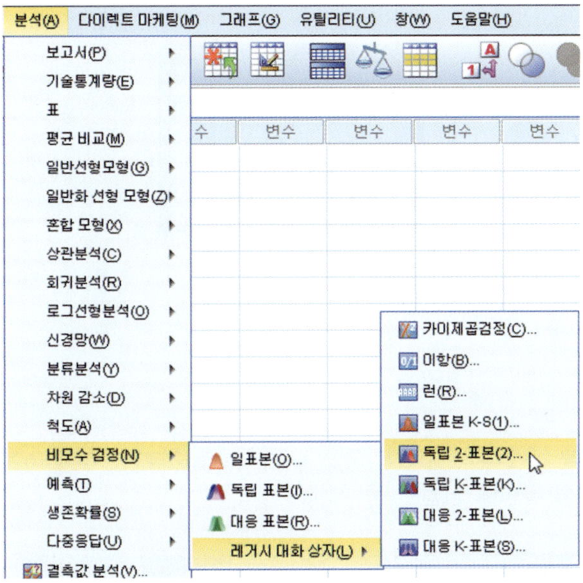

③ 분석하고자 하는 변수를 [검정변수]로 선택하고 [집단변수]에는 그룹을 선택한다.

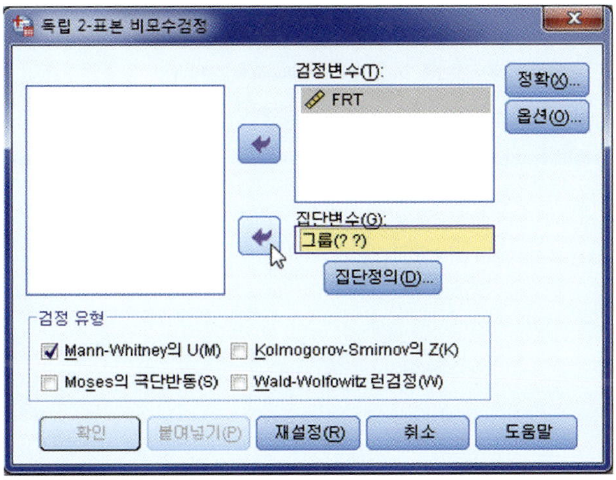

④ [집단정의]를 선택하여 실험군을 의미하는 1과 대조군을 의미하는 2를 입력한 후 [계속]을 누른다.

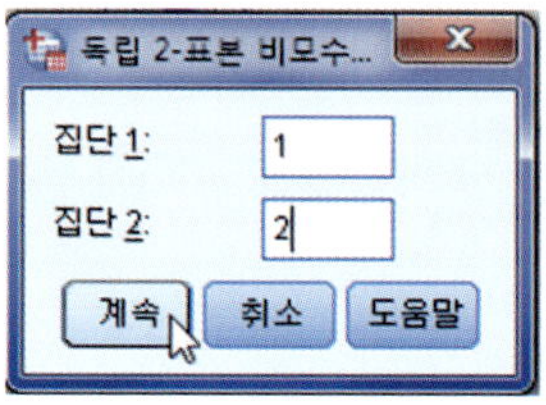

⑤ [검정 유형]을 선택하고 [확인]을 누른다. 여기서는 [Mann-Whitney의 U]검정을 선택하였으며, 다른 검정 유형도 방법은 동일하다.

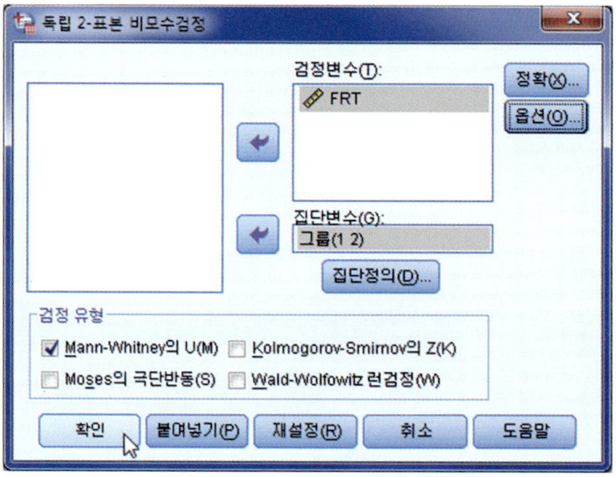

⑥ Mann-Whitney의 U 검정 결과이다. FRT를 그룹별로 순위를 구하여 각각의 평균 순위와 순위합을 나타내고 있다. 검정에서의 귀무가설은 'H_0 : 실험군과 대조군 간의 FRT는 같다'이며, 근사 유의확률이 0.006으로 유의확률(α=0.05)보다 작으므로 귀무가설을 기각하여 실험군(1)이 대조군(2)보다 FRT가 작다고 볼 수 있다.

순 위

	그룹	N	평균순위	순위합
FRT	1	6	3.50	21.00
	2	5	9.00	45.00
	합계	11		

검정 통계량[b]

	FRT
Mann-Whitney의 U	.000
Wilcoxon의 W	21.000
Z	-2.739
근사 유의확률(양측)	.006
정확한 유의확률 [2*(단측 유의확률)]	.004[a]

a. 동률에 대해 수정된 사항이 없습니다.
b. 집단변수 : 그룹

(3) 독립 K 표본

- **모수적 방법** : one-way ANOVA
- **비모수적 방법** : Kruskal-Wallis test, Jackheere-Tarpstra test, Median test

세 개의 그룹에 따라 기능적 팔뻗기 검사(functional reach test, FRT)에서 차이가 나는지를 비모수적 방법을 통해 검정하는 절차는 다음과 같다.

① 분석이 필요한 자료를 입력한다.

그룹	FRT
A	12.30
A	15.21
A	18.12
A	13.22
A	12.31
A	16.22
B	29.00
B	25.27
B	38.60
B	22.50
B	25.10
C	20.21
C	19.54
C	21.33
C	24.56
C	18.43

	그룹	FRT
1	1	12.30
2	1	15.21
3	1	18.12
4	1	13.22
5	1	12.31
6	1	16.22
7	2	29.00
8	2	25.27
9	2	38.60
10	2	22.50
11	2	25.10
12	3	20.21
13	3	19.54
14	3	21.33
15	3	24.56
16	3	18.43

② [분석]−[비모수 검정]−[레거시 대화 상자]−[독립 K−표본]을 선택한다.

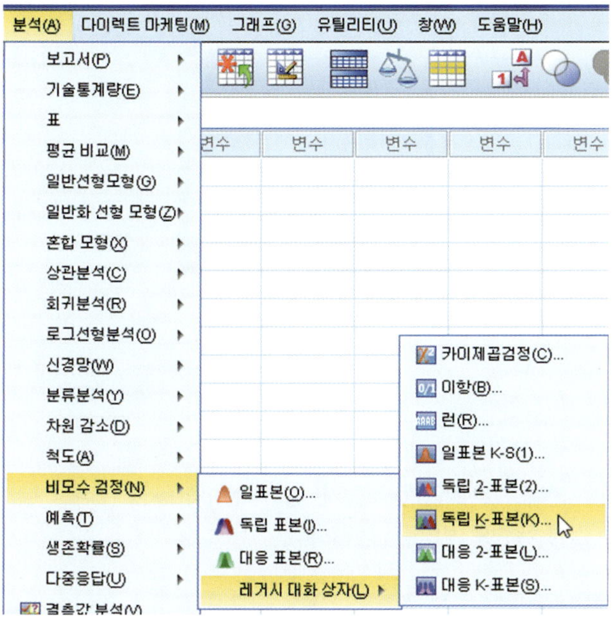

③ 분석하고자 하는 변수를 [검정변수]로 선택하고 [집단변수]에는 그룹을 선택한 후 [범위지정]을 누른다.

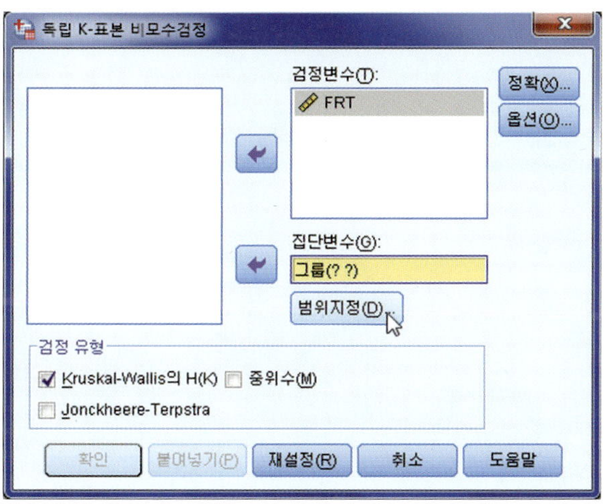

④ [집단변수]의 그룹 변수의 범위가 1에서 3 사이이므로 최소값과 최대값에 입력한 후 [계속]을 누른다.

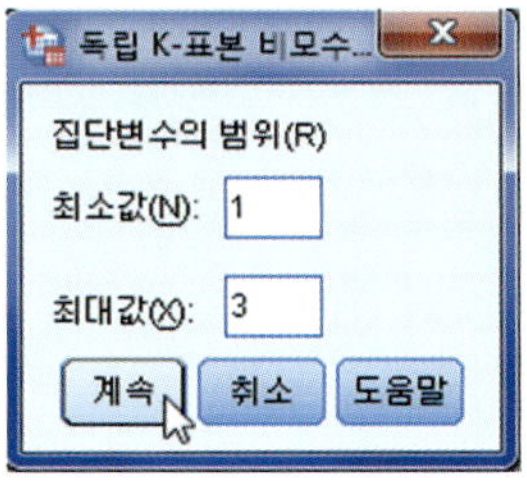

⑤ [검정 유형]을 선택하고 [확인]을 누른다. 여기서는 [Kruskal－Wallis test의 H]검정을 선택하였으며, 다른 검정 유형도 방법은 동일하다.

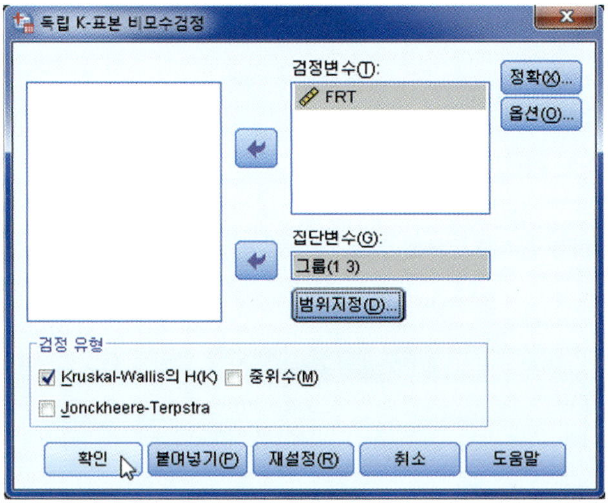

⑥ Kruskal-Wallis test의 H 검정 결과이다. FRT를 그룹별로 순위를 구하여 각각의 평균 순위를 나타내고 있다. 검정에서의 귀무가설은 'H_0 : 그룹 간의 FRT는 같다'이며, 근사 유의확률이 0.002로 유의확률(α=0.05)보다 작으므로 귀무가설을 기각하여 그룹에 따라 FRT가 차이가 있다고 볼 수 있다.

순위

	그룹	N	평균순위
FRT	1	6	3.50
	2	5	13.80
	3	5	9.20
	합계	16	

검정 통계량[a,b]

	FRT
카이제곱	12.922
자유도	2
근사 유의확률	.002

a. Kruskal Wallis 검정
b. 집단변수 : 그룹

(4) 대응 2 표본

- **모수적 방법** : paired t-test
- **비모수적 방법** : Wilcoxon signed rank test, Sign test

운동 프로그램 전과 후의 기능적 팔뻗기 검사(functional reach test, FRT) 결과의 변화 차이가 있는지 비모수적 방법을 통해 검정하는 절차는 다음과 같다.

① 분석에 필요한 자료를 입력한다.

대상자	FRT전	FRT후
환자1	21.33	38.60
환자2	15.21	22.50
환자3	18.12	25.10
환자4	13.22	25.27
환자5	12.31	24.56
환자6	16.22	22.50
환자7	29.00	23.14
환자8	25.27	20.21

	대상자	FRT전	FRT후
1	환자1	21.33	38.60
2	환자2	15.21	22.50
3	환자3	18.12	25.10
4	환자4	13.22	25.27
5	환자5	12.31	24.56
6	환자6	16.22	22.50
7	환자7	29.00	23.14
8	환자8	25.27	20.21

② [분석]-[비모수 검정]-[레거시 대화 상자]-[대응 2-표본]을 선택한다.

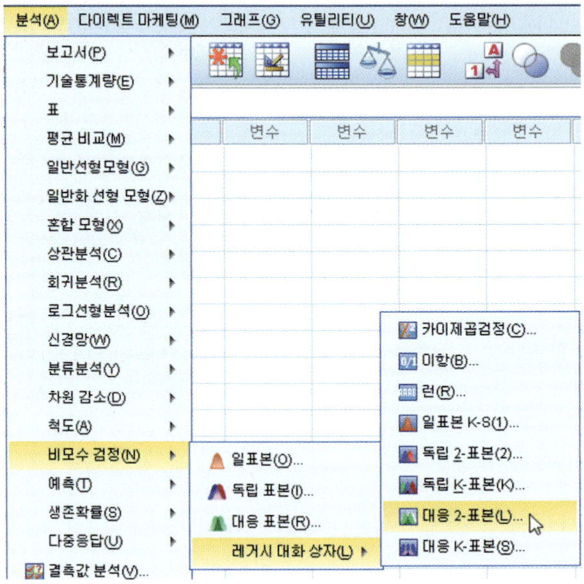

③ 분석하고자 하는 변수를 짝지어서 [검정쌍]으로 선택하고, [검정 유형]을 선택하고 [확인]을 누른다. 여기서는 [Wilcoxon]검정을 선택하였으며, 다른 검정 유형도 방법은 동일하다.

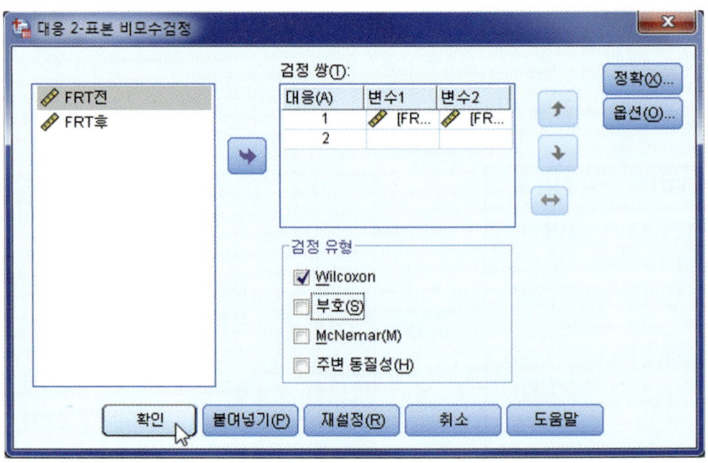

④ Wilcoxon signed rank test의 검정결과이다. 'FRT 후−FRT 전'을 계산하여 음의 순위(FRT 후−FRT 전=음수)와 양의 순위(FRT 후−FRT 전=양수) 그리고 동률(FRT 후−FRT 전=0)을 각각 계산하여 제시하고 있다. 여기서는 차이의 크기를 고려하여 계산한다.
검정에서의 귀무가설은 'H_0 : 중재 전후 FRT의 차이(FRT 후−FRT 전)의 중앙값이 0이다.'이며, 근사 유의확률이 0.036으로 유의확률(α=0.05)보다 작으므로 귀무가설을 기각하여 중재 전후 FRT의 차이가 있다고 볼 수 있다.

순위

		N	평균순위	순위합
FRT 후−FRT 전	음의 순위	2[a]	1.50	3.00
	양의 순위	6[b]	5.50	33.00
	동률	0[c]		
	합계	8		

a. FRT 후<FRT 전
b. FRT 후>FRT 전
c. FRT 후=FRT 전

검정 통계량[b]

	FRT 후−FRT 전
Z	−2.100[a]
근사 유의확률(양측)	.036

a. 음의 순위를 기준으로
b. Wilcoxon 부호순위 검정

7) 상관분석(Correlation analysis)

다음은 ○○재활병원의 환자를 대상으로 물리치료 횟수와 치료만족도에 관한 자료이다. 이를 바탕으로 물리치료 횟수와 치료만족도 간의 상관계수를 구해보자.

① 분석을 위해 필요한 자료를 입력한다.

○○병원의 치료만족도

물리치료횟수	치료만족도
15	5
6	4
4	3
4	3
2	1
2	2
2	3
16	5
2	5
3	4
3	2
3	1
3	3
4	3
5	5
1	2

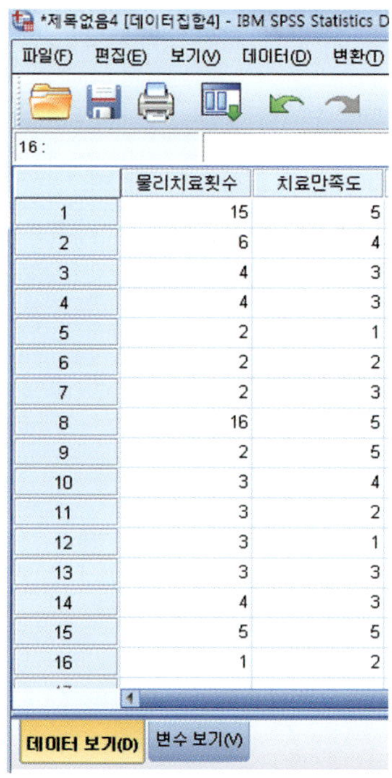

② [분석]–[상관분석]–[이변량 상관계수]를 선택한다.

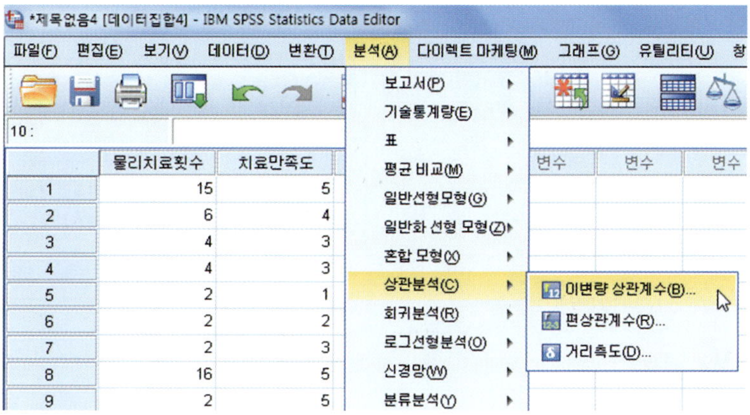

③ 분석대상 변수를 선택하여 오른쪽 변수란으로 옮긴다.

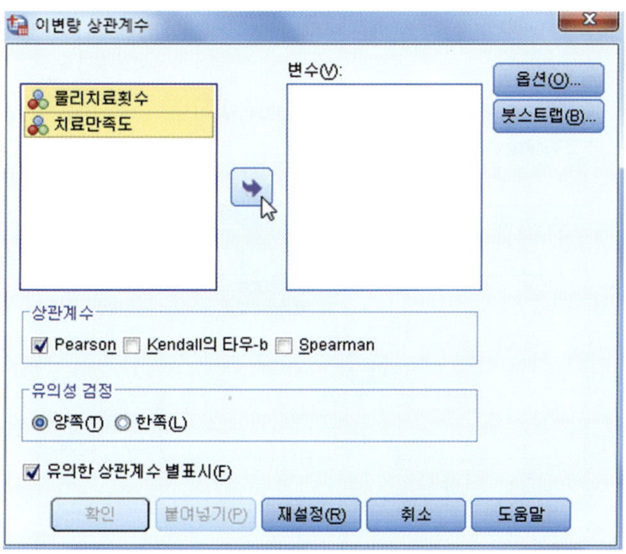

④ [옵션]을 눌러 [평균과 표준편차]를 선택하고 [계속]을 누른다.

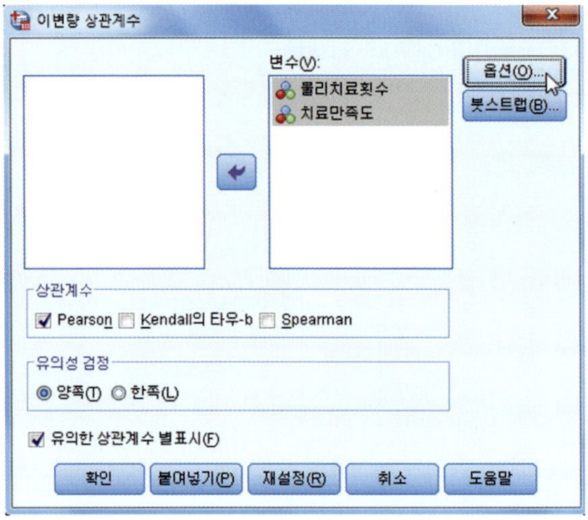

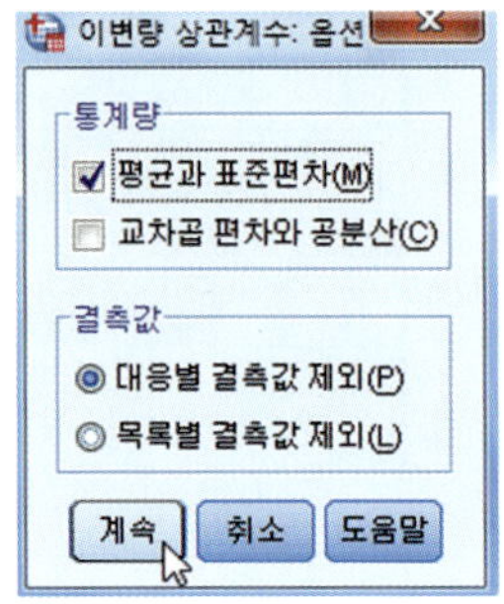

⑤ 상관계수 항목을 선택하고 [확인]을 누른다.

- 명목척도 : Kendall
- 순위척도 : Spearman(비모수검정 : 비정규분포)
- 양적척도 : Pearson(모수검정 : 정규분포)

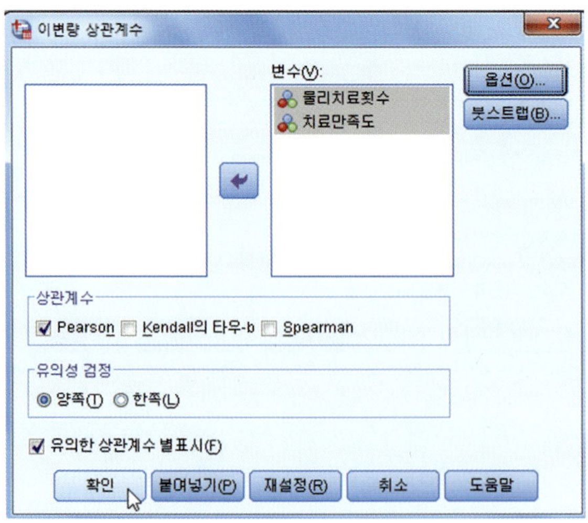

⑥ 상관분석 결과를 확인한다.

- Pearson의 상관계수는 정규분포를 가정하며 상관계수는 −1 ~ +1까지이다.
- 대각선은 자신과의 상관관계이므로 항상 1이며 1을 중심으로 대칭된다.
- 이 분석의 결과는 내원일수와 진료만족도의 상관계수가 0.603이므로 중등도의 정적 상관관계가 있으며, 통계적으로 0.05 수준에서 유의하다.

기술통계량

	평균	표준편차	N
물리치료횟수	4.69	4.408	16
치료만족도	3.19	1.377	16

상관계수

		물리치료횟수	치료만족도
물리치료횟수	Pearson 상관계수	1	.603*
	유의확률(양쪽)		.013
	N	16	16
치료만족도	Pearson 상관계수	.603*	1
	유의확률(양쪽)	.013	
	N	16	16

*상관계수는 0.05 수준(양쪽)에서 유의합니다.

8) 회귀분석(Regression analysis)

앞에서 사용한 ○○재활병원의 환자를 대상으로 한 물리치료 횟수와 치료만족도 자료를 다시 이용하자. 이제 물리치료 횟수에 따라 치료만족도에는 어떤 변화가 있는지를 함수관계로 분석해 보자.

(1) 개념

회귀분석은 독립변수(원인)와 종속변수(결과)간의 상호관련성 정도를 파악하는 분석방법이다. 즉 한 변수의 변화가 원인이 되어 다른 변수에 어느 정도 영향을 미치는지를 측정하는 방법으로, 두 변수의 인과관계를 분석할 때 많이 사용된다.

(2) 구분

독립변수의 수가 1개인 경우 단순회귀분석, 독립변수가 2개 이상인 경우 다중회귀분석이라고 구분한다.

(3) 전제조건

회귀분석을 실시하려면 기본적으로 표본의 측정값들이 선형을 이루어야 한다. 회귀진단은 선형회귀분석의 전제조건에 대한 검정방법이다. 따라서 회귀분석을 하기 위해서는 회귀모형에 적합한지의 전제조건을 확인해야 한다.

실제 측정값에서 회귀식에 의해 적합된 예측값을 뺀 것을 잔차라고 하며 회귀진단은 주로 잔차분석(Residual analysis)을 통하여 회귀모형의 적합성을 조사한다.

① 선형성(Linearity)

독립변수 X와 종속변수 Y의 선형적 관계를 조사한다.

② 정규성(Normality)

X에 대한 Y의 정규분포 가정을 오차항의 정규성으로 검정한다.

(Kolmogorov-Smirnov, Shapiro-Wilk test)

③ 등분산성(Homoscedasticity)

X에 대한 Y의 등분산성 가정을 오차항의 등분산성으로 검정한다.

(Levene test)

④ 독립성(Independence)

(X,Y) 이변량 자료의 임의성 가정을 오차항의 독립성으로 검정한다.

다중회귀에서 독립변수 X가 둘 이상일 때 다중공선성(multicollinearity)을 조사한다.

- 자기상관(반복측정으로 측정값들 간의 상관) : Durbin-Watson test
- 다중공선성(독립변수들 간의 상관관계) : Variance Inflation Factor(VIF)

⑤ 이상점(Outlier)

X,Y 측정값들 중에서 회귀모형에 영향을 주는 이상점이 있는지를 조사한다.

① 분석을 위해 필요한 자료를 입력한다.

○○병원의 치료만족도

15	5
6	4
4	3
4	3
2	1
2	2
2	3
16	5
2	5
3	4
3	2
3	1
3	3
4	3
5	5
1	2

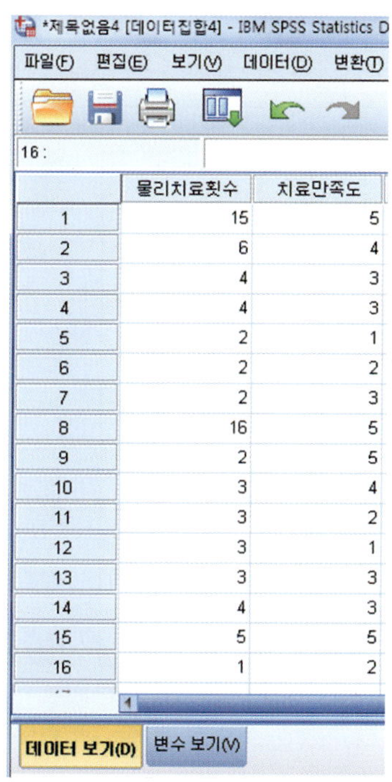

② [분석]-[회귀분석]-[선형]을 선택한다.

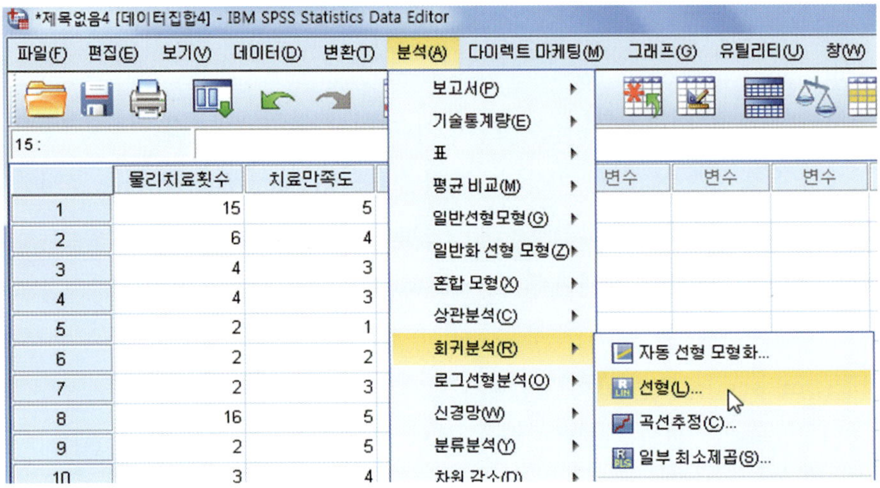

③ 분석대상 변수를 선택하여 오른쪽 독립변수와 종속변수란으로 옮긴다.

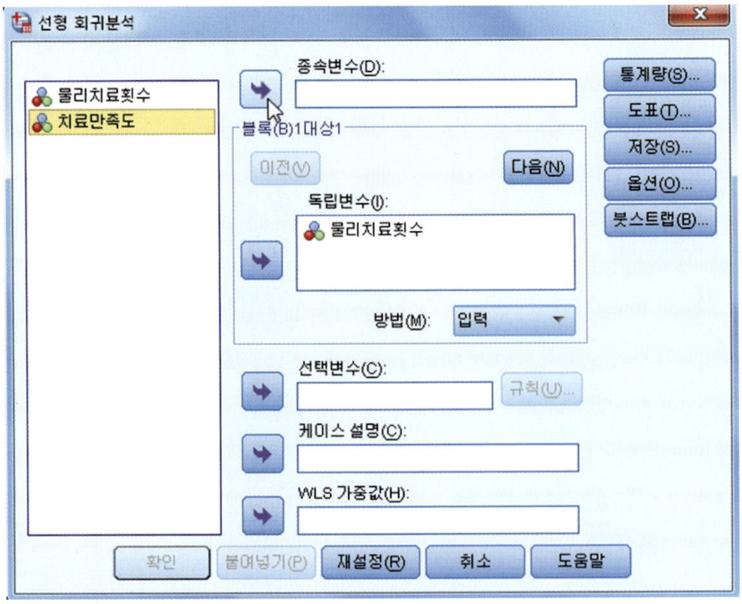

④ [도표]를 누른다.

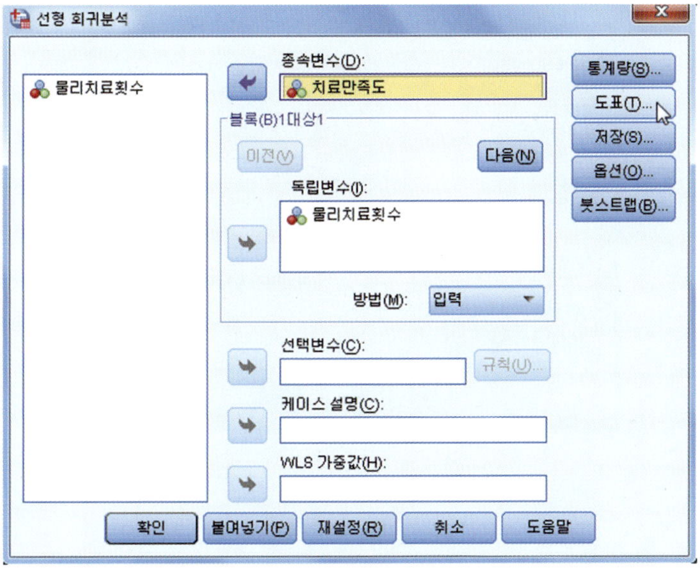

⑤ 잔차분석 도표 작성을 위하여 표준화예측값(ZPRED)과 표준화잔차(ZRESID)를 각각 선택하여 오른쪽 Y와 X란으로 옮긴다(잔차란 측정값과 이론적으로 예상한 값의 차를 말한다. 잔차를 연구하면 오차 및 이론식의 오류를 찾아낼 수 있어 잔차분석은 중요하다).

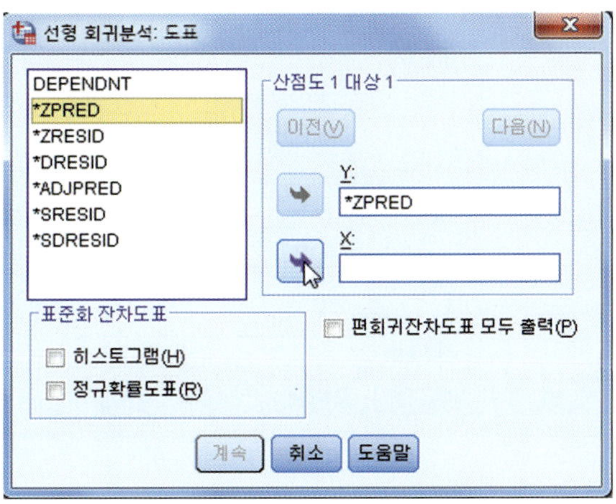

⑥ [표준화 잔차도표] 항목에서 히스토그램과, 정규확률분포를 선택하고 [계속]을 누른다.

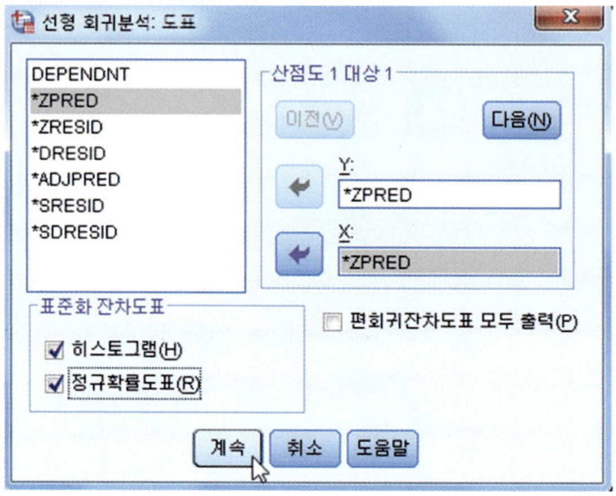

⑦ [통계량]을 누른다.

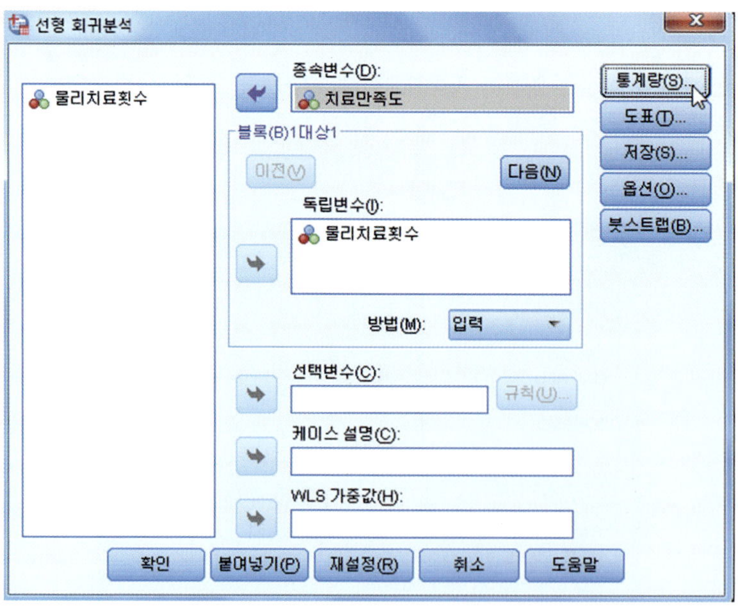

⑧ [케이스별 진단]을 선택하고 [밖으로 나타나는 이상값]을 선택한 후 [계속]을 누른다.

- 이상점을 가지는 케이스만을 선택하고자 할 때는 밖으로 나타나는 이상값을 선택하고 표준잔차의 이상값 범위로 3을 입력한다.

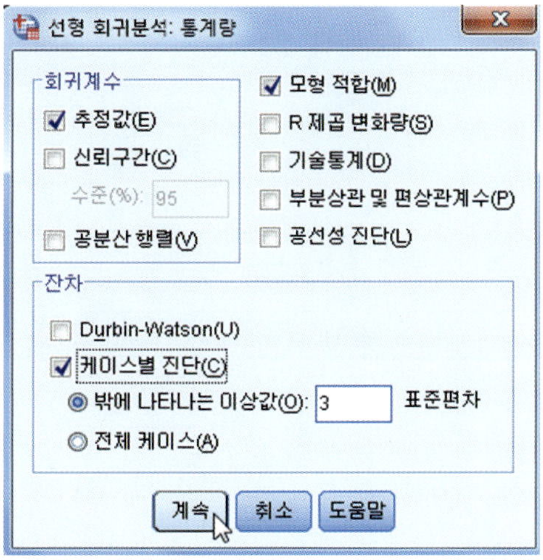

다중회귀분석

- 다중회귀분석을 할 경우에는
  - 자기상관(반복측정으로 측정값들 간의 상관) : Durbin–Watson test
  - 다중공선성(독립변수들 간의 상관관계) : Variance Inflation Factor(VIF)

  확인하기 위해 [공선성진단], [Durbin–Watson(U)]을 선택한다.
- Durbin–Watson 통계량은 0~4의 범위를 가지며, 2에 가까울수록 자기상관이 없다고 해석한다.
- Variance Inflation Factor(VIF)는 분산팽창지수를 의미하며 10 미만이면 다중공선성의 문제가 없다고 해석한다.

⑨ [확인]을 누른다.

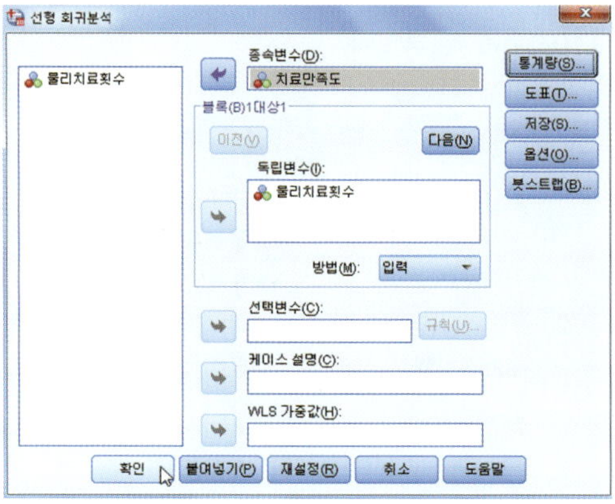

다중회귀분석

다중회귀분석을 할 경우 종속변수에 영향을 주는 독립변수의 수가 2개 이상인 경우, 관련된 독립변수를 [독립변수]란으로 이동시킨다. [독립변수]란 아래의 [방법]을 선택한다.

[방법]

① 입력 : 독립변수를 모두 한 번에 투입하여 회귀모형을 추정하는 방법이다. 강제로 모든 변수를 투입하게 되므로 유의미한 변수와 유의하지 않는 변수에 대한 모든 정보가 산출된다.

② 단계선택 : 회귀분석에 투입되는 독립변수들 가운데 설명력이 높은 변수들로 회귀모델을 구성하는 방법이다. 각 단계별로 설명력이 높은 변수에 대한 유의성 검증을 실시하여, 유의하지 않는 변수는 제거한다.

③ 제거 : 회귀분석을 실시하면서 연구자가 선택한 변수들이 강제로 제거되어 분석된다.

④ 후진 : 회귀분석에서 모든 독립변수를 포함하여 통계적 기준에 따라 중요도가 가장 낮은 변수부터 하나씩 제거되면서 분석이 진행되는 방법이다. 더 이상 제거될 필요가 없을 때(통계적 기준치), 중단되며, 제거 후 남아있는 변수들을 중요 변수에서 채택하여 분석한다.

⑤ 전진 : 회귀분석을 실시할 때 모든 독립변수를 포함하여 통계적 기준에 따라 중요도가 가장 높은 변수부터 하나씩 추가해 나가는 방법이다. 더 이상 중요한 변수가 없을 때(통계적 기준치) 중단한다.

단계적 회귀분석과 위계적 회귀분석

회귀분석의 목적은 변수들간의 인과관계를 확인하기 위함이다. 다중회귀분석을 실시하여 독립변수를 모두 한번에 투입해서 얻은 결과도 그 자체로 의미가 있다.

또한, 독립변수를 투입하는 방법에 따라 달라지는 효과를 분석하면서 결과를 비교, 확인하면 더욱 다양한 관점과 정보를 결과로 도출할 수 있다.

- 단계적 회귀분석 : 독립변수를 투입하는 과정에서 SPSS의 투입방법의 도움을 받아 유의한 변수를 찾고 변수의 투입량을 확인하는 것이다.
- 위계적 회귀분석 : 연구자의 판단에 의해 변수를 추가하여 투입하면서 그에 따른 변화를 확인하는 것이다.

⑩ 선형회귀분석의 결과이다.

- 진입/제거된 변수에서는 진입된 변수와 제거된 변수를 보여준다. 여기서는 [물리치료횟수]가 진입되었다.
- 모형요약에서는 R값을 보여준다. R값은 예측값과 관찰값 사이의 상관을 보여주는 것으로 −1∼+1까지이다.
- R 제곱값은 회귀모델로 설명할 수 있는 비율이며 0∼1까지이다. 이 값이 낮으면 적합하지 않은 모델로 볼 수 있다. 수정된 R제곱값은 이 모델이 더욱 적합하도록 수정한 것이다.
- 분산분석은 분산분석의 결과를 보여주며 모형에 대한 평가이다. 유의확률 값이 0.05보다 작으면 종속변수가 독립변수를 잘 설명할 수 있다는 것을 의미한다.
- 회귀선은 다음과 같이 도출되었다. y=2.304+0.189x

진입/제거된 변수[b]

모형	진입된 변수	제거된 변수	방법
1	물리치료횟수	.	입력

a. 요청된 모든 변수가 입력되었습니다.
b. 종속변수 : 치료만족도

모형 요약[b]

모형	R	R 제곱	수정된 R 제곱	추정값의 표준오차
1	.603[a]	.364	.319	1.136

a. 예측값 : (상수), 물리치료횟수
b. 종속변수 : 치료만족도

분산분석[b]

모형		제곱합	자유도	평균 제곱	F	유의확률
1	회귀 모형	10.356	1	10.356	8.018	.013[a]
	잔차	18.081	14	1.292		
	합계	28.438	15			

a. 예측값 : (상수), 물리치료횟수
b. 종속변수 : 치료만족도

계수[a]

모형		비표준화 계수		표준화 계수	t	유의확률
		B	표준오차	베타		
1	(상수)	2.304	.422		5.459	.000
	물리치료횟수	.189	.067	.603	2.832	.013

a. 종속변수 : 치료만족도

잔차 통계량[a]

	최소값	최대값	평균	표준편차	N
예측값	2.49	5.32	3.19	.831	16
잔차	−1.869	2.319	.000	1.098	16
표준 오차 예측값	−.837	2.566	.000	1.000	16
표준화 잔차	−1.645	2.041	.000	.966	16

a. 종속변수 : 치료만족도

3 자료 해석

수집된 자료를 분석하여 연구가설에 대한 검증이 끝나면, 연구자는 연구결과를 해석해야 한다. 연구결과는 연구가설을 지지하기도 하고, 기각하기도 하며, 새로운 해석을 요구하기도 한다. 연구결과에 대한 논의 또는 검토가 없으면 연구결과는 그 가치를 잃는다. 따라서 학문적으로 중요한 것은 연구결과의 해석이며, 이 과정은 논문의 전체적인 통합의 단계이다. 이때 연구자는 논리적이고 지적이며 창조 능력까지 요구받게 된다.

1) 연구결과의 해석

자료 분석을 통한 연구결과는 연구목적, 이론적 기반, 연구방법의 한계 등을 고려해서 평가하고 해석해야 한다. 일반적으로 양적 연구에서 결과의 해석은 예측한 가설이 지지된 경우, 예측한 가설이 지지받지 못한 경우, 예측하지 못한 것이 지지된 경우, 그리고 연구결과가 혼합된 경우 등이다.

(1) 예측한 가설이 지지된 경우

예측한 가설이 지지된 경우는 귀무가설이 기각되어 연구가설(대립가설)이 유의수준에서 지지되었다는 뜻이다. 이런 경우가 연구자로서 결과를 해석하기가 가장 쉽다. 그러나 예측된 가설이 지지되었다 하더라도 연구자는 결과 해석에 신중해야 한다. 가설검증은 확률에 기초한 통계검정법이므로 제1종 오류를 무시할 수 없기 때문이다. 따라서 예측된 가설이 지지된 다른 가능성에 대해서도 고려를 해야 한다.

(2) 예측한 가설이 기각된 경우

예측한 가설이 기각되는 것만큼 연구자로서 당혹스러울 때가 없다. 이 경우엔 연구결과의 해석에서도 많은 어려움이 있다. 그러나 가설이 기각되었다고 연구가설을 바꾸어서는 절대 안 된다. 만일 연구결과가 타당하다면 연구가설이 기각되어도 그 결과는 중요한 지식체가 될 수 있다. 왜냐하면 연구자의 가설이 언제나 옳다고 할 수 없기 때문이다. 연구자는 이런 경우에 연구방법, 표본의 문제, 측정도구의 타당성 문제, 측정의 문제, 통계방법의 문제 등을 반드시 검토할 필요가 있다.

(3) 예측하지 못한 것이 지지된 경우

예측하지 못한 것이 지지받은 결과는 일반적으로 가설로 설정하지도 않았고, 기대하지 않은 변수 간에 관계가 발견되는 경우이다. 이는 연구방법의 문제라기보다는 이론상의 오류나 논리적인 사고의 결여에서 비롯된다. 따라서 이런 경우엔 문헌고찰에서 다루어지지 않았던 또 다른 자료들을 살펴봐야 한다. 그러나 이런 종류의 발견은 새로운 연구에 중요하다. 이런 발견을 바탕으로 사고의 폭이 넓어져 새로운 연구를 가능하게 한다.

(4) 연구결과가 혼합된 경우

연구결과가 혼합된 경우란 어떤 가설은 예측한 대로 지지를 받고, 다른 가설은 기각된 것으로, 아마도 가장 흔한 연구결과일 것이다. 이러한 경우엔 관심 있는 개념을 더욱 명확하게 하기 위하여 이론 내에서 재개념화의 필요성을 고찰해보고, 측정도구의 신뢰도나 타당도를 점검해보아야 한다.

2) 연구방법의 적절성에 대한 해석

연구결과를 해석할 때에는 연구방법의 적절성도 고려하여 해석한다. 앞에서도 언급하였듯이, 연구결과 해석의 직접적인 바탕은 자료의 통계적 검정이므로, 측정방법 및 변수, 자료수집과정, 자료 분석 등을 광범위하게 검토한다.

(1) 측정방법 및 변수의 검토

개념을 측정하기 위한 조작적 정의의 적합성을 검증하고, 적절한 측정도구를 선택하는 일은 쉬운 일이 아니다. 조작적 정의를 어떻게 내리느냐에 따라 측정도구의 선택이 달라지기도 하고, 측정도구의 선택에 따라 측정하고자 하는 개념의 명확성이 결정되기도 한다. 따라서 연구자는 다양한 기존 연구를 통해 개념의 명확한 조작적 정의를 내려야 하고, 측정도구의 신뢰도와 타당도를 연구에 사용하기 전에 측정해 보는 과정이 필요하다. 또한 필요하다면 연구과정에서 다시 한 번 측정할 필요도 있다. 만일 정의를 내린 변수가 옳지 않거나 측정도구에 문제가 있다면 수집되고 분석된 자료 및 결과는 아무런 의미가 없다.

(2) 자료수집 과정의 검토

자료수집 과정은 연구결과에 유의한 영향을 미친다. 특히 표본의 선정과 크기, 탈락자 등이 중요한 고려사항이다. 편중된 표본은 연구결과를 과장하거나 축소한다. 충분하지 못한 표본의 크기는 연구결과의 일반화에 문제를 야기하며, 탈락자를 고려하지 않으면 연구결과가 왜곡될 수 있다.

(3) 자료 분석 검토

자료 분석은 직접적으로 연구결과의 의미를 평가하는 데 중요한 단계이다. 자료 입력 과정에서의 오류, 미응답 자료(missing value)와 탈락자의 수와 처리방법, 통계분석 방법의 적절성 등을 검토한다.

3) 연구결과 기술의 예시

빈도분석은 주로 표본의 특성을 나타내기 위해 활용된다. 빈도분석 결과를 논문에 나타낼 때는 '표본의 일반적인 특성'으로 제목을 다는 경우가 많다. 또한 데이터는 빈도와 퍼센트 단위를 사용하여 표형식으로 나타낸다.

t-검정, 분산분석은 표본의 특성에 따른 차이를 나타내기 위해 활용된다. t-검정, F검정의 결과는 통계량 t값, F값과 유의수준 p 값을 표로 제시하며 집단 간 차이 여부를 기술한다.

상관분석은 변수간의 관계를 나타내기 위해 활용된다. r값과 유의수준을 표로 제시하고 유의미한 결과만을 기술한다.

회귀분석은 회귀분석을 실시하게 된 과정의 기술이 필요하며, 독립변수가 종속변수에 미치는 영향을 기술한다.

'급성관상동맥증후군 환자의 건강상태에 영향을 미치는 요인' 연구의 결과 일부를 예시로 제시하고자 한다.

급성관상동맥증후군 환자의 건강상태에 영향을 미치는 요인

1. 연구목적

본 연구는 관상동맥중재술을 시행 받은 급성관상동맥증후군 환자의 질환인식, 대처, 건강상태 간의 관계를 규명하고, 대상자의 건강상태에 영향을 미치는 요인을 확인하기 위해서 시행되었다.

2. 연구방법

본 연구는 서술적 상관관계 설계이다. 총 102명의 급성관상동맥증후군환자가 모집되었으며 자료는 질환인식, 대처, 그리고 건강상태의 척도를 포함하는 구조화된 설문지로 수집되었다. 질환인식은 점수가 낮을수록 긍정적인 질환인식을 의미하고, 대처는 점수가 높을수록 해당영역의 대처를 많이 사용한 것이며, 건강상태는 점수가 높을수록 해당영역의 건강상태가 좋은 것을 의미한다. 자료분석은 기술통계, t-검정, 일원분산분석, 피어슨 적률상관분석, 위계적 다중회귀분석을 이용하였다.

출처 : 남호희, 강윤희(2017). 급성관상동맥증후군 환자의 건강상태에 영향을 미치는 요인. *임상간호연구, 23(2)*, 162-169.

(1) 대상자의 질환인식, 대처, 건강상태

급성관상동맥증후군 환자의 질환인식은 가능 범위 0점에서 80점이며, 평균점수는 31.44±11.20점이었다. 대처는 각 대처별 가능 범위 11점에서 33점이며 문제해결 대처의 평균 점수는 23.00±4.86점이었고, 사회적 지지 추구대처의 평균 점수는 20.07±4.23, 회피 대처는 16.06±3.75점의 평균 점수를 나타내었다. 건강상태는 가능 범위 48점에서 211점이며 평균 점수는 182.25±17.34점이었다[표 12-4].

표 12-4 The Level of Illness Perception, Coping Strategy, Health Status (*N* = 102)

Characteristics	Categories	M±SD	Min	Max	Possible range
Illness perception		31.44±11.20	8	62	0~80
Coping strategy	Problem solving	23.00±4.86	16	32	11~33
	Social support	20.07±4.23	15	30	11~33
	Avoidance	16.06±3.75	12	25	11~33
Health status		182.25±17.34	101	208	48~211

(2) 대상자의 일반적 특성과 질병 관련 특성

본 연구의 대상자는 총 102명으로 남자 78명(76.5%), 여자 24명(23.5%)이었다. 직업이 있는 경우가 63명(61.8), 직업이 없는 경우가 39명(38.2%)으로 나타났다. 진단명은 불안정성 협심증이 55명(53.9%), 심근경색이 47명(46.1%)으로 나타났다. 관상동맥 병변 범위는 one vessel disease가 57명(55.9%)으로 가장 많았다. 좌심실 구혈률은 60~79%가 42명 (41.2%)으로 가장 많았으며, 40% 미만은 10명(9.8%)을 나타냈다. 고혈압이 동반된 경우는 49명(48.0%)이었고, 당뇨가 동반된 경우는 26명(25.5%), 부정맥이 동반된 경우는 9명(8.8%) 으로 확인되었다. BMI (Body Mass Index)지수는 비만인 경우가 42명(41.2%)으로 가장 많았으며, 정상 체중이 34명 (33.3%), 과체중이 21명(20.6%), 고도비만이 5명(4.9%)의 순으로 나타났다[표 12-5a, 12-5b].

(3) 일반적 특성 및 질병 관련 특성에 따른 질환인식, 대처와 건강상태의 차이

대상자의 질환인식은 수면장애($t=2.10$, $p=.038$)에 따라 통계적으로 유의한 차이를 나타냈다. 대상자의 건강상태는 성별($t=3.53$, $p=.001$), 직업 여부($t=2.63$, $p=.010$), 수면장애($t=-2.70$, $p=.008$)에 따라 통계적으로 유의한 차이가 있었다[표 12-5a].

대처의 하위 영역인 문제해결 대처는 성별($t=2.60$, $p=.011$), 학력($F=7.98$, $p=.001$), 직업($t=4.27$, $p<.001$)에 따라 통계적으로 유의한 차이를 보였다. 사회적 지지 추구 대처는 병변범위($F=4.28$, $p=.016$)에 따라 유의한 차이를 보였고, 회피 대처는 성별($t=-2.78$, $p=.006$), 학력($F=3.49$, $p=.034$), 직업($t=-2.11$, $p=.037$), 수면장애($t=2.27$, $p=.025$)에 따라 통계적으로 유의한 차이를 보였다.

학력에 따른 문제해결 대처 점수는 사후 검정결과 중졸 이하군(20.80±4.73점)과 고졸군(22.60±4.61점)이 대졸 이상군(25.54±4.35점)보다 점수가 낮게 나타났다[표 12-5b].

표 12-5a Differences in Illness Perception, Health Status according to the General and Disease related Characteristics (*N* = 102)

Characteristics	Categories		n (%)	Illness perception		Health status	
				M±SD	t/F/r (*p*)	M±SD	t/F/r (*p*)
Gender	Male		78 (76.5)	30.43±10.57	−1.42	182.01±16.82	3.53
	Female		24 (23.5)	34.25±13.96	(.157)	167.04±22.04	(.001)
Level of education	≤Middle school		26 (25.5)	31.07±11.89	.69	172.03±21.85	2.42
	High school		45 (43.1)	30.13±9.85	(.501)	179.11±17.72	(.094)
	≥Bachelor degree		31 (31.4)	31.33±11.50		183.00±17.86	
Occupation	Yes		63 (61.8)	31.20±12.15	−0.14	182.31±16.12	2.63
	No		39 (38.2)	31.53±10.51	(.888)	131.53±10.51	(.010)
Sleep disturbance	Yes		23 (22.5)	35.69±13.96	2.10	169.26±24.88	−2.70
	No		79 (77.5)	30.0±10.44	(.038)	181.17±16.38	(.008)
Smoking	Yes		14 (13.7)	28.92±13.90	0.84	177.62±18.75	−1.145
	No		18 (86.3)	31.71±11.12	(.402)	183.92±10.57	(.255)
Type of acute coronary syndrome	Unstable angina		55 (53.9)	32.41±10.57	1.03	176.85±20.80	−0.93
	Myocardial infarction		47 (46.1)	34.25±13.96	(.305)	180.40±17.05	(.354)
Lesion of vessel disease	1		57 (55.9)	30.14±10.66	0.69	178.87±17.16	0.02
	2		27 (26.5)	33.00±13.77	(.501)	178.00±22.23	(.974)
	3		18 (17.6)	32.61±10.50		178.49±19.15	
Ejection fraction	21∼39		10 (9.8)	29.97±9.78	1.30	178.10±10.76	0.25
	40∼59		39 (38.2)	31.83±11.25	(.863)	177.28±17.43	(.778)
	60∼79		42 (41.2)	31.83±11.36		180.07±19.44	
Comorbidity	Hypertension	Yes	49 (48.0)	32.65±13.08	1.11	173.57±21.16	−2.56
		No	53 (52.0)	31.11±9.78	(.267)	183.03±15.99	(.012)
	Diabetes	Yes	26 (25.5)	33.65±22.88	1.19	175.65±23.10	−0.87
		No	76 (74.5)	30.53±11.23	(.235)	179.46±17.68	(.385)
	Arrhythmia	Yes	9 (8.8)	27.88±8.40	−0.94	176.22±18.94	−0.37
		No	93 (91.2)	31.66±1.74	(.305)	178.70±19.26	(.712)

표 12-5b Differences in Illness Perception, Health Status according to the General and Disease related Characteristics (*N*=102)

Characteristics	Categories	Problem solving M±SD	Problem solving t/F/r (*p*)	Social support M±SD	Social support t/F/r (*p*)	Avoidance M±SD	Avoidance t/F/r (*p*)
Gender	Male	23.71±4.91	2.60	20.62±4.28	2.28	15.51±3.51	−2.78
	Female	20.83±4.11	(.011)	18.41±3.68	(.025)	17.87±4.02	(.006)
Level of education	≤Middle school[a]	20.80±4.73	7.98	20.80±4.73	0.33	17.53±3.45	3.49
	High school[b]	22.60±4.61	(.001)	22.60±4.61	(.714)	15.97±4.10	(.034)
	≥Bachelor degree[c]	25.54±4.35	a, b<c	25.54±4.35		14.96±3.12	
Occupation	Yes	24.53±4.61	4.27	20.74±4.20	1.95	15.46±3.29	−2.11
	No	20.61±4.31	(<.001)	19.07±4.14	(.053)	17.05±4.27	(.037)
Sleep disturbance	Yes	23.26±5.96	0.24	21.21±4.99	1.43	17.60±4.21	2.27
	No	22.97±4.55	(.806)	19.78±3.97	(.155)	15.62±3.51	(.025)
Smoking	Yes	20.71±6.35	1.98	19.64±4.97	0.44	15.85±3.93	0.22
	No	20.40±4.53	(.540)	20.18±4.13	(.661)	16.10±3.75	(.822)
Type of acute coronary syndrome	Unstable angina	22.96±5.08	−0.16	20.23±4.53	0.33	17.07±3.77	3.03
	Myocardial infarction	23.12±4.67	(.866)	19.95±3.90	(.742)	14.89±3.42	(.003)
Lesion of vessel disease	1[a]	23.21±5.26	0.10	20.54±4.21	4.28	16.22±3.71	0.17
	2[b]	22.96±3.99	(.900)	20.88±4.58	(.016)	15.70±3.50	(.838)
	3[c]	22.61±5.00		17.55±2.74	a, b>c	16.11±4.39	
Ejection fraction	21~39	23.30±7.10	0.00	19.70±4.29	0.95	17.10±3.41	0.83
	40~59	23.25±4.60	(.981)	19.64±3.70	(.391)	15.48±3.34	(.436)
	60~79	23.07±4.30		23.17±4.73		16.21±4.25	
Comorbidity	Hypertension Yes	22.30±4.77	−1.46	19.26±3.86	−1.95	16.02±4.29	−0.12
	Hypertension No	23.71±4.91	(.145)	20.88±4.45	(.053)	16.11±3.22	(.092)
	Diabetes Yes	26.23±4.56	−0.98	19.42±4.58	−0.95	16.00±4.64	−0.10
	Diabetes No	23.31±4.97	(.330)	20.34±4.12	(.343)	16.09±3.43	(.036)
	Arrhythmia Yes	24.77±4.29	1.12	22.00±3.67	1.40	15.55±4.00	−0.42
	Arrhythmia No	22.87±4.91	(.256)	19.92±4.26	(.162)	16.11±3.75	(.670)

(4) 대상자의 특성, 질환인식, 대처와 건강상태간의 상관관계

급성관상동맥증후군 환자의 건강상태는 연령(r=−.23, p=.019), 질환인식(r=−.44, p<.001), 회피 대처(r=−.33, p=.001)와 통계적으로 각각 부적 상관관계를 나타냈다. 또한, 문제해결 대처는 사회적 지지 추구대처(r=.35, p<.001)와 정적 상관관계를 보였고, 연령(r=−.32, p=.001)과 부적 상관관계를 나타냈다[표 12-6].

표 12-6 Correlations among Variables (*N* = 102)

Variables	Age r (*p*)	Length of disease r (*p*)	Body mass index r (*p*)	Illness perception r (*p*)	Problem solving r (*p*)	Social support r (*p*)	Avoidance r (*p*)	Health status r (*p*)
Age	1	−.00 (.928)	−.09 (.328)	−.04 (.627)	−.32 (.001)	.00 (.981)	.25 (.009)	−.23 (.019)
Length of disease		1	−.14 (.141)	−.14 (.151)	−.18 (.062)	−.06 (.531)	−.03 (.762)	.05 (.569)
Body mass index			1	.02 (.844)	.04 (.627)	−.09 (.337)	.02 (.810)	.02 (.811)
Illness perception				1	.09 (.351)	−.12 (.196)	.16 (.103)	−.44 (<.001)
Problem solving					1	.35 (<.001)	.06 (.515)	−.03 (.737)
Social support						1	.14 (.136)	.04 (.654)
Avoidance							1	−.33 (.001)

(5) 대상자의 일반적 특성, 질병 관련 특성, 질환인식, 대처가 건강상태에 미치는 영향

대상자의 건강상태에 질환인식과 대처가 미치는 영향을 확인하기 위해 다중회귀분석을 실시하였다. 일반적인 특성 중 건강상태에 유의한 차이를 보였던 성별, 직업, 연령, 그리고 질병 관련 특성 중 건강상태에 유의한 차이를 보였던 고혈압 여부와 기존 이론 및 연구들로부터 영향요인임이 확인된 질환인식과 대처를 독립변수로 하였다. 이 과정에서 성별, 직업유무, 고혈압유무는 더미변수 처리하였으며, 여성, 직업 있음, 고혈압 있음을 기준 '1'로 지정하여 분석을 시행하였다[표 12-7].

표 12-7 Factors Influencing Health Status

Variables	Model 1						Model 2					
	B	SE	*β*	t	*p*	VIF	B	SE	*β*	t	*p*	VIF
Gender (female)	−11.13	4.84	−.24	−2.29	.024	1.318	−7.23	4.32	−.16	−1.67	.098	1.356
Age	−0.12	0.20	−.07	−0.63	.530	1.729	−0.08	0.18	−.05	−0.45	.654	1.895
Occupation (yes)	1.83	5.12	.04	0.35	.721	1.932	3.60	4.54	.09	0.79	.430	1.968
Hypertension (yes)	−4.99	3.93	−.13	−1.27	.207	1.205	−3.62	3.48	−.09	−1.03	.301	1.222
Illness perception							−0.62	0.14	−.37	−4.38	<.001	1.077
Avoidance coping							−0.77	0.30	−.21	−2.49	<.001	1.133
	R^2=.14, Adj. R^2=.11, F=4.10, *p*=.004						R^2=.35, ΔR^2=.21, Adj. R^2=.31, F=8.58, *p*<.001					

Dummy : Gender(male)=0, Occupation(no)=0, Hypertension(no)=0.

다중회귀분석의 Durbin-Watson 값은 1.960으로 나타나 2에 가까우므로 오차의 자기상관(독립성)의 문제는 없었다. 또한 다중공선성 여부를 확인한 결과 독립변수들 간의 상관관계는 .01~.46으로 측정되어 모두 .70 이하이므로 서로 독립적이었고, 분산팽창요인(VIF)은 1.007~1.968로 모두 10 이하로 나타나 독립변수간의 다중공선성은 없었다.

분석결과를 보면 회귀식이 통계적으로 유의($F=8.58$, $p<.001$)하였으며, 독립변수들이 건강상태의 31%를 설명하는 것으로 나타났다. 질환인식($\beta=-.37$, $p<.001$), 회피대처($\beta=-.21$, $p<.001$)는 유의한 영향요인으로 나타났으며, 질환인식을 긍정적으로 할수록, 회피대처가 낮을수록 건강상태 점수가 높아지는 것으로 나타났다. 또한, 질환인식이 건강상태에 영향력이 가장 큰 요인인 것으로 나타났다.

4) 결 론

결론은 도출된 연구결과의 통합이라고 할 수 있다. 결론은 연구가설에 대한 논리적인 추리, 자료 분석을 통해 도출된 결과와 선행연구에서 얻은 정보로부터 전체 논문에 대한 정리 등을 필요로 한다.

결론을 기술하는 것은 연구과정을 통한 결과의 입증이 아니라, 어떤 입장에 대한 지지를 표명한다는 것이다. 입장에 대한 지지는 논리적인 부분이며, 연구는 이러한 입장을 논리적으로 주장하는 과정의 일부이다. 따라서 연구결과를 바탕으로 하되, 인과관계의 문장을 사용할 경우엔 항상 신중해야만 한다. 하나의 모집단을 대상으로 한 여러 연구들도 연구방법에 따라 다른 연구결과들을 도출할 수 있기 때문이다. 따라서 결론의 기술은 객관성을 바탕으로 한 주관성이 개입될 수 있으나, 그 과정은 논리적이어야만 한다.

그리고 연구자는 연구의 제한점을 확인하고 이를 결론에 포함시킨다. 또한 향후의 연구를 위한 제언을 추가할 수 있다. 연구자는 자신이 수행한 연구의 제한점을 명확하게 인식하고 이후의 연구에서 필요한 요소를 기술함으로써 향후 유사한 주제를 다룰 연구자들의 연구에 도움을 줄 수 있다.

4 예 제

■"국민건강영양 조사(2016)" 설문지를 이용하여 통계분석을 실시해보자.

예제에 사용된 데이터는 퍼시픽북스 출판사 홈페이지(http://papu.co.kr/) 내 자료실에서 다운로드 가능합니다.

국민건강영양 조사 2016년 자료 중 문항을 발췌하여 다음 분석들을 실시해본다.

변수명	변수설명	내 용
ID	개인 아이디	A 0 0 1 0 0 0 1 0 1 조사구번호 거처·주거번호 가구원번호
town_t	동/읍면 구분	1. 동 2. 읍·면
apt_t	아파트 구분	1. 일반 2. 아파트
sex	성별	1. 남자 2. 여자
age	만 나이	☐☐ 세 1~79. 1~79세 80. 80세 이상
ho_incm	소득 사분위수(가구) ※ 사분위수 구분 기준금액 참조	1. 하 2. 중하 3. 중상 4. 상
edu	교육수준 재분류 코드 ※ 졸업은 현 학력으로, 수료·중퇴·재학/휴학은 이전 학력으로 분류	1. 초졸 이하 2. 중졸 3. 고졸 4. 대졸 이상
occp	직업재분류 및 실업/비경제활동 상태 코드 ※ 군인 제외	1. 관리자, 전문가 및 관련 종사자 2. 사무종사자 3. 서비스 및 판매 종사자 4. 농림어업 숙련 종사자 5. 기능원, 장치·기계조작 및 조립종사자 6. 단순노무종사자 7. 무직(주부, 학생 등)
live_t	주택형태	1. 단독주택 2. 아파트 3. 연립주택 4. 다세대 주택 5. 기타 9. 모름, 무응답

변수명	변수설명	내 용
ainc	월평균 가구총소득	□□□, □□□ 만원 17. 월 17만 원 이하 18~1499. (연속형 소득금액) 1500. 월 1,500만원 이상
marri_1	결혼여부	1. 기혼 2. 미혼 9. 모름, 무응답
tins	건강보험종류1)	10. 국민건강보험(지역) 20. 국민건강보험(직장) 30. 의료급여 99. 미가입, 모름, 무응답
D_1_1	주관적 건강상태	1. 매우 좋음 2. 좋음 3. 보통 4. 나쁨 5. 매우 나쁨 9. 모름, 무응답
DI1_pr	고혈압 현재 유병 여부	0. 없음 1. 있음 8. 비해당(청소년, 소아, 의사진단 받지 않음) 9. 모름, 무응답
DI2_pr	이상지질혈증 현재 유병 여부	0. 없음 1. 있음 8. 비해당(청소년, 소아, 의사진단 받지 않음) 9. 모름, 무응답
DI5_pr	심근경색증 현재 유병 여부	0. 없음 1. 있음 8. 비해당(청소년, 소아, 의사진단 받지 않음) 9. 모름, 무응답
DI6_pr	협심증 현재 유병 여부	0. 없음 1. 있음 8. 비해당(청소년, 소아, 의사진단 받지 않음) 9. 모름, 무응답
BO1	주관적 체형인식	1. 매우 마른 편 2. 약간 마른 편 3. 보통 4. 약간 비만 5. 매우 비만 8. 비해당(만 6세 미만) 9. 모름, 무응답

변수명	변수설명	내 용
BO2_1	1년간 체중 조절 여부	1. 체중 감소 노력 2. 체중 유지 노력 3. 체중 증가 노력 4. 체중 조절 노력해본 적 없음 8. 비해당(만 6세 미만) 9. 모름, 무응답
BP1	평소 스트레스 인지 정도	1. 대단히 많이 느낀다 2. 많이 느끼는 편이다 3. 조금 느끼는 편이다 4. 거의 느끼지 않는다 8. 비해당(소아) 9. 모름, 무응답

신체계측 측정치 기록

신 장(HE_ht)	체 중(HE_wt)	허리둘레(HE_wc)
□□□.□ cm	□□□.□ kg	□□□.□ cm

출처 : 국민건강영양조사 홈페이지(http://knhanes.cdc.go.kr/)

1. 기술통계

1) 대상자 월평균 가구총소득과 주관적 건강상태의 평균과 표준편차

2) 성별로 월평균 가구총소득과 주관적 건강상태의 평균과 표준편차

2. 도수분포표와 도수분포도(차트)

1) 대상자의 성별, 건강보험종류, 주관적 건강상태의 도수분포표

2) 대상자의 성별, 건강보험종류, 주관적 건강상태의 차트

3. t-검정 및 분산분석

1) 성별 간에 주관적 체형인식에 차이가 있는지 검정하기

2) 건강보험종류에 따라 주관적 건강상태에 차이가 있는지 검정하기

4. x^2 검정

1) 성별과 고혈압 현재유병여부의 연관성 검정하기

5. 상관분석

1) 주관적 건강상태, 주관적 체형인식, 평소 스트레스인지정도에 대한 상관관계

6. 회귀분석

1) 주관적 건강상태와 주관적 체형인식이 평소스트레스인지정도에 미치는 영향

	이름	유형	너비	소수점이...	설명	값	결측값
1	ID	문자	30	0	개인아이디	없음	없음
2	town_t	숫자	1	0	동읍면(1=동,2=읍면)	{1, 동}...	없음
3	apt_t	숫자	12	0	주택유형(1=일반,2=아파트)	{1, 일반}...	없음
4	sex	숫자	8	0	성별	{1, 남자}...	없음
5	age	숫자	8	0	만나이	없음	없음
6	ho_incm	숫자	1	0	소득4분위수(가구)	{1, 하}...	없음
7	edu	숫자	1	0	교육수준 재분류 코드	{1, 초졸이하...	없음
8	occp	숫자	1	0	직업재분류 및 실업/비경제활동인구...	{1, 관리자, ...	없음
9	live_t	숫자	1	0	주택형태	{1, 단독주택...	9
10	ainc	숫자	6	0	월평균 가구총소득	없음	없음
11	marri_1	숫자	1	0	결혼여부	{1, 기혼}...	9
12	tins	숫자	2	0	건강보험종류	{10, 국민건...	99
13	D_1_1	숫자	1	0	주관적 건강상태	{1, 매우 좋...	9
14	DI1_pr	숫자	1	0	고혈압 현재 유병 여부	{0, 없음}...	8, 9
15	DI2_pr	숫자	1	0	이상지질혈증 현재 유병 여부	{0, 없음}...	8, 9
16	DI5_pr	숫자	1	0	심근경색 현재 유병 여부	{0, 없음}...	8, 9
17	DI6_pr	숫자	1	0	협심증 현재 유병 여부	{0, 없음}...	8, 9
18	BO1	숫자	1	0	주관적 체형인식	{1, 매우 마...	8, 9
19	BO2_1	숫자	1	0	1년간 체중 조절 여부	{1, 체중 감...	8, 9
20	BP1	숫자	1	0	평소 스트레스 인지 정도	{1, 대단히 ...	8, 9
21	HE_ht	숫자	8	0	신장	없음	없음
22	HE_wt	숫자	8	0	체중	없음	없음
23	HE_wc	숫자	8	0	허리둘레	없음	없음
24	HE_BMI	숫자	8	0	체질량지수	없음	없음

그림 12-6 입력된 8,150명의 연구자료-변수보기

	ID	town_t	apt_t	sex	age	ho_incm	edu
1	A651172801	동	아파트	남자	61	중상	대졸이상
2	A651172802	동	아파트	여자	57	중상	대졸이상
3	A651183001	동	아파트	여자	41	중상	대졸이상
4	A651183002	동	아파트	남자	39	중상	대졸이상
5	A651183003	동	아파트	여자	38	중상	대졸이상
6	A651183004	동	아파트	여자	3	중상	초졸이하
7	A651183005	동	아파트	여자	5	중상	초졸이하
8	A651194902	동	아파트	여자	44	상	대졸이상
9	A651205101	동	아파트	남자	38	중하	대졸이상
10	A651205102	동	아파트	여자	35	중하	대졸이상
11	A651205103	동	아파트	남자	3	중하	초졸이하
12	A651205104	동	아파트	여자	1	중하	초졸이하
13	A651228902	동	아파트	여자	78	하	대졸이상
14	A651235701	동	아파트	남자	61	상	대졸이상
15	A651249301	동	아파트	남자	49	상	대졸이상
16	A651249302	동	아파트	여자	44	상	대졸이상
17	A651249303	동	아파트	남자	13	상	초졸이하
18	A651261202	동	아파트	여자	51	상	대졸이상
19	A651268001	동	아파트	남자	49	상	대졸이상
20	A651268002	동	아파트	여자	45	상	대졸이상

그림 12-7 입력된 8,150명의 연구자료-데이터보기

1) 기술통계법

(1) 대상자 월평균 가구총소득과 주관적 건강상태의 평균 및 표준편차

① [분석]-[기술통계량]-[기술통계]를 선택한다.
월평균 가구총소득과 주관적 건강상태 같이 연속형 자료에서 평균과 표준편차를 구하는 것은 의미가 있으나, 범주형 자료에서는 적당하지 않으므로 필요할 때 사용하면 된다.

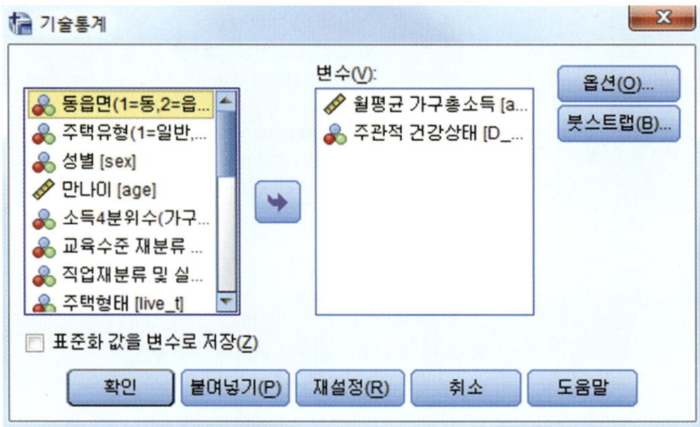

② 8,116명 월평균 가구총소득의 평균은 424.48천 원 표준편차는 309.297천 원이고, 7514명 주관적 건강상태의 평균은 2.73점, 표준편차는 .926점이었다.

기술통계량

	N	최소값	최대값	평균	표준편차
월평균 가구총소득	8116	17	1500	424.48	309.297
주관적 건강상태	7514	1	5	2.73	.926
유효수(목록별)	7492				

(2) 성별로 월평균 가구총소득과 주관적 건강상태의 평균 및 표준편차

① 먼저 성별로 파일을 분할한다.
[데이터]–[파일분할]을 선택한다. 파일분할 대화상자에서 [집단들 비교]를 선택하고 [분할집단변수]에 [성별]을 넣고 확인을 클릭한다.

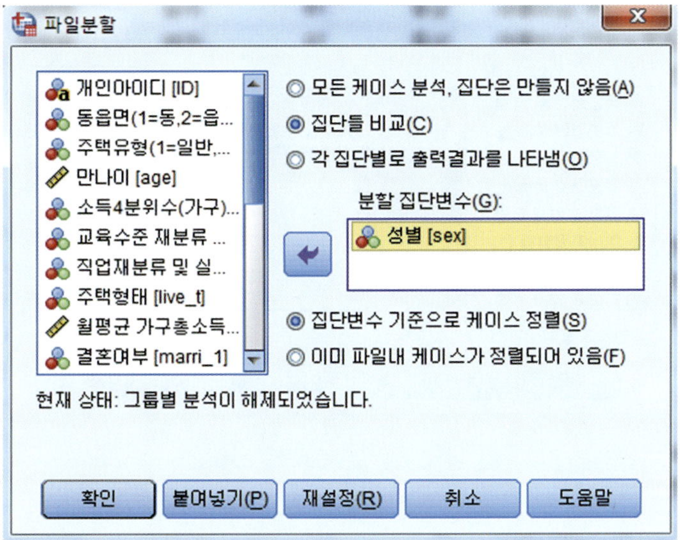

② [분석]–[기술통계량]–[기술통계]를 선택하여 결과를 얻는다.
월평균 가구총소득은 남자는 평균 435.12, 표준편차 307.747, 여자는 평균 415.80, 표준편차 310.317로 나타나 남자가 여자보다 높게 나타났다.
주관적 건강상태는 남자는 평균 2.63, 표준편차 0.889, 여자는 평균 2.81, 표준편차 0.948로 나타나 남자가 여자보다 건강상태가 좋은 것으로 나타났다.

기술통계량

성별		N	최소값	최대값	평균	표준편차
남자	월평균 가구총소득	3646	17	1500	435.12	307.747
	주관적 건강상태	3352	1	5	2.63	.889
	유효수 (목록별)	3339				
여자	월평균 가구총소득	4470	17	1500	415.80	310.319
	주관적 건강상태	4162	1	5	2.81	.948
	유효수 (목록별)	4153				

2) 도수분포표와 도수분포도(차트)

(1) 대상자의 성별, 건강보험종류, 주관적 건강상태의 도수분포표

① [분석]–[기술통계량]–[빈도분석]을 선택한다.

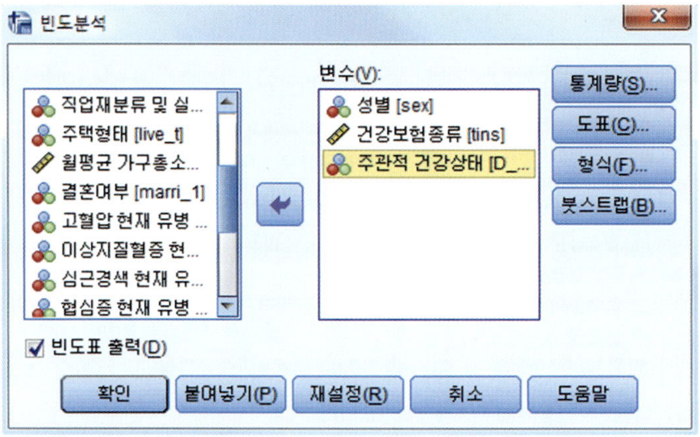

② 성별, 건강보험종류, 주관적 건강상태 도수분포표 결과이다.

성별

		빈도	퍼센트	유효 퍼센트	누적 퍼센트
유효	남자	3665	45.0	45.0	45.0
	여자	4485	55.0	55.0	100.0
	합계	8150	100.0	100.0	

건강보험 종류

		빈도	퍼센트	유효 퍼센트	누적 퍼센트
유효	국민건강보험(지역)	2255	27.7	28.0	28.0
	국민건강보험(직장)	5524	67.8	68.5	96.5
	의료급여	285	3.5	3.5	100.0
	합계	8064	98.9	100.0	
결측	99	86	1.1		
합계		8150	100.0		

주관적 건강상태

		빈도	퍼센트	유효 퍼센트	누적 퍼센트
유효	매우 좋음	695	8.5	9.2	9.2
	좋음	2173	26.7	28.9	38.2
	보통	3399	41.7	45.2	83.4
	나쁨	979	12.0	13.0	96.4
	매우 나쁨	268	3.3	3.6	100.0
	합계	7514	92.2	100.0	
결측	9	283	3.5		
	시스템 결측값	353	4.3		
	합계	636	7.8		
합계		8150	100.0		

(2) 대상자의 성별, 건강보험종류, 주관적 건강상태의 차트

① [분석]-[기술통계량]-[빈도분석]-[도표]에서 막대도표를 선택한다.

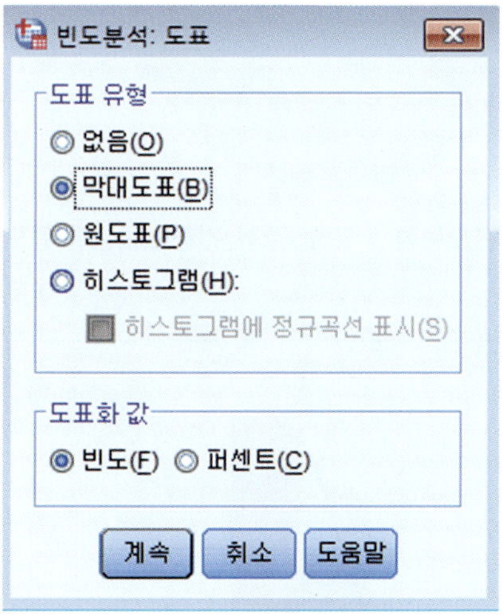

② 성별(막대도표), 건강보험종류(원도표), 주관적 건강상태(히스토그램 및 히스토그램에 정규곡선표시) 차트결과이다.

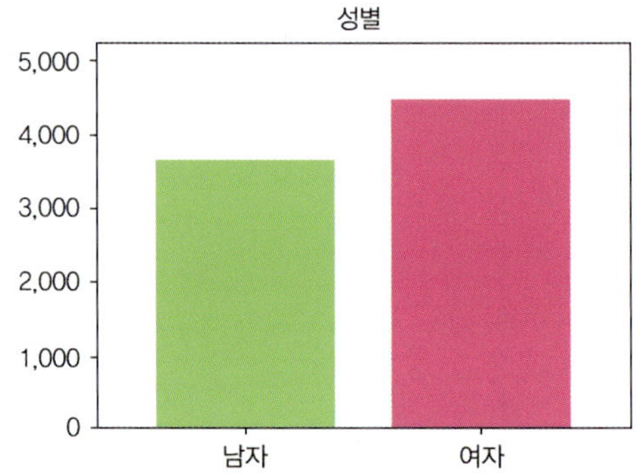

빈도분석 : 도표 결과_성별(막대도표)

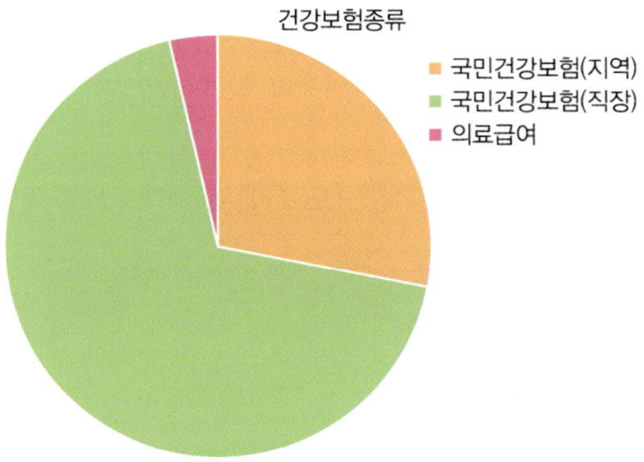

빈도분석 : 도표 결과_건강보험종류(원도표)

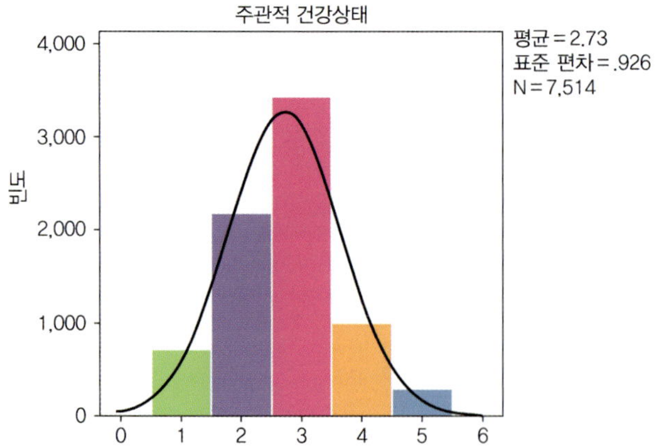

빈도분석 : 도표 결과_주관적 건강상태(히스토그램)

3) t-검정과 분산분석

(1) 성별 간에 주관적 체형인식에 차이가 있는지 검정하기

① 성별 간에 주관적 체형인식의 차이 검정은 독립변수(성별)가 명목형이고, 종속변수(주관적 체형인식)는 연속형이며 2집단(남, 여)간의 비교이므로 t-검정을 실시해야 한다.
[분석]-[평균비교]-[독립표본 t-검정]을 선택한다.

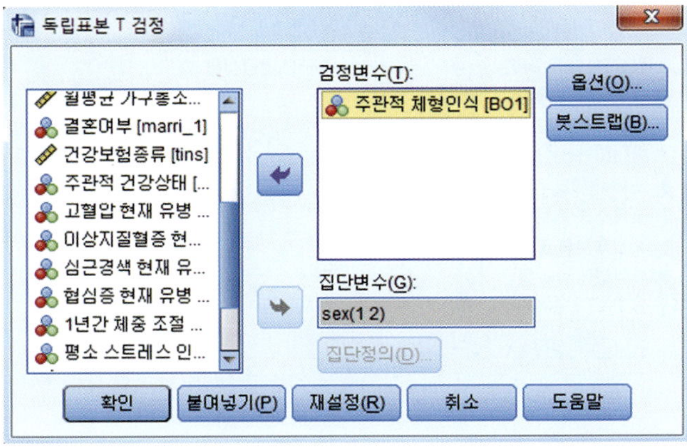

② 성별 간에 주관적 체형인식의 차이 검정을 위해 먼저 등분산 검정 결과 유의확률 p값이 .05보다 크므로 귀무가설을 채택하여 등분산을 만족하였다(F=0.080, p=.777). 그러므로 등분산 가정됨의 유의확률 p값이 .05보다 작으므로 귀무가설을 기각한다. 즉 유의수준 .05 하에서 성별 간에는 주관적 체형인식에 통계적으로 유의(t=-9.426, p<.001)한 차이가 있다고 할 수 있다.

진단통계량

	성별	N	평균	표준편차	평균의 표준오차
주관적 체형인식	남자	3185	3.14	.988	.018
	여자	3977	3.35	.943	.015

독립표본 검정

		Levene의 등분산 검정		평균의 등일성에 대한 t-검정						
		F	유의확률	t	자유도	유의확률(양쪽)	평균차	차이의 표준오차	차이의 95% 신뢰구간 하한	차이의 95% 신뢰구간 상한
주관적 체형인식	등분산이 가정됨	.080	.777	-9.426	7160	.000	-.216	.023	-.261	-.171
	등분산이 가정되지 않음			-9.377	6677.227	.000	-.216	.023	-.261	-.171

(2) 건강보험종류에 따라 주관적 건강상태에 차이가 있는지 검정하기

① 건강보험종류에 따른 주관적 건강상태의 차이 검정은 독립변수(건강보험종류)가 명목형이고, 종속변수(주관적 건강상태)는 연속형이며 3집단(국민건강보험(지역), 국민건강보험(직장), 의료급여) 간의 비교이므로 분산분석을 실시해야 한다.
[분석]-[평균비교]-[일원배치 분산분석]을 선택한다.

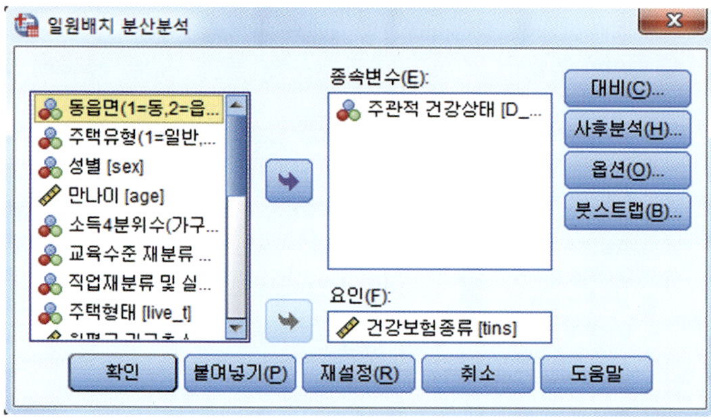

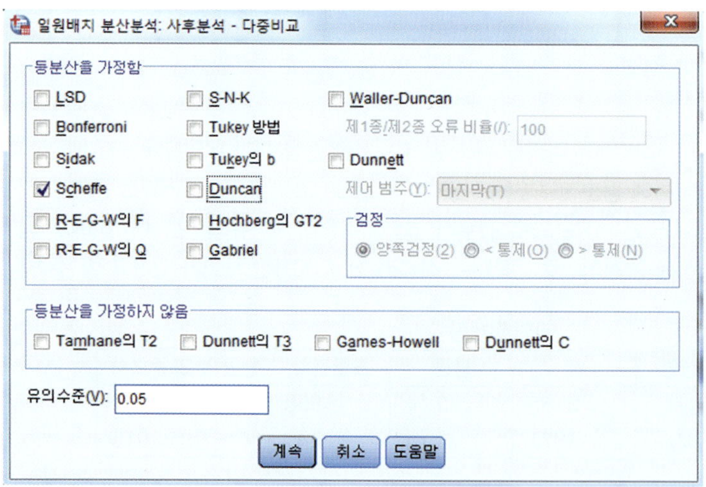

일원배치 분산분석 : 사후분석 -다중비교

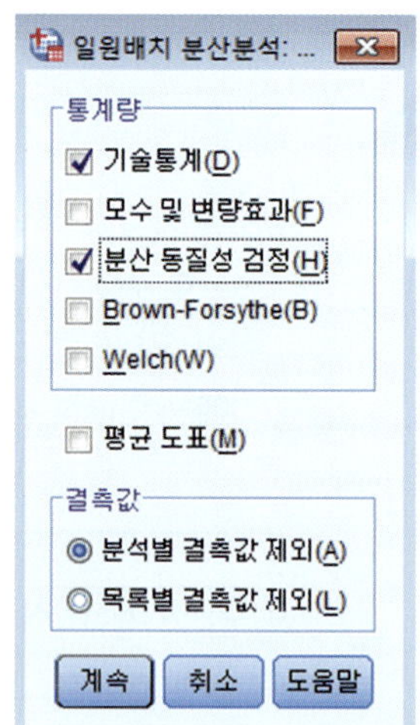

일원배치 분산분석 : 통계량

② 건강보험종류별 주관적 건강상태의 차이 검정결과 유의확률 p값이 .05보다 작으므로 귀무가설을 기각하여 건강보험종류별 주관적 건강상태에 통계적으로 유의(F=70.523, p <.001)한 차이가 있다고 할 수 있다(분산의 동질성이 확보되지 않아서 비모수검정을 실시해야 한다).

기술통계

주관적 건강상태

	N	평균	표준편차	표준오차	평균에 대한 95% 신뢰구간		최소값	최대값
					하한값	상한값		
국민건강보험(지역)	2099	2.82	.917	.020	2.78	2.85	1	5
국민건강보험(직장)	5097	2.66	.907	.013	2.64	2.69	1	5
의료급여	249	3.29	1.099	.070	3.16	3.43	1	5
합계	7445	2.73	.926	.011	2.70	2.75	1	5

분산의 등질성 검정

주관적 건강상태

Levene 통계량	df1	df2	유의확률
18.380	2	7442	.000

일원배치 분산분석

주관적 건강상태

	제곱합	df	평균 제곱	F	유의확률
집단-간	118.640	2	59.320	70.523	.000
집단-내	6259.736	7442	.841		
합계	6378.376	7444			

③ 분산분석결과 유의한 경우는 사후분석을 실시한다.
Scheffe 사후 검정 결과 주관적 건강상태는 의료급여, 국민건강보험(지역), 국민건강보험(직장) 각각 유의미하게 차이가 있었다. 즉 의료급여인 경우의 주관적 건강상태 점수가 가장 높았으며 다음으로 국민건강보험(지역) 높았으며 마지막으로 국민건강보험(직장)의 주관적 건강상태 점수가 가장 낮은 것으로 나타났다.

다중 비교

종족 변수 : 주관적 건강상태
Scheffe

(I)건강보험종류	(J)건강보험종류	평균차(I－J)	표준편차	유의확률	95% 신뢰구간	
					하한값	상한값
국민건강보험(지역)	국민건강보험(직장)	.155*	.024	.000	.10	.21
	의료급여	−.478*	.061	.000	−.63	−.33
국민건강보험(직장)	국민건강보험(지역)	.155*	.024	.000	−.21	−.10
	의료급여	−.632*	.060	.000	−.78	−.49
의료급여	국민건강보험(직장)	.478*	.061	.000	.33	.63
	국민건강보험(지역)	−.632*	.060	.000	.49	.78

* 평균차는 0.05 수준에서 유의합니다.

동일 집단군

주관적 건강상태
Scheffe[a,b]

건강보험종류	N	유의수준＝0.05에 대한 부집단		
		1	2	3
국민건강보험(지역)	5097	2.66		
국민건강보험(직장)	2099		2.82	
의료급여	249			3.29
유의확률		1.000	1.000	1.000

동일 집단군에 있는 집단에 대한 평균이 표시됩니다.
a. 조화평균 표준 크기 639.840을(를) 사용합니다.
b. 집단 크기가 동일하지 않습니다. 집단 크기의 조화평균이 사용됩니다. I 유형 오차 수준은 보장되지 않습니다.

비모수 검정

① [분석]–[비모수 검정]–[레거시 대화상자]–[독립 K–표본]을 선택한다.

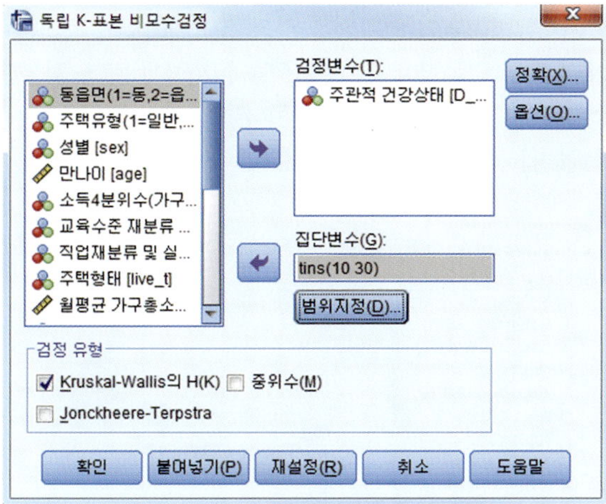

② 분산의 동질성 검정 결과 등분산 성질이 만족되지 않아서 비모수 검정을 실시한 결과 건강보험 종류별 주관적 건강상태의 평균순위 차이 검정결과 유의확률 p값이 .05보다 작으므로 건강보험종류에 따라 주관적 건강상태 평균순위에 통계적으로 유의(x^2=114.051, p<.001)한 차이가 있다고 할 수 있다.

Kruskal-Wallis 검정

순위

	건강보험종류	N	평균순위
주관적 건강상태	국민건강보험(지역)	2099	3927.29
	국민건강보험(직장)	5097	3586.90
	의료급여	249	4786.73
	합계	7445	

검정 통계량[a,b]

	주관적 건강상태
카이제곱	114.051
자유도	2
근사 유의확률	.000

a. Kruskal Wallis 검정

b. 집단변수 : 건강보험종류

4) 카이제곱 검정(Chi-square test, x^2 검정)

(1) 성별과 고혈압 현재유병여부의 연관성 검정하기

① 성별과 고혈압 현재유병여부의 연관성을 검정하기 위해서는 독립변수(성별)와 종속변수(고혈압 현재 유병여부) 모두 명목형이므로 x^2검정을 실시하게 된다. 검정방법은 실제도수와 기대도수를 구하여 비교하여 차이를 검정하게 된다.
[분석]-[기술통계량]-[교차분석]을 선택한다.

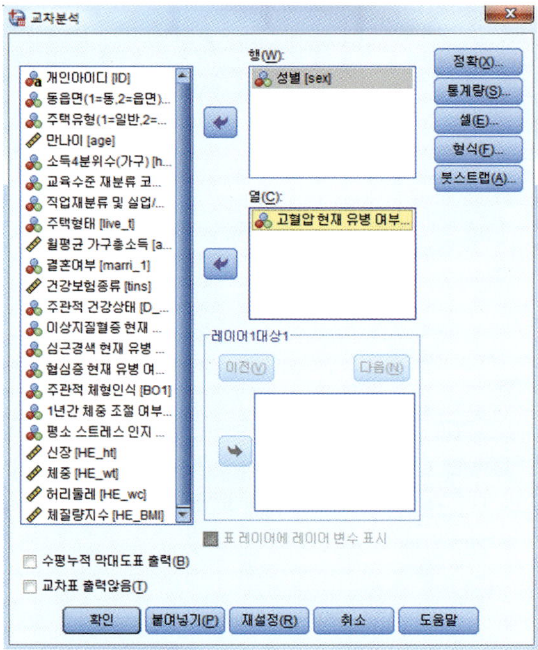

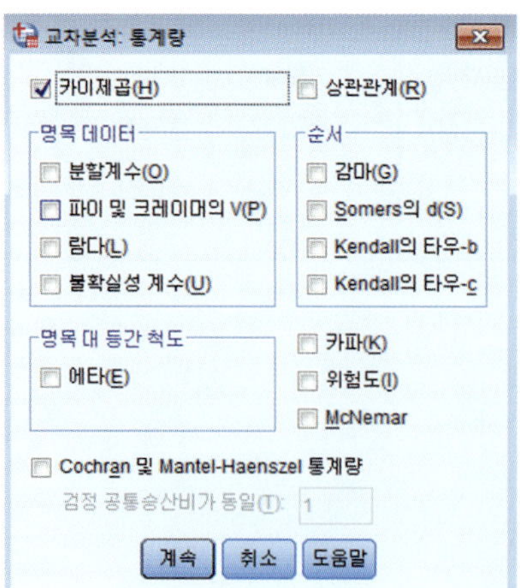

교차분석 : 통계량

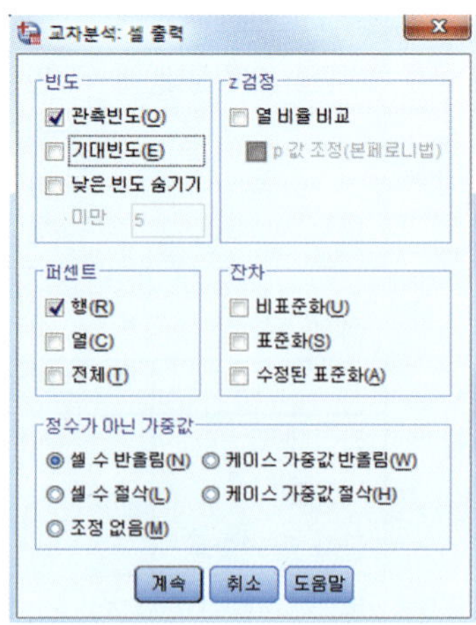

교차분석 : 셀 출력

② 검정결과 성별과 고혈압 현재 유병유무와는 통계적으로 유의(x^2=5.737, p=.018)한 연관이 있는 것으로 나타났다.

성별 * 고혈압 현재 유병 여부 교차표

			고혈압 현재 유병 여부		전체
			없음	있음	
성별	남자	빈도	38	679	717
		성별 중 %	5.3%	94.7%	100.0%
	여자	빈도	23	776	799
		성별 중 %	2.9%	97.1%	100.0%
전체		빈도	61	1455	1516
		성별 중 %	4.0%	96.0%	100.0%

카이제곱 검정

	값	자유도	점근 유의확률 (양측검정)	정확한 유의확률 (양측검정)	평균 순위
Pearson 카이제곱	5.737[a]	1	.017		
연속수정[b]	5.127	1	.024		
우도비	5.761	1	.016		
Fisher의 정확한 검정				.018	.012
선형 대 선형결합	5.733	1	.017		
유효 케이스 수	1516				

a. 0셀(0.0%)은(는) 5보다 작은 기대 빈도를 가지는 셀입니다. 최소 기대빈도는 28.85입니다.

b. 2×2 표에 대해서만 계산됨

5) 상관분석

(1) 주관적 건강상태, 주관적 체형인식, 평소 스트레스인지정도에 대한 상관관계

① [분석]−[상관분석]−[이변량 상관계수]를 선택한다.

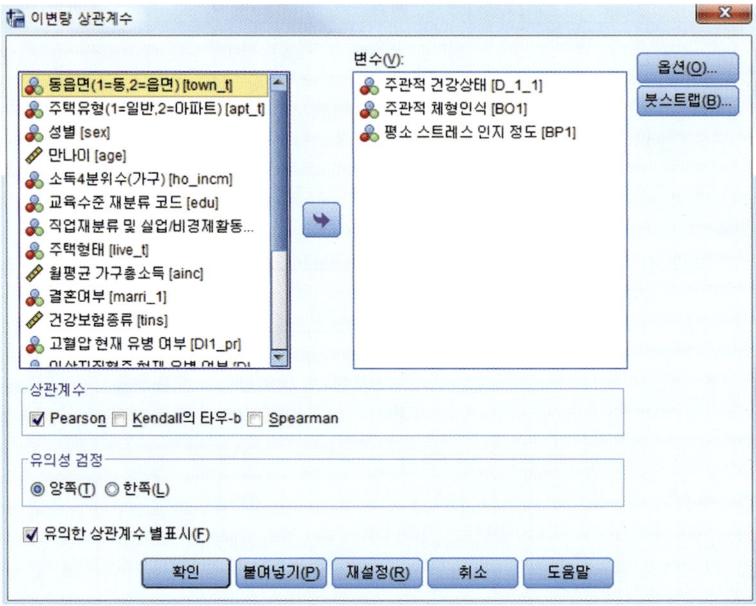

② 주관적 건강상태와 평소 스트레스 인지도는 통계적으로 유의하게 부적 상관(r=−.236, p <.001)이 있는 것으로 나타났으며 주관적 건강상태와 주관적 체형인식은 통계적으로 유의하게 정적 상관(r=.095, p <.001)이 있는 것으로 나타났으며 주관적 체형인식과 평소 스트레스 인지도는 통계적으로 유의하게 부적 상관(r=−.057, p <.001)이 있는 것으로 나타났다.

상관계수

	주관적 건강상태	주관적 체형인식	평소 스트레스 인지 정도
주관적 건강상태	1	.095*	−.236*
주관적 체형인식		1	−.057*
평소 스트레스 인지 정도			1

* p<.001

6) 회귀분석

(1) 주관적 건강상태와 주관적 체형인식이 평소스트레스인지정도에 미치는 영향

① [분석]-[회귀분석]-[선형]을 선택한다.

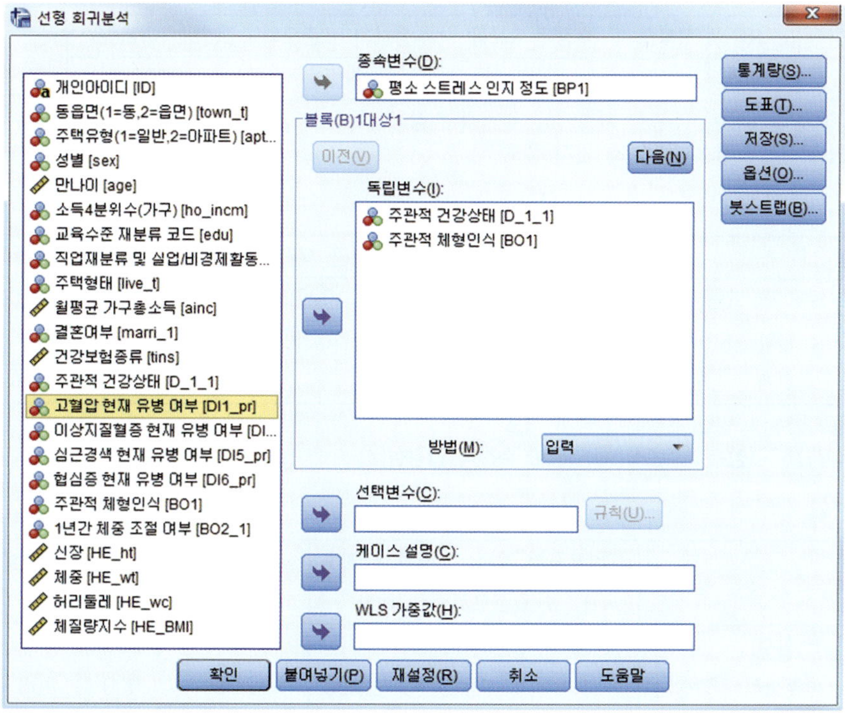

② 주관적 건강상태와 주관적 체형인식이 평소스트레스인지정도에 통계적으로 유의한 영향(F=193.637, $p<.001$)을 미치고 있는 것으로 나타났으며 영향력은 주관적 건강상태($\beta=-.233$, t=−19.086, $p<.001$)가 가장 큰 것으로 나타났으며 다음으로 주관적 체형인식($\beta=-.043$, t=−3.561, $p<.001$)으로 나타났다.

모형 요약[b]

모형	R	R제곱	수정된 R제곱	추정값의 표준오차	Durbin-Watson
1	.240[a]	.057	.057	.729	1.976

a. 예측값 : (상수), 주관적 체형인식, 주관적 건강상태
b. 종속변수 : 평소 스트레스 인지 정도

분산분석[a]

모형		제곱합	자유도	평균 제곱	F	유의확률
1	회귀 모형	.240[a]	2	102.861	193.637	.000[b]
	잔차	3376.860	6357	.531		
	합계	3582.581	6359			

a. 종속변수 : 평소 스트레스 인지 정도
b. 예측값 : (상수), 주관적 체형인식, 주관적 건강상태

계수[a]

모형		비표준화 계수		표준화 계수	t	유의확률	공선성 통계량	
		B	표준오차	베타			공차	VIF
1	(상수)	3.529	.043		81.777	.000		
	주관적 건강상태	−.198	.010	−.233	−19.086	.000	.996	1.004
	주관적 체형인식	−.034	.010	−.043	−3.561	.000	.996	1.004

a. 종속변수 : 평소 스트레스 인지 정도

NURSING RESEARCH

13

C·H·A·P·T·E·R

연구 보고

학|습|목|표

1. 연구 계획서를 형식에 맞추어 작성할 수 있다.
2. 연구 보고서를 형식에 맞추어 작성할 수 있다.
3. 연구 보고서의 평가기준을 설명할 수 있다.
4. 국내외 학술지 게재 방법을 설명할 수 있다.
5. 논문표절검사시스템을 사용할 수 있다.

13 CHAPTER

연구 보고

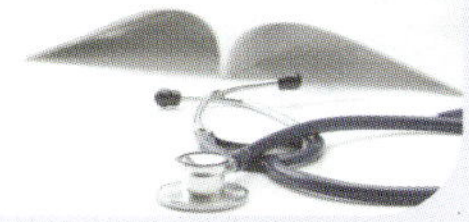

연구의 최종 결과물은 논문이나 보고서이다. 연구를 통해 새로운 사실을 밝혀내거나 기존 지식을 수정하고 보완하였다면, 연구자는 연구의 결과물을 일정한 형식에 맞추어 발표하는 것이 중요하다. 발표하지 않은 연구는 존재하지 않는 것이나 마찬가지이다. 이는 연구를 수행하는 목적과도 부합하지 않으며, 또한 연구자의 존재가치마저도 부정하는 것이다. 따라서 연구자의 연구 보고는 연구를 수행함에 있어서 반드시 거쳐야만 하는 중요한 단계라고 할 수 있다.

이번 장에서는 일반적으로 연구 계획서, 연구 보고서에 포함할 내용과 형식에 대해서 알아보고, 학술지에 논문을 게재하는 방법에 대해서도 간략히 살펴보고자 한다.

1 연구 계획서의 작성

연구 계획서란 연구 진행과정상의 중요한 절차이다. 유익한 연구결과를 얻기 위해서는 연구 계획의 충실을 기하여야 하며, 계획서의 작성을 위해서는 연구자와 연구를 지도하는 지도자 사이에 신중히 검토되어야 하고, 보다 충실한 계획이 될 수 있도록 수정할 수 있어야 한다.

좋은 연구실적을 올리기 위해서는 연구 수행을 위한 고도의 계획성과 체계성이 요구되며, 바로 이러한 계획성과 체계성을 보장하여 줄 수 있는 첫 작업이 충실한 연구계획서의 작성인 것이다.

1) 제목의 설정

(1) 제목 설정의 외적기준

- 제목은 내용이 뚜렷하고 간결·명료하게 표현되어야 한다.
- 제목은 참신한 것이어야 하며 이미 발표된 제목과의 중복을 피하여야 한다.
- 제목이 나타내는 문제점은 해당 전공분야에서 학술적 중요성을 갖는 것이어야 한다.
- 현실적으로 연구 수행이 가능한 것이어야 한다.

(2) 제목 설정의 내적기준

- 이 문제를 다룰만한 자질과 소질을 내가 갖추고 있는가?
- 연구 자료를 쉽게 인수할 수 있는가?
- 이 연구를 수행하는 데 필요한 재정적 뒷받침이 충분한가?
- 이 연구를 완수하는 데 필요한 시간적 여유는 충분한가?
- 어려운 역경에 처한다 하더라도 끝까지 이 연구를 추진할 용기와 결의를 갖고 있는가?

(3) 유의사항

- 제목은 광범위한 연구영역을 그대로 표시하지 말고 특이한 문제점을 지적할 수 있어야 한다.
- 제목은 매력적이고 학술적으로 표현되어야 한다.
- 선정적이거나 정서적으로 비과학적인 어휘를 빌려서 제목을 기술하지 말아야 한다.

2) 문제의 제기 및 연구목적

문제의 제기는 '연구의 결과나 제기된 문제점에 대한 해답 또는 검증이 교육이론 및 교육실천에 어떠한 공헌을 하기 위해서인가'를 설명한다.

연구의 목적은 문제 제기 시 언급된 동기, 배경 등을 근거로 연구의 방향, 초점 및 지향하는 기본 목표 등을 간결하고 명료하게 기술한다.

3) 연구의 설계

(1) 가설의 설정

가설이 필요한 연구유형에 있어서는 입증하고자 하는 문제점을 의문문 또는 서술문 형식으로 진술한다. 가능한대로 연구자가 실제 연구에 착수하기 이전에 예상하거나 끌어낼 수 있는 잠정적인 결론(가설)을 미리 설정해 놓는 것이 좋다. 아무리 예상되는 가설이라 하더라도 논리적으로나 현실적으로 자료수집과 실험을 통해서 검증이 가능한 것이어야 하며, 문제점을 명확히 드러낼 수 있는 간결한 용어로 표현되어야 한다. 특히 입증이 불가능한 주관적 편견을 가설로 설정해서는 안 된다.

(2) 내용

목적을 달성하기 위하여 해결하여야 할 연구내용을 정리하고 간결하게 진술한다. 연구내용의 진술에 있어서는 특히 구체적으로 밝히는 것이 필요하다. 논문 중에는 연구의 범위와 그 제한점을 명확히 밝히고 있지 않은 것들이 간혹 발견된다. 연구자의 사고와 주의를 제시된 문제점으로만 집중시키고 제기된 가설을 명확히 하기 위해서는 자료수집과 분석의 실제적 범위나 한계를 분명히 하는 것이 매우 중요하다.

그리고 연구 내용으로 연구 과제를 분석하기 위해서는 수개의 하위단위로 나누어 체계적으로 분석하여야 하는 것이 보통이다. 어떠한 자료를 수집할 것이냐 하는 자료의 내용과 분석의 세부적 내용에 대하여 하위문제마다 요점을 서술해야 할 것이다.

(3) 방법

과학적인 연구를 수행하기 위해서는 가설을 입증할 어떠한 자료를 어떤 방법으로 수집할 것이며, 수집된 자료를 어떻게 정리하고 분석하여야 할 것인가 하는 적절한 방법과 절차가 있어야 할 것이다.

연구 전 단계에서 특히 중요한 것은 자료 수집을 위한 과학적 관찰과 수집된 자료를 정리하고 처리하는 체계적 분석이라 할 수 있다. 수집된 자료를 체계적으로 정리하고 분석한 구체적인 방법과 절차를 명시하여야 할 것이다.

특히 주의하여야 할 점은 연구 수행과정에서 서로 상반되거나 중복되는 방법으로 여러 번 나열하지 않도록 한다.

(4) 진행일정

연구진행의 일정표를 마련하여 시간과 노력을 적절하게 분배해야 할 것이다. 문제를 몇 개의 부분으로 나누고 각 부분마다 그 진행완료 예정 일자를 기입해둔다. 어떤 부분은 연구과정이 끝날 때까지 착수할 수 없는 것도 있을 것이다. 그러나, 정해진 일정표에 따라서 연구를 진행하는 것이 바람직하다.

항목 \ 월	3월	4월	5월	6월	7월	8월	9월	10월	11월	12월	1월	2월
	연구계획서 작성										연구보고	
		문헌고찰					자료분석 및 해석					
				자료수집								

4) 연구의 기대되는 효과

본 연구가 수행되면 그 결과가 어떠한 문제해결에 얼마나 기여할 수 있는가를 연구자의 입장에서 밝혀 연구 성과에 대한 학문적 기대효과 및 활용방안 등을 기술한다.

5) 참고문헌

제기된 연구문제와 관련된 문헌을 광범위하게 수집하여야 한다. 단행본, 논문 및 기타의 기록문들을 수집하는 것이 논문을 쓰는 초보자에게는 논문의 체계를 세우는 데도 매우 도움이 될 것이다.

참고문헌 목록은 다음과 같은 순으로 작성한다.

- 단행본 : 저자명, 서명, 출판사명 및 출판지, 출판연도, 인용페이지
- 학술잡지 : 저자명, 제목명, 잡지명, 권·호수, 인용페이지, 발행연도
- 학위논문 : 저자 논문명, 출판지, 수여대학, 출판연도, 인용 페이지
- web 논문 : 저자, 제목, 출판지, 출판사, 연도, URL

연 구 계 획 서

연구제목	국문	
	영문	
연구기간		

연구의 필요성 및 목적
(연구의 타당성 및 필요성, 연구목적 및 목표를 제기하고 어떻게 연구할 것인지 등 전체 연구방향을 이해할 수 있도록 기술)
연구방법 및 추진전략
(연구목적 및 목표를 달성하기 위한 연구범위, 연구방법, 추진전략 등을 자유롭게 기술)
연구 수행일정
(추진기간별 연구 수행내용 등 기술)
연구의 기대되는 효과
(연구자의 입장에서 연구성과에 대한 학문적 기대효과 및 활용방안 등을 기술)
참고문헌
(주요 참고문헌을 중심으로 간략히 기술함. 다른 연구의 내용이 인용된 경우에는 반드시 본문에도 인용표시가 있어야 함)

2 연구 보고서의 작성

일반적으로 연구 보고서는 서론, 문헌고찰, 연구방법, 연구결과, 논의, 결론의 단계를 거쳐 작성한다. 그리고 이 부분 외에 제목, 초록, 참고문헌이 추가된다. 물론 이러한 단계는 고정된 것이 아니며, 연구의 종류나 보고 방법에 따라 다를 수도 있다.

1) 제목과 초록

우선 서론에 들어가기에 앞서, 연구 보고서의 제목과 초록에 대해서 알아보도록 하자.

제목은 연구의 주제가 명료하면서 가능한 많은 정보를 넣고, 짧게 써야 된다. 그러면서 독립변수와 종속변수와의 관계가 언급되어야 한다. 관계진술이란 간략하게 쓰면서도 주제가 명료하게 표현되어야 한다. 제목만 보고도 연구주제나 대상자가 무엇인지 독자가 아는 것이 중요하므로 제목을 정하는 데에 연구자는 많은 고민이 필요하다.

초록은 일반적으로 250단어 이하로 기술하여 전체 논문을 요약하여 설명하여야 한다. 그 안에 연구의 개요 및 목적, 연구방법에 대한 일반적인 서술, 중요한 연구결과 기술, 연구의 의의 진술, 결론이 포함된다. 그리고 초록 밑의 키워드는 핵심어를 4~5개 선택하여 삽입한다. 한국어로 쓴 연구 보고서의 초록은 주로 국문 초록과 영문 초록을 함께 작성한다. 일반적으로 논문에서 국문 초록은 논문의 앞부분에, 영문 초록은 논문의 뒷부분에 넣는다. 그리고 학술지의 경우에는 국문 초록을 생략하고 영문 초록을 앞부분에 넣는다.

2) 서 론

서론에서는 연구의 주제가 지니는 특성과 그 의의가 무엇인가를 밝히고 연구의 필요성을 제시하여 그 주제가 얼마나 중요하고 필요한지 또는 연구하게 된 동기와 이유를 제시한다. 예를 들어, 본인이 정한 주제가 있으면 현재 학자들 사이에 찬성 또는 반대 등으로 논란이 되고 있는 점, 혹은 과거나 현재에 이러한 연구가 진행되지 않은 점 등을 내세워 본인의 연구의 필요성을 제시하면 효과적이다. 그 다음에는 연구의 목적을 제시하고 이 연구가 어떤 결과를 낳게 될 것이며, 어떤 점에 기여하기 위한 것인지를 서술한다.

서론 기술 시, 연구 주제에 대한 선행연구 사례를 들어 본 연구의 실험 변수들에 대한 고찰을 문맥에 맞게 서술한다. 연구주제의 중요성과 주제에 관련된 과거 연구의 결과를 설명하고 간단히 비평하며 연구의 범위와 한계를 밝힌다. 마지막으로 가설이 제시되며 귀무가설(영가설) 혹은 연구가설(대립가설)을 세운다.

3) 문헌고찰

모든 연구는 역사성이 있으므로 연구자들은 선행연구 고찰(review of literature)을 정리함으로써 자신들의 현재 연구가 갖는 의미를 나타내려고 한다. 때로는 연구의 주제에 따라 어떤 연구자들은 지금까지 행해온 선행연구들과 관련이 없는 탐색적 연구주제로서 연구를 할 수 있다. 그러나 대부분의 논문은 선행연구의 연장으로 연구를 하게 된다. 선행연구가 밝힌 것이 어디까지인가를 분명히 하여 현재 진행 중인 연구와 선행연구의 논리적 관계성을 보여주고 왜 새로운 연구가 필요한가를 선행연구 속에서 찾아 현재 진행 중인 연구의 필요성을 문헌고찰로서 뒷받침해야 한다.

4) 연구방법

연구방법에서는 연구대상자의 수, 특성, 연구대상자의 선정기준 또는 배제기준, 연구설계, 측정방법 및 자료수집방법, 자료분석방법 등을 서술한다. 이때, 연구 보고는 이미 연구를 마친 상태에서 결과를 기술하는 것이므로 과거형으로 서술하여야 한다.

다음은 연구방법에 들어갈 내용이다.

① 연구의 틀을 제시한다.
② 연구목적에 알맞은 연구설계를 한다.
③ 표본(연구대상자)을 선정한다.
④ 측정도구를 서술한다.
⑤ 실험처치 내용을 기술한다.
⑥ 자료수집 절차를 기술한다.
⑦ 분석방법을 명시한다.

5) 연구결과

연구결과는 획득된 자료와 통계분석 결과를 기술하며, 다른 사람이 이해할 수 있도록 자료를 간결하면서 분명하게 제시한다. 즉 결과는 연구가설과 실험설계에 부합되게 표현하여야 한다. 표나 그림을 이용하면 독자가 이해하기 쉽다.

(1) 서술(Description)

연구결과를 서술할 때는 간결하고 정확하게 표현해야 한다. 특히 질적 연구에서 연구결과의 대부분은 보통 연구 응답자의 말을 인용하거나, 요약해서 표현하여 서술적으로 기술한다. 양적 연구의 결과를 서술할 때는 어떤 통계검정을 사용했는지, 통계검정의 결과, 자유도, 유의수준 등을 제시해야 한다.

(2) 표(Table)

표는 자료를 한눈에 나타내주기 때문에 이해하기 쉽다. 표를 그릴 때는 특히 다음 사항에 주의한다.

- 표에서 제시한 정보는 서술에서도 일부 다루어야 한다.
- 표의 제목은 간결하고 정확하며 표의 내용을 대표해야 한다.
- 표 내의 모든 숫자는 소수점을 맞춘다. 보통 소수점 하나에서 둘째자리까지 나타낸다.
- 만약 주어진 셀에 아무 자료도 없다면 비워두기보다는 0이나 하이픈(-)을 적절히 사용하여 실수로 자료가 입력되어도 알아볼 수 있게 한다.

(3) 그림(Figure)

그림은 그래프, 다이아그램, 사진 등을 말한다. 독자의 이해를 돕기 위해 그림을 적절히 활용하도록 한다. 그림의 밑에는 그림에 대한 설명을 넣는다.

6) 논의(Discussion)

논의에서는 연구자가 연구결과를 해석하여 연구의 의의, 다른 연구결과 사이의 유사점과 차이점 비교, 연구 결과가 갖는 중요성 등을 제시한다. 선행연구와 결과가 같을 경우 연구자의 가설 및 해석이 일치함을 제시하고, 다를 경우 왜 다른지를 분석하여 제시한다. 또한 연구의 제한점을 설명하여 알려서 후속 연구에 도움이 되도록 하고, 연구결과에 대해 깊이 있게 파악

했음을 간접적으로 표현할 수 있다.

연구가설을 지지하는 결과가 나온 경우라도 귀무가설이 참일 확률이 없는 것은 아니므로 제1종 오류가 발생할 수 있다는 것을 유념한다. 또한 두 군 간에 상관관계가 입증되더라도 그 두 군의 인과관계까지 입증되는 것은 아님을 유념해야 한다.

7) 결론(Conclusion)

결론에서는 연구의 전체 내용을 요약하여 읽는 사람이 논문 전체를 읽지 않고도 연구목적, 방법, 결과, 논의를 파악할 수 있게 한다. 본론에서 다루어진 문제라도 자료나 연구미비로 부득이 한정된 범위만 다루었다면 미진한 부분을 밝히고, 앞으로의 연구전망과 연구방향을 제시한다.

8) 참고문헌(Reference)

참고문헌은 논문을 쓰기 위해 인용한 자료들을 일정한 형식에 맞게 제시한 목록이다. 참고문헌은 자신이 인용한 근거를 확실히 입증하기도 하고, 다른 연구자로 하여금 본 논문을 쓰는데 사용된 자료 및 아이디어의 출처를 밝혀줌으로써, 추후의 연구를 하는데 자료로 활용하게 한다.

참고문헌을 기술하는 형식은 차이가 있으므로 투고규정을 확인하여 이에 맞게 기술하도록 한다.

3 연구 보고서의 평가

연구를 평가하고 그것의 가치를 판단하는 과정은 지식의 확장에서 중요하다. 평가의 대상이 되는 연구는 자신이 수행한 연구뿐만 아니라 다른 연구자들의 연구까지를 모두 포함한다. 일차적으로는 자신이 수행한 연구를 대상으로 평가 기준에 맞추어 평가를 해보는 과정이 연구자에게는 반드시 필요하다. 또한 기존의 연구에 대해서도 같은 방식을 적용하여 평가함으로써 기존 연구들의 학문적 가치를 발견하거나, 향후 지식의 확장에 도움을 얻는 과정 또한 중요하다.

연구 보고서의 평가는 평가자나 평가 기관, 그리고 연구의 성격에 따라 다르게 적용된다. 여기서 일반적으로 사용되는 형식에 따라 평가되어야 할 요소들에 대해서 생각해보자.

1) 연구 제목과 초록의 평가

- 연구 제목만으로 해당 연구의 내용을 파악할 수 있는가?
- 연구 제목이 간결하고 명료하게 진술되었는가?
- 초록의 길이가 적당한가?
- 초록에서 언급해야 될 내용을 모두 포함하고 있는가?

2) 서론의 평가

(1) 연구문제

- 연구문제가 명확하게 진술되었는가?
- 연구문제의 중요성과 타당성이 언급되었는가?
- 이 연구가 학문적으로나 실무적으로 가치를 지니는가?

(2) 연구목적

- 연구목적이 명확하게 진술되었는가?
- 이 연구결과는 누구에게 어떤 혜택이 있는가?
- 연구가 이루어진 동기는 무엇인가?

(3) 가설 또는 문제의 진술

- 문제의 관심 영역이 분명히 진술되었는가?
- 연구의 기본적 가정과 한계를 분명하게 밝히고 있는가?
- 독립변수와 종속변수가 명확하게 제시되었는가?
- 가설이나 문제 진술이 문헌고찰을 통해 논리적으로 추론되었는가?
- 가설은 검증 가능한 것인가?

(4) 용어 정의

- 개념의 이론적 정의와 조작적 정의가 명확하게 이루어졌는가?
- 용어나 개념이 보고서 내에서 일관되게 사용되고 있는가?

3) 문헌고찰의 평가

- 문헌고찰은 연구목적에 맞게 이루어졌는가?
- 문헌고찰이 논리적으로 이루어졌는가?
- 문헌고찰이 포괄적으로 이루어졌는가?
  (개념, 도구, 변수간의 관계, 연구 문제관련, 방법론 등)
- 문헌고찰이 간결하게 정리되었는가?
- 해당 분야에서 이루어진 최신의 연구동향을 충분히 검토하였는가?

4) 연구방법의 평가

(1) 연구설계

- 연구설계 방법을 언급하였는가?
- 연구설계는 연구문제나 가설에 대한 명확하고 타당한 해답을 얻을 수 있도록 되어 있는가?
- 독립변수와 종속변수 및 외생변수를 충분히 고려하여 설계되었는가?

(2) 연구대상자

- 모집단과 표본에 대해서 언급하였는가?
- 대상자의 표집 방법을 명확하게 제시하였는가?
- 표본오차의 출처를 언급하였는가?
- 표본의 크기가 적절한가? 표본크기 선정의 근거는 적절한가?
- 대상자로부터 연구동의를 받았으며, 대상자의 권리가 보호되었는가?
- 탈락된 표본의 특성과 원인을 밝히고 있는가?

(3) 자료수집 방법 및 측정도구

- 자료수집 방법과 측정도구가 명확하게 제시되어 있는가?
- 문헌고찰을 통해 측정도구와 자료수집 방법의 신뢰성과 타당성을 얻었는가?
- 만약 측정도구를 개발하여 사용하였다면 개발 절차를 상세히 제시하였는가?
- 만약 기존 측정도구를 사용하였다면 사용 절차를 제시하였는가?
- 사용한 도구의 타당도와 신뢰도가 확보되었는가?
- 자료 분석을 위한 구체적인 방법과 절차를 제시하고 있는가?

5) 연구결과의 평가

- 연구에서 사용한 통계분석 방법을 제시하였는가?
- 가설검증에 적합한 통계분석 방법을 사용하였는가?
- 결과를 표나 그림을 이용하여 명확하게 제시하였는가?
- 수량화되지 않은 자료에 대한 분석전략을 제시하였는가?
- 연구결과가 정확하게 기술되었는가?

6) 논의의 평가

- 연구결과가 분명하고, 간결하게 제시되었는가?
- 연구결과를 해석하여 연구의 의미를 제시하였는가?
- 연구결과를 해석할 때 기존 문헌과 관련하여 해석하였는가?
- 연구결과를 해석할 때 다른 해석의 가능성도 제시하였는가?
- 연구결과의 실무 적용 가능성을 언급하였는가?
- 연구방법의 제한점을 언급하였는가?

7) 결론의 평가

- 연구의 가치와 의미를 제시하고 있는가?
- 결론이 명확하게 언급되었는가?
- 결론이 수집된 자료를 근거로 한 것인가?
- 연구결론이 독자가 보기에 타당한가?
- 다음 연구를 위한 제언이 언급되었으며, 그 제언이 연구결과와 일치하며 논리적인가?

8) 참고문헌의 평가

- 참고문헌이나 자료는 충분히 포괄적이고 관련 있는 것인가?
- 인용한 문헌이 모두 언급되었는가?
- 참고문헌의 작성은 규칙에 맞게 되어 있는가?

다음은 한국간호연구학회지의 논문심사 평가지로 양적 연구와 질적 연구에 대한 평가지이다.

논문 심사 평가지(양적 연구)

항목	척도	매우 우수하다	우수하다	보통이다	부족하다	매우 부족하다
연구 주제	1. 간호 분야에 적절한 연구주제인가					
	2. 연구 가능한 주제인가					
서론	1. 연구의 필요성이 주제와 적합하게 제시되었는가					
	2. 관련 연구를 기술하고 이들과 차별성을 제시하였는가					
	3. 연구문제와 목적이 구체적이고 명료한가					
연구 방법	1. 연구문제와 연구방법이 일치하는가					
	2. 연구목적에 적합한 연구대상자인가					
	3. 연구대상자 표본추출방법은 적절한가					
	4. 연구주제에 적합한 연구도구를 선정하였는가					
	5. 자료수집 시 윤리적 측면을 고려하였는가					
	6. 자료수집방법과 절차는 적절한가					
	7. 수집된 자료의 분석방법은 적절한가					
연구 결과	1. 정확한 통계량이 제시되었는가					
	2. 연구목적과 일치하는 결과를 제시하였는가					
논의	1. 연구결과에 근거하여 기술하였는가					
	2. 연구결과에 대한 연구자의 해석을 기술하였는가					
	3. 연구결과와 선행연구와의 연관성을 논리적으로 기술하였는가					
결론 및 제언	1. 요약 및 결론을 적합하게 기술하였는가					
	2. 연구결과가 교육, 실무 및 학문의 발전에 기여할 것인가					
	3. 추후 연구에 대한 방향을 제시하였는가					
기타	1. 본문은 투고규정에 따라 작성되었는가					
	2. 참고문헌은 투고규정에 맞게 작성되었는가					
	3. 영문초록은 적절한가(200단어 이내)					

게재 가능 여부	게재가능	수정 후 게재가능	수정 후 재심	게재불가

출처 : http://www.kdanc.or.kr

논문 심사 평가지(질적 연구)

항목 \ 척도		매우 우수하다	우수하다	보통이다	부족하다	매우 부족하다
연구 문제	1. 간호 분야에 적절한 연구주제인가					
	2. 연구문제의 목적이 구체적이고 명료한가					
	3. 연구문제와 연구방법이 일치하는가					
연구의 철학적 배경	1. 연구방법 선정에 대한 철학적 입장이 제시되었는가					
	2. 연구주제에 대한 선행연구의 탐색이 충분하였는가					
자료 수집 및 분석	1. 자료수집 시 윤리적 측면을 고려하였는가					
	2. 연구대상자 및 정보제공자의 선정이 적절한가					
	3. 자료의 수집방법은 적절하였는가(면접, 관찰 등)					
	4. 연구자의 훈련과 준비가 충분히 기술되었는가					
	5. 연구자의 선입견을 배제하였는가					
	6. 자료수집과 분석과정이 순환적이었는가					
	7. 분석의 결과에 대한 내용의 타당성을 확인하기 위한 절차를 밟았는가					
결과	1. 연구결과에 대한 기술은 연구목적에 부합하여 적절한가					
	2. 찾고자 하는 현상(연구목적)에 대한 이해가 명확한가					
논의	1. 밝혀진 현상에 대한 논의가 적절한가					
	2. 연구결과가 질적 연구 분야에 적절한가					
	3. 추후 연구에 대한 방향을 제시하고 있는가					
기타	1. 본문은 투고규정에 따라 작성되었는가					
	2. 참고문헌은 투고규정에 맞게 작성되었는가					
	3. 영문 초록은 적절한가(200단어 이내)					

게재 가능 여부	게재가능	수정 후 게재가능	수정 후 재심	게재불가

출처 : http://www.kdanc.or.kr

논문 심사 평가지(종설)

항목 \ 척도		매우 우수하다	우수하다	보통이다	부족하다	매우 부족하다
연구 주제	1. 간호 분야에 적절한 연구주제인가					
	2. 연구 가능한 주제를 선정하였는가					
	3. 간호 분야의 연구자에게 흥미로운 연구 주제인가					
연구의 필요성 및 목적	1. 연구문제와 목적이 구체적으로 제시되었는가					
	2. 연구문제와 연구방법이 일치하는가					
문헌고찰	1. 연구주제와 관련된 주요 개념을 포함하였는가					
	2. 1차 자료를 주로 인용하였는가					
	3. 최근 문헌을 인용하였는가					
	4. 연구자의 비판적 분석이 포함되어 기술되었는가					
연구방법	1. 연구목적에 적합한 연구대상자인가					
	2. 표본추출방법은 적절한가					
	3. 자료수집 시 윤리적 측면을 고려하였는가					
	4. 자료수집 방법과 절차는 적절한가					
	5. 수집된 자료의 분석방법은 적절한가					
연구결과 및 논의	1. 연구결과에 대한 해석 및 논의가 적절한가					
결론 및 제언	1. 요약 및 결론이 적합하게 기술되었는가					
	2. 연구결과가 교육, 실무 및 학문의 발전에 기여하는가					
기타	1. 본문은 투고규정에 따라 작성되었는가					
	2. 참고문헌은 투고규정에 맞게 작성되었는가					
	3. 영문 초록은 적절한가(200단어 이내)					

게재 가능 여부	게재가능	수정 후 게재가능	수정 후 재심	게재불가

출처 : http://www.kdanc.or.kr

논문 심사 결과서(양적 연구)

접수번호		논문제목	
연구 주제			
서 론			
연구방법			
연구결과			
논 의			
결론 및 제언			
기 타			

심사위원	소속 : ____________________ 성명 : ____________________(인)

논문 심사 결과서(질적 연구)

접수번호		논문제목	
연구문제			
연구의 철학적 배경			
자료 수집 및 분석			
결 과			
논 의			
기 타			

심사위원	소속 : ____________________	성명 : ____________________ (인)

논문 심사 결과서(종설)

접수번호		논문제목	
연구주제			
연구의 필요성 및 목적			
문헌고찰			
연구방법			
연구결과 및 논의			
결론 및 제언			
기 타			

심사위원	소속 : ______________________	성명 : ______________________(인)

4 국내외 학술지 게재 방법

연구자는 연구로 얻은 결과물을 말이나 글로 소통할 수 있다. 연구자는 자신이 연구한 결과를 학술지나 학술대회에 발표하여 더 나은 간호이론을 만들어내는 데 기여하고, 간호실무에 적용할 수 있는 기반을 마련하는 데 도움을 줄 수 있다.

가장 공식적인 형태의 연구 발표 형식은 전문학술지에 출판하는 것이다. 연구자는 연구결과를 출판하기 위해 학술지의 특성을 알고, 해당 투고 규정에 맞추어 내용을 정리해야 한다.

학술지 출판 외에 연구 발표는 주로 학술대회에서 구두나 포스터 발표로 이루어진다. 이는 학술대회에 참석한 다른 사람과 대면하여 발표하는 형식으로, 즉각적인 의견 교환이 가능하다는 장점이 있으나, 참석하지 않은 연구자들에게 널리 연구결과를 전달하는 것에는 한계를 가진다.

여기에서는 가장 공식적인 발표 형식인 국내외 학술지에 논문을 게재하는 과정과 방법에 대해서 살펴보고자 한다.

1) 학술지 선정

연구가 완료되면 연구자는 그 결과를 어느 분야의 학술지에 투고할 것인가를 결정하게 된다. 최근에는 다학제간 교류의 증가로, 간호학 분야뿐 아니라 사회과학 분야의 다양한 논문을 통해 학문적 소통을 넓혀가고 있는 추세이다.

연구결과를 발표할 학술지를 선정하기 위해서는 학술지의 기본적인 요구사항, 학술지의 논문 심사 여부, 학술지에 발표된 최신의 논문 등에 대해서 알아보아야 한다. 대부분의 저명 학술지들은 온라인 서비스를 통해 최신의 이슈 등에 대한 정보를 쉽게 알아볼 수 있다.

연구자가 학술지를 선정할 때 가장 기본적인 사항은 연구자의 연구주제와 학술지의 특성이 일치하는 것을 확인하는 일이다. 그 외에 학술지의 연간 발행 횟수, 투고부터 최종 출판까지의 시간, 투고된 논문 대비 출판된 논문의 수 등의 출판 기회에 대해서도 확인한다.

2) 논문 준비

(1) 사전 준비

학술지에 논문을 투고하기 전에 연구자 중 교신저자에 대한 결정이 이루어져야 한다. 혼자 연구를 진행한 경우엔 연구자가 제1저자인 동시에 교신저자가 된다. 그러나 여러 명이 연구에 참여한 경우엔 따로 교신저자를 표기해야 한다. 교신저자는 연구의 게재와 출판에 이르는 모든 과정을 책임진다.

만일 투고할 논문이 학위논문일 경우에는 학위논문임을 밝힌다. 학위논문은 단독 또는 지도교수와 공동으로 출판하기도 한다.

연구비를 지원받은 경우엔 연구비를 지원한 기관에 대한 정보를 싣는다. 연구비를 지원한 기관과 연구가 직접적인 관련이 있을 경우엔 그 연구의 결과는 이익충돌이 발생한다고 하여 학술지 게재를 거부당할 수 있다. 예를 들어, 제약회사가 지원한 연구나 주류회사에서 지원하여 '음주로 얻는 긍정적인 효과'라는 연구를 진행한 경우 등이 그렇다.

(2) 원고 준비

논문은 학술지에서 제시한 투고 규정에 맞추어 준비해야 한다. 이러한 투고 규정은 일반적으로 학술지에 실려 있거나 웹사이트에 제시되어 있다. 논문의 채택 가능성은 투고 규정을 준수하여 준비하는 것에서부터 시작된다.

기존 원고를 학술지의 투고 규정에 맞게 정리하는 과정에서 학술지의 특성이나 연구주제를 효과적으로 표현하기 위해서 소제목을 추가하거나 기존 제목을 수정하기도 한다. 참고문헌의 목록도 본문의 내용과 완전하게 일치해야 하고, 학술지의 투고 규정에 맞게 준비해야 한다.

3) 논문 투고

최근에는 주로 온라인을 통해 논문을 투고한다. 일반적으로 학술지의 투고 규정에 논문을 보낼 온라인 또는 오프라인의 주소와 연락처가 기재되어 있다. 논문을 투고할 때는 동시에 여러 학술지에 투고해서는 안 된다.

학술지들은 대부분 원고투고 시 연구자 정보는 별도의 서식지에 기재하여 편집인이나 출판간사 등에게만 알리고, 논문심사위원에게는 제공하지 않아 공정하게 논문을 심사한다. 논문을 투고하면 보통 수일에서 수주 이내에 논문이 접수되었음을 통보해주고, 온라인 투고 시스템의 경우엔 심사의 진행 상태를 직접 확인할 수도 있다.

4) 논문 수정 및 답변서 작성

심사 학술지의 경우엔 편집인이 사전검토를 한 후에 구축되어 있는 심사위원 중에서 연구 주제와 방법론에 맞는 심사위원 2~3인을 선정한 후 해당 심사위원에게 논문을 보낸다. 심사위원들은 투고 논문을 심사하여 일반적으로 ① 게재 가능, ② 수정 후 게재 가능, ③ 수정 후 재심사, ④ 게재 불가 중 하나의 심사결과를 통보한다. 심사결과가 처음부터 게재 가능인 경우는 극히 일부분이며, 수정 후 게재 가능이나 재심사의 경우엔, 심사위원의 수정이나 보완 의견이 함께 연구자에게 전달된다. 따라서 연구자는 수정이나 보완 의견을 참조하여 원고를 수정 및 보완하고 다시 접수한다. 가능하면 심사위원들의 수정 및 보완 의견을 따르면서 논문을 수정하도록 한다.

답변서는 심사위원들이 지적한 내용을 어떻게 수정 및 보완하였는지를 수정 전 내용과 수정 후 내용으로 비교하여 정리한 것을 말한다. 답변서에 정리된 내용은 원고에 반영되어야 한다. 만일 수정 의사가 없거나 수정이 불가하다면 그 이유를 정리해서 답변서에 포함한다. 이러한 과정을 2차 또는 3차로 거쳐 최종적으로 게재 또는 불가의 판정이 나온다.

만일 게재 불가 판정을 받았다면 연구자는 심사위원의 의견을 참고하여 논문에 대한 검토의 시간을 갖는다. 그리고 이때는 면밀히 검토 후 수정하여 다른 학술지에 투고할 수 있다.

5 논문표절검사시스템 사용법

1) 표절검사

타인의 아이디어, 연구내용 결과 등을 정당한 승인 또는 인용 없이 도용하는 표절이 발생하지 않도록 작성중인 문서와 타인의 작성된 문서 간의 유사도를 검사하는 서비스이다.

2) 표절검사 조건

- 비교범위 : 현재첨부문서, 카피킬러DB
- 검사설정 : 인용 / 출처 표시문장 제외, 제목 / 목차 / 참고문헌 제외
- 표절기준 : 6어절 이상 일치, 1문장 이상 일치

3) 표절검사 기준

구 분	표절검사 기준	조치 사항
양호수준	0% 이상 ~ 10% 미만	• 연구자의 연구윤리 위배사항 검토 후, 이상이 없을 경우 활용
유의수준	10% 이상 ~ 15% 미만	• 양호수준으로 낮추거나 • 연구자의 검토내용을 결과보고서 내에 기술하여 활용
의심수준	15% 이상 ~ 20% 미만	• 양호수준으로 낮추거나 • 연구자의 검토내용을 결과보고서 내에 기술하여 활용
위험수준	20% 이상	• 양호수준으로 낮추거나 • 연구자의 검토내용을 결과보고서 내에 기술하여 활용

4) KCI 문헌유사도 검사 서비스

▮논문유사도검사서비스 한국연구재단 이용화면

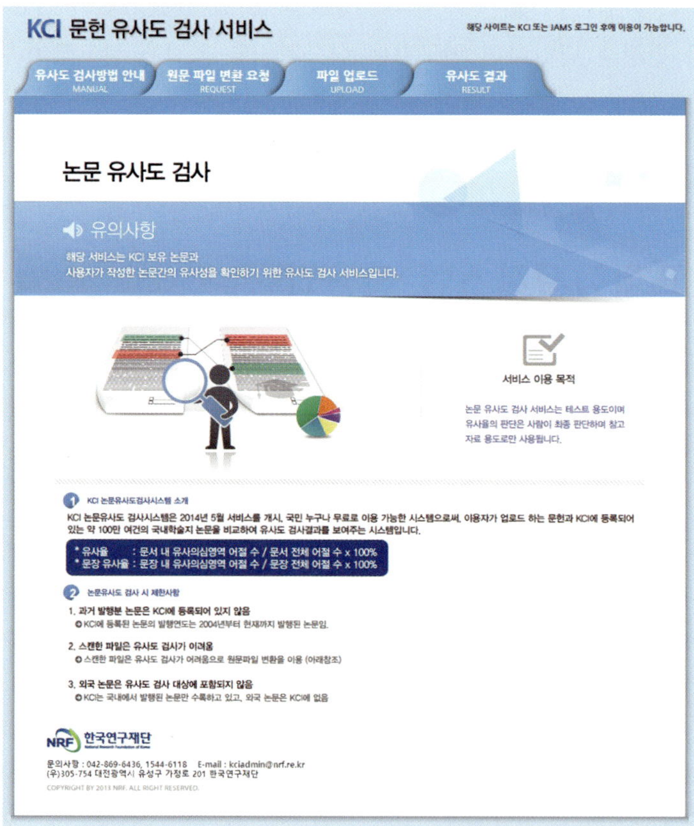

출처 : https://check.kci.go.kr/

5) 카피킬러 시스템

▌표절검사서비스 카피킬러캠퍼스 이용화면

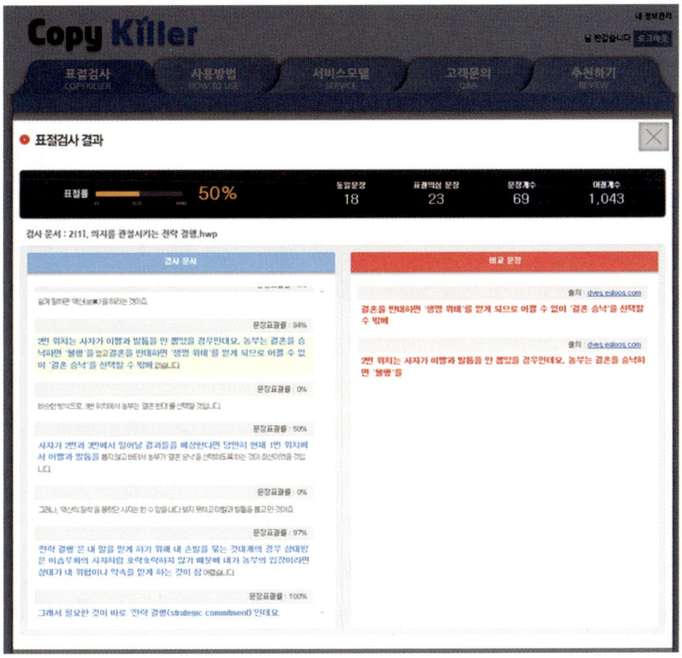

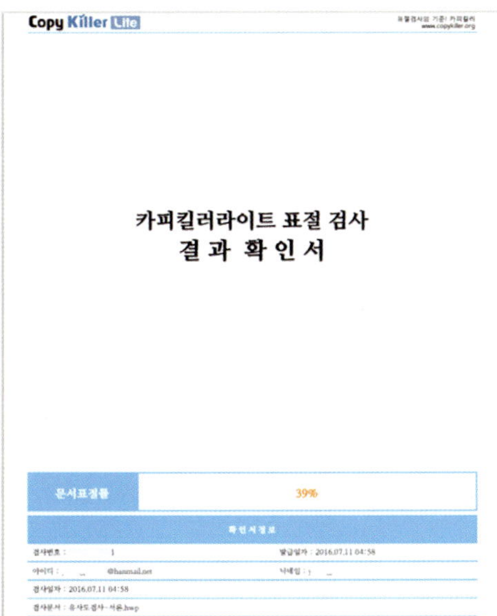

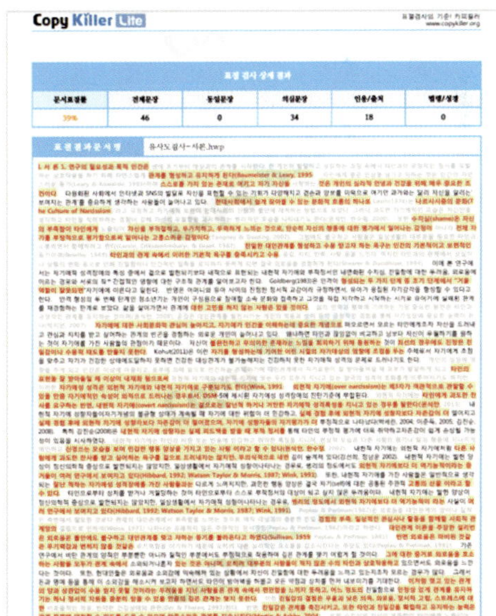

출처 : https://www.copykiller.com/

논문 표절 검사 결과 확인서

성　명		연락처	
논문제목			

유사도의 확인 및 의견	

위 연구자는 논문 전문을 표절예방시스템을 활용하여 Self Checking을 실시하고, 그 결과를 제출하였음을 확인합니다.

년　　월　　일

신 청 인　　　　　　　　(인)

- 건강보험공단(2015). 2015 건강검진통계연보.
- 고명숙, 고유경, 안혜경 외(2016). 간호연구 따라잡기, 제2판. 수문사.
- 공문연, 김정희(2017). 간호사가 지각하는 간호관리자의 돌봄-배려행위와 동료 간 돌봄-배려행위가 재직의도에 미치는 영향. 간호행정학회지, 23(2), 191-200.
- 김문실 외(2011). 알기 쉬운 간호연구방법론. 정담미디어.
- 김미영, 서형은, 두은영 외(2017). 간호사가 지각한 수간호사의 윤리적 리더십이 간호업무성과에 미치는 영향: 상사신뢰의 매개효과. 간호행정학회지, 23(5), 483-493.
- 김민수(2015). 한국형 간호대학생 영적간호수행척도 개발 및 검정. 한양대학교 임상간호정보대학원 석사학위논문.
- 김수녕(2014). SPSS, EXCEL, DBSTAT 의학통계 ABC. 군자출판사.
- 김수영, 박지은, 서현주 외(2011). NECA 체계적 문헌고찰 매뉴얼. NECA연구방법 시리즈, 1-287. http://www.dbpia.co.kr/journal/articleDetail?nodeId=NODE02303830
- 김숙현(2015). 한국간호연구 동향 분석, 간호사신문, 2015.1.27.
- 김인숙, 김금순, 김순옥 외(2014). 간호연구방법론. 퍼시픽북스.
- 김진희, 나현주(2017). 긍정심리치료 프로그램이 지역사회 조현병 대상자의 긍정정서, 대인관계, 극복력 및 정신건강회복에 미치는 효과. 대한간호학회지, 47(5), 638-650.
- 김현아, 김귀분(2011). 심폐소생술 금지(DNR) 환자를 돌보는 간호사의 갈등. 동서간호학연구지, 17(2), 139-148.
- 김흥규(1997). Q방법론의 이해와 간호학적 연구의 적용, 한양대학교 간호발전연구소.
- 노경섭(2014). 제대로 알고 쓰는 논문통계분석 SPSS & AMOS 21. 한빛아카데미.
- 박남희, 이경조, 이상주(2017). 보건간호사의 조직문화와 업무성과 간의 관계: 셀프 리더십의 매개효과. 지역사회간호학회지, 28(1), 23-33.
- 박지원, 김주형, 김화순 외(2015). 간호연구. 수문사.
- 박초롱, 송미순, 조비룡 외(2015). 만성질환 노인에서 임파워먼트 이론에 근거한 다학제적 자기관리 프로그램의 효과. 대한간호학회지, 45(2), 192-201.
- 보건복지부(2015). 「보건복지통계연보」.
- 석수진, 이지아(2017). 중년기와 노년기 뇌졸중 발생위험요인 비교. 노인간호학회. 19(1). 13-27.
- 성지영(2018). 간호사의 임종간호 스트레스, 감성지능, 자아탄력성에 관한 연구. 부산가톨릭대학교 대학원 석사학위논문.
- 양경희, 박미영, 강향숙(2017). 지역사회 노인의 인지기능과 정서수준에 대한 치매예방통합프로그램의 효과. Journal of the Korean Data Analysis Society. 19(4B), 2159-2173.
- 양윤정, 권인수(2017). 보건교사 대상 방문 및 스마트폰 앱 기반 감염예방교육 프로그램 효과: 비

무작위 대조군설계. 대한간호학회지, 47(6), 744-755.

- 엄선옥, 이인숙(2017). 건강코칭프로그램이 빈곤계층 고혈압대상자의 자기효능감, 건강행위실천 및 삶의 질에 미치는 효과. 대한간호학회지, 47(3), 380-391.
- 이동진(2013). 임상연구방법론. 퍼시픽북스.
- 이시은, 홍(손)귀령(2017). 노인의 삶의 의미 측정 도구 개발. 대한간호학회지, 47(1), 86-97.
- 이은미, 김현래(2017). 초등학교 저학년 부모를 위한 자녀성교육프로그램의 개발 및 효과. 대한간호학회지, 47(2), 222-232.
- 이은옥, 임난영, 박현애 외(2009). 간호연구와 통계 분석. 수문사.
- 이향련, 변영순, 임난영 외(2012). 간호연구방법. 대한간호협회출판부.
- 이혜경, 양영희, 구미옥 외(2014). 간호연구개론, 제5판. 현문사.
- 장성옥, 이병숙, 김종임 외(2014). 환자안전 중심 간호인력 정책 도출을 위한 델파이 연구. 간호행정학회지. 20(2), 215-226.
- 장현정, 안숙희(2015). 건강신념 모형 기반 폐경 여성의 골다공증 예방행위 모형 개발 및 검정. 한국성인간호학회지, 27(6), 624-633. https://doi.org/10.7475/kjan.2015.27.6.624
- 장희경, 김윤수, 이고은 외(2017). 간호연구개론. 계축문화사.
- 재니스 M, 모스 외, 신경림 역서(2003). 질적간호연구방법. 이화여자대학교출판부.
- 정서옥(2013). 집단미술치료가 만성정신분열병 환우의 대인관계 향상에 미치는 영향. 서남대학교 대학원 석사학위 논문.
- 정유진, 김지민, 박동아(2018). 천식 아동 및 청소년에서 원격모니터링 중재의 효과: 체계적 문헌고찰 및 메타분석. 대한간호학회지, 48(4), 389-406.
- 정지영, 구미옥(2016). 교대근무 간호사의 스트레스 반응, 신체활동, 수면위생이 수면의 질에 미치는 영향. 한국산학기술학회지 논문. 17(6), 546-559.
- 조채윤(2016). 마음챙김 명상 프로그램이 스트레스 지각 및 반응과 혈중지질에 미치는 영향: 이상지질혈증 성인을 대상으로. 덕성여자대학교 대학원 석사학위논문.
- 진재원(2015). 보건복지 분야 국가승인통계 작성 현황과 통계 신뢰도 제고 방안. 보건복지포럼. pp.51-59.
- 채서일(2002). 사회과학조사방법론. 학현사.
- 최명애, 김남초, 김경미 외(2014). 한국간호연구의 동향: 대한간호학회지 및 회원학회지(창간호부터 2010년까지)에 게재된 논문의 연구동향 분석. 대한간호학회지. 44(5), 484-494.
- 통계청, 「장래인구추계」.
- 한수연, 황지혜, 김초희, 장혜영, 방경숙(2017). 소아암 환자의 형제자매 중재에 관한 연구 논문의 체계적 문헌고찰. 아동간호학회지, 23(3), 394-404.

- 허미영(2011). 간호사의 직무스트레스, 직무만족도, 성격유형과 이직의도에 관한 연구. 영남대학교 행정대학원 석사학위 논문.
- 홍희진, 강지연(2018). 중환자실 환자가 경험한 인간중심 간호에 관한 질적 내용분석. 중환자간호학회지, 11(2), 21-33.
- 황원주, 김진아, 김희걸(2017). 전통시장 근로여성의 건강실태 및 보건의료요구도 조사. 지역사회간호학회지, 28(1), 44-54.
- Brooten, D., Kumar, S., Brown, L. P., Burns, P., Finkler, S., Bakewell-Sachs, S., Gibbons, S., & Delivoria-Papadopoulos, M.(1986). A randomized clinical trail of early hospital discharge and home follow-up of very low birthweight infants. New England Journal of Medicine, 315, 934-939.
- Burns & Grove(2006). in Philosophy of quantitative and qualitative research [Internet]. UK : Nursinganswers.net for Academic support for Nursing; 2018 [cited 2020 May 30] Available from: https://nursinganswers.net/essays/philosophy-of-quantitative-and-qualitative-nursing-essay.php
- Burns, N., & Grove, S. K.(2010). Understanding Nursing Research: Building an Evidence-Based Practice. Elsevier Health Science.
- Cathy J. Thompson. What does "Patient Preferences" Mean in evidence-based practice? [Internet]. [2017] [cited 2020 May 30]. Available from: https://nursingeducationexpert.com/what-does-patient-preferences-mean-ebp/
- Chapman, C. R.(1976). Measurement of pain: Problem and Issues. Advances in Pain Research and Therapy, Vol 1, Raven Press.
- Crosby, R. A., Diclemente, R. J., & Salazar, L. F.(2006). Research Methods in Health Promotion. John Wiley & Sons.
- DiCenso A, Cullum N., & Ciliska D. Implementing Evidence-based nursing: Some misconceptions. Evidence-Based Nursing. 1998;1(2):38-40. http://dx.doi.org/10.1136/ebn.1.2.38
- Geri LoBiondo-Wood Judith Haber(1998). Nursing Research Methods, Critical Appraisal, ad Utilization. (4th ed.). Mosby.
- Glanz K, Rimer Bk, Viswanath K.(2008). Health behavior and health education; Theory, Research, and Practice(4th ed). San Francisco : Jossey-Bass.
- http://clarivate.co.kr
- http://www.kdanc.or.kr
- http://www.randomizer.org

- https://docs.google.com/forms/d/e/1FAIpQLSf2p2AuLhwXu0pNZY7qz0uNXQ2B1geMgl4fS-iF_C62md39HA/viewform?c=0&w=1
- https://www.copykiller.com/
- https://www.ncbi.nlm.nih.gov/pubmed
- Janz, N.K, & Becker, M.H.(1984). the health belief model: A decade later. Health education quarterly, 11(1), 1-47.
- John W. Creswell(2003). Research design - Qualitative, quantitative and mixed methods approaches -, Sage publication. Inc, USA.
- Kim, M.I.(1994).Analysis of The conceptand research method in Korean nursing research: 1961-1990. Korean Journal of Nursing Quartery, 3(1),180-206.
- Lee HK, Yang YH, Gu MO., & Eun Y. Introduction to nursing research. 4th ed. Seoul: Hyunmoonsa; 2009.
- McEwen M. Philosophy, science & nursing. In: McEwen M, Wills E, editors. Theoretical basis for nursing. 2nd ed. Philadelphia, PA: Lippin-cott Williams and Wilkins; 2007. p.3-22.
- Mixed methods research designs. Research Rundown Designs [Internet]. 2020 [cited 2020 6 June 7]. Available from: https://researchrundowns.com/mixed/mixed-methods-research-designs/
- Nursekey. Mixed Methods: Combining Qualitative and Quantitative Research. [Internet]. 2020 [cited 2020 May 30]. Available from: https://nursekey.com/mixed-methods-combin-ing -qualitative-and-quantitative-research/
- Nursing Research develops knowledge to [Internet]. USA. : National Institutes of Nursing Research; 2020 [cited 2020 May 30]. Available from: https://www.ninr.nih.gov/about-ninr/history.
- PICO Process. [Internet]. Wikipedia, the free encyclopedia. 2020 [cited 2020 April 29]. Available from: https://en.wikipedia.org/wiki/PICO_process.
- Polit, D. F., & Beck, C. T.(2008). Nursing Research: Generating and Assessing Evidence for Nursing Practice (8th ed.). Lippincott Williams & Wilkins.
- Polit, D.F. and Beck, C.T.(2019). Nursing Research: Generating and Assessing Evidence for Nursing Practice. 11th Edition, Lippincott, William, Philadelphia.
- Sigma Theta Tau International, Honor Society for Nursing.(2005). The Society's Vision and Mission. Retrieved August 28.

용어	Term	개념 및 설명
1차 자료	primary data	연구자가 연구 목적을 위해 처음으로 자료를 수집하는 과정으로 현재 진행 중인 연구의 목적을 달성하기 위해 정보나 근거를 제시해주는 자료로 직접 인용한 것
2차 자료	secondary data	다른 연구자에 의해 수집되어 공개된 자료를 재인용하여 사용하는 자료
가설	hypothesis	2개 이상 변수 간의 관련성에 대한 예측
가설검정	hypothesis testing	모집단의 모수 또는 분포에 대해 귀무가설과 연구가설을 설정한 후 표본을 통해 얻은 정보에 따라 어떤 가설이 합당한지를 판정하는 통계적 추론 가설의 합당성 여부를 판정하는 과정
개방형 질문	open question	괄호 안을 채우는 식으로 구성하거나 대상자의 생각을 진술하여 주관성을 수집하는 질문
검증가능성	testable	어떤 명제나 가설의 진위를 경험적인 사실에 의해 이론적으로 혹은 실제적으로 밝혀낼 수 있는 가능성
계통표본추출법	systematic sampling	모집단의 목록에서 일정한 간격을 두고 대상자를 추출하는 방법
구성타당도	construct validity	측정도구가 측정하고자 하는 특성에 포함하는 구성 요소들을 얼마나 충실하게 측정하는지를 파악하는 타당도
구조적 관찰	structured observations	관찰자가 관심 있는 현상에 대한 사전지식을 가진 상태에서 시행하는 것으로 미리 작성한 체크리스트(checklist) 항목에 체크하는 식으로 자료를 수집함
구조적 면담	structured interview	연구자(면담자)가 미리 질문할 것을 정해놓은 상태에서 시행하는 면담
군집(집락) 표본추출법	cluster sampling	모집단을 연구 목적에 적합하도록 알맞게 묶어 군집(집락)으로 분류하고 단순무작위 방식으로 추출하는 방법
귀납적 추론과정	inductive reasoning process	개별적인 특수한 사실이나 현상에서 그러한 사례들이 포함되는 일반적인 결론을 이끌어내는 것
귀무가설 (영가설)	null hypothesis	가설설정 시 처음부터 기각할 것(버릴 것)을 예상하는 가설로 연구가설과는 상반되게 진술됨
근거이론	ground theory	데이터에 기반을 두고 이론의 생성이나 개발을 중요시하는 질적 연구 방법
근접모집단	accessible population (study population)	표적 모집단의 기준을 충족하고 연구자가 실제로 접근하여 자료를 수집할 수 있는 집단

용어 정의

용어	Term	개념 및 설명
내용타당도	content validity	내용 영역의 문항과 측정하고자 하는 구성을 측정도구가 얼마만큼 대표하는가에 관한 정도
내적일관성	internal consistency	측정도구의 동질성(homogeneity)을 말하는데, 하나의 측정도구 내 문항들 간에 서로 밀접한 연관성이 있는지를 파악함으로써 측정문항의 신뢰도를 추정하는 것
눈덩이표본추출	snowball sampling	알고 있는 소수의 대상자로부터 소개를 받아 연구에 적합한 표본의 크기만큼 키워나가는 방법
단순가설	simple hypothesis	하나의 독립변수와 하나의 종속변수 간의 관계를 기술하는 가설
단순무작위 표본추출법	simple random sampling (SRS)	모집단을 구성하는 각 요소가 표본으로 선택될 확률이 같도록 하여 표본을 선정하는 방법
델파이기법	delphi technique	전문가의 경험적 지식을 통한 문제해결 및 미래예측 기법으로 전문가 집단에게 연구주제에 대해 가지고 있는 생각이나 판단을 여러 단계에 걸쳐 수정, 취합하여 합의점을 찾아가는 방법
도표평정척도	graphic rating scale	평정의 정도를 일직선상에 표시하는 것으로서 일직선을 동일한 간격으로 끊고 그 밑에 지시문을 넣어 해당되는 질문에 표시하게 하는 방법
독립변수	independent variable	종속변수에 영향을 준다고 예측되는 선행요인이나 변수
동등성	equivalence	같은 대상자의 같은 속성
동시타당도	concurrent validity	검증하고자 하는 측정도구의 결과와 이미 타당성을 검증받은 기존 측정도구의 결과를 상관계수로 알아보는 타당도
등간척도 측정	interval scale measurement	속성에 대한 순위를 매길 수 있으며, 순위 사이의 간격이 동일함
매개변수	mediating variable intervening variable	독립변수와 종속변수 사이에 존재하는 변수로 독립변수의 결과이자 종속변수에 영향을 미치는 변수
맥락	context	어떤 일이나 사물이 서로 연관되어 이루는 줄거리
명목척도	nominal scale	크기, 순서, 정도를 판정할 수는 없으나 측정한 자료를 구별하기 위해 명칭을 부여한 것
모집단	population	조사의 대상이 되는 자료 전체의 집합
문제진술	problem statement	2개 이상의 변수 관계에 대한 진술이나 의문형태의 진술
문헌고찰	literature review	학문적 연구 활동 과정에서 연구주제와 관련된 용어, 개념, 연구 도구, 선행연구결과 및 연구방법 등에 관한 문헌들을 찾아 연마하는 과정

용어	Term	개념 및 설명
문화기술지	ethnography	인간사회와 문화의 다양한 현상을 현장에서 정성적, 정량적 조사기법을 사용하여 기술하여 연구하는 학문의 분야
변수	variable	변화가 가능한 요인이며, 연구에서는 측정이 가능해야 함
변조	falsification	연구 재료, 장비 및 과정 등을 인위적으로 조작하거나 연구 자료를 임의로 변형, 삭제함으로써 연구 내용 또는 결과를 왜곡하는 행위
복합가설	complex hypothesis	둘 이상의 독립변수와 종속변수 간의 관계를 기술한 것
비구조적 관찰	unstructured observations	사전에 관찰대상, 방법 및 시간에 대해서 확실히 정해놓지 않고 관찰하는 방법
비구조적 면담	unstructured interview	면담자가 관심이 있는 주제는 정하였으나 질문할 문항은 미리 정해놓지 않은 상태에서 시행하는 면담 방식
비율척도	ratio scale	등간척도와 마찬가지로 측정치 간에 동일한 간격을 유지하고 있으며, 절대적인 영점(0)이 있음
비지시적 가설	nondirection hypothesis	변수 간의 관계의 방향을 제시하지 않는 가설
비확률적 표본추출	nonprobability sampling	연구자가 주관적으로 표본을 선정하는 방법
상관계수	correlation coefficients	두 변수간의 상관관계 정도를 나타내는 단위
상관관계	correlation	2개의 변수들 간의 관련성 정도
상관관계 연구	correlation study	2개 이상의 변수 간의 관련성을 검증하는 비실험연구설계를 활용한 연구
서술	description	사실이나 사건의 과정 및 결과 등을 기술하는 것
서술평정척도	descriptive rating scale	변수의 속성이나 현상을 서술한 문장이나 어구를 배열하고, 평가자들이 속성의 강도에 따라 값을 부여하거나 범주에 수치를 부여한 것
서열척도	ranking scale	평가기준 등급의 일종으로, 일련의 단어, 문장 및 그림 등을 연구대상자에게 보이고 제시된 관점에서 연구자의 입장에서 순서대로 배열하도록 함
서열척도 측정	ordinal scale measurement	측정대상 간의 순서관계를 밝혀주는 척도로 측정함
설명	explanation	현상 간의 관계를 규명하는 것
시각적 상사척도	visual analogue scale(VAS)	어떤 증상이나 상황에 대한 대상자의 의견이나 감정 등의 강도를 측정하기 위해서 시각을 통해 측정할 수 있는 평가척도

용어 정의

용어	Term	개념 및 설명
신뢰도	reliability	측정의 일관성을 의미하며 동일한 대상에 대한 측정이 반복되었을 때 동일한 결과가 나오는 정도
안락사, 조력자살	assisted suicide	환자의 고통을 덜어주기 위해 말기암환자에게 의료인들이 자살을 하도록 도움을 준 것
안정성	stability	도구를 반복하여 사용할 경우에 같은 결과를 얻는 정도
어의구별척도	semantic differential scale	주로 단어, 구, 문장 등을 이용하여 일직선에 양극에 쌍으로 나열하여 구간의 위치를 기준으로 태도를 측정하는 척도
연구가설	research hypothesis	연구자가 연구의 종료 후에 예측하는 형태를 기술한 가설
연구결과	research result	연구를 통해 나타난 사실이나 관련성 또는 효과 등
연구문제	research problem	개념, 정의 및 명제들과 관련된 묶음, 그것들의 현상을 설명하고 예측할 목적으로 체계적인 조망을 설명하는 문장 연구에서 제기될 질문을 제시함
연역적 추론과정	deductive reasoning precess	이미 알고 있는 판단을 근거로 새로운 판단을 유도하는 결론을 이끌어내는 것
예측타당도	predictive validity	측정도구가 어떤 현상을 예측할 수 있는가에 대한 타당도로, 그 도구의 실효성을 검증하는 방법
예측변수	preditive validity	두 변수의 함수관계를 이용하여 아직 관찰되지 않은 준거변수(결과변수)의 값을 예측하는 경우
왜도	skewness	자료의 분포가 평균을 중심으로 좌·우로 치우진 정도
외생변수	extraneous variable	연구 환경 조작에서 장애를 일으키는 변수
요인분석	factor analysis	한 가지 추상적 특성에는 한 가지 이상의 하위 개념들이 포함되어 있으므로 측정도구의 항목들을 상관관계가 높은 것들끼리 묶어 같은 개념의 요인들로 묶어 내는 방법
위조	fabrication	존재하지 않은 연구의 원자료, 결과 등을 허위로 만들어서 기록 또는 보관하는 행위
유의수준	level of significance	통계적인 가설 검정에서 사용되는 기준값으로 α로 표시하며 귀무가설이 맞음에도 불구하고 틀렸다고 결론을 내리는 오류를 범할 위험성의 최대 허용한계
의도적 표본추출	purposive sampling method	연구자가 인구비례와 상관없이 연구목적에 맞는 사람들을 의도적으로 뽑는 방법
이론	Theory	어떤 현상을 체계적인 방법으로 설명할 수 있는 일련의 진술

용어	Term	개념 및 설명
일반화	generalization	자료가 조사된 표본을 넘어서서 비슷한 현상을 대표한다는 것을 추측한 것
점척도	point scale	측정하려고 하는 대상(topic)에 대해서 찬성을 나타내는 단어, 문장, 그림 등과 반대의 태도를 나타내는 단어, 문장, 그림 등을 다수 준비하여 측정하는 척도
정규분포	normal distibution	하나의 최빈값을 가지고 최빈값, 중앙값, 평균값이 동일한 종형의 대칭적인 분포를 함
제1종 오류	type Ⅰ error	귀무가설이 맞음에도 불구하고 틀렸다고 결론을 내리는 오류
제2종 오류	type Ⅱ error	연구가설이 맞는데도 불구하고 귀무가설이 맞다고 결정을 내리는 오류
조작적 정의	operational definition	관찰할 수 없는 것을 관찰 가능하도록 한 개념이 관찰되는 상태를 정의
종속변수	dependent variable	실험연구에서 독립변수의 결과로 변화되는 변수나 예측된 효과
준거타당도	criterion validity	검사도구로 측정한 결과와 같은 특성을 평가하는 다른 외적 준거(external criteria) 간의 상관계수를 구하여 측정도구의 타당성을 평가하는 방법
지시적 가설	directional hypothesis	변수 간의 관계에 대해서 연구자가 기대하는 방향이 제시된 가설
집단비교법	known group method	구성타당도를 입증할 수 있는 가장 일반적 방법으로 평가하고자 하는 측정도구로 이미 측정하고자 하는 특성을 가지고 있는 잘 알려진 집단과 그렇지 않은 집단의 측정치를 비교하여 유의한 차이가 있는지 평가하는 방법
집중타당도	convergent validity	측정하고자 하는 동일한 개념을 측정하기 위해 두 가지 측정도구를 개발하고 그 결과값들 사이에 유사한 결과를 내는지, 상관관계 정도를 측정하는 타당도 높은 상관관계를 보이면 집중타당도가 높음
척도	scale	측정하고자 하는 개념의 양 또는 질을 수량화하기 위해 체계적인 단위를 가지고 그 특성에 숫자나 값을 부여하여 개발된 도구나 평가 기준
첨도	kurtosis	관찰된 값들이 어느 정도 집중적으로 중심에 모여있는가를 측정함
체계적 문헌고찰	systematic review	연구분야와 관련된 전체 논문을 체계적으로 검색하여 고찰하는 것

용어 정의

용어	Term	개념 및 설명
총화평정척도	summated rating scale	여러 개의 문항으로 구성되어 있는 서술평정척도에 답을 하고 각 문항의 점수를 더하여 총점을 내는 방법으로, 하나의 개념을 설명하기 위해 속성의 다양성을 측정하는 방법
측정 오류	measurement error	측정 도구의 잘못으로 측정되어 측정 대상자 모두에게 동일한 오류가 발생한 것
측정	measurement	특정한 기준에 따라 속성의 양을 나타내기 위해 변수의 실제적인 특성에 값을 매기거나 숫자를 부여하는 과정
층화표본추출법	stratified sampling	모집단을 일정한 기준에 따라 두 개 이상의 동질적인 층으로 구분하고 각 층별로 단순무작위 표본추출을 하는 방법
타당도	validity	측정하고자 하는 개념이나 속성을 측정도구가 정확히 측정하였는지에 대한 정도
탐색	exploration	현상과 관련이 있는 원인이 무엇인지 질문하고, 이를 찾아내는 과정
태도 측정법	attitude scale	응답자에게 어떤 상황이나 대상에 대한 느낌이나 태도를 질문에 대한 긍정이나 부정 정도의 점수로 표현하고 이들 점수를 총 합산하여 나타내는 방식
통계가설	statistical hypothesis	통계적인 검증을 하기에 적합한 구조로 바꾸기 위해 보다 조작적인 용어를 사용하여 기술한 가설
투사법	projective technique	어떤 상황이나 대상에 대한 응답자의 무의식적인 생각을 알아내고자 단어연상 또는 문장완성을 활용하는 자료수집방법
판별타당도	discriminant validity	집중타당도와는 반대 개념 두 가지의 다른 개념을 측정하는 다른 두 가지 측정도구를 개발하고 이 두 가지 측정도구에 대한 결과값 사이에 상관관계로 보는 타당도. 상관관계가 낮을수록 판별타당도가 높음
편의표본추출	convenience sampling	연구자 자신의 편리한 방법으로 표본을 선정하는 것
편중	bias	어느 쪽에 치우친 것을 말함 자료수집 시 대상자가 어떤 특성을 가진 군들로 치우친 것 이를 통해 결과가 왜곡될 수 있으며 연구 시 변수 간에 영향을 미칠 수 있는 요인에 대한 통제가 안 되면 결과가 편중될 수 있음
평정척도	rating scale	어떠한 단일의견에 대하여 연구자가 임의로 항목을 선정하여 그 항목에 대해 평정자(개인 또는 집단)의 평가에 의해 결정하는 척도

용어	Term	개념 및 설명
폐쇄형 질문	closed question	응답자에게 선택사항을 제시하여 그 중 하나 이상을 선택하게 하는 질문
표본 프레임	sampling frame	표본으로 추출될 요소들의 전체 명단, 즉 모집단 전체의 명부
표본	sample	모집단의 일부로 설문 또는 실험을 위해 선택된 연구 대상
표본추출 오차	sampling error	추출한 표본을 토대로 낸 추정치와 모집단을 토대로 낸 참값의 차이
표본추출 편중	sampling bias	표본추출 과정에서 대표성이 부족한 것
표본추출	sampling	조사연구에서 연구에 선정될 인구집단의 대표 단위를 선정하는 과정
표적모집단	target population	연구자가 연구결과를 일반화하고자 하는 전 대상자의 집단
표절	plagiarism	일반적 지식이 아닌 타인의 독창적인 아이디어 또는 창작물을 적절한 출처표시 없이 활용함으로써 제3자에게 자신의 창작물인 것처럼 인식하게 하는 행위
표절검사	piracy test	타인의 아이디어, 연구물 내용이나 결과 등을 정당한 승인 또는 인용 없이 도용하는 표절이 발생하지 않도록 문서 간의 유사도를 검사하는 서비스
학술지	academic journal	연구자가 검토한 논문을 게재하는 학술 잡지
할당표본추출	quota sampling	모집단을 어떤 특성에 따라 세부집단으로 구분하고 특정 변수의 구성비(예, 남자:여자) 등 세부집단의 크기에 비례하여 각 집단에서 표본을 임의로 추출하는 방법
현상학	phenomenology	경험적 현상을 다루는 학문으로 무비판적인 괄호치기의 철학과 방식을 적용하여 질적 연구의 기초가 됨
혼란변수	confounding variable	독립변수가 아닌 제3변수가 종속변수에 영향을 미칠 때 혼란변수라 함. 이때 독립변수와 종속변수는 아무런 관계가 없을 수 있음
확률적 표본추출	probability sampling	표본추출 프레임 내에 있는 단위들이 표본으로 추출될 확률이 동등하며, 무작위적으로 추출되는 방법

INDEX

바

사

아

파

하

A

B

C

D

E

SECOND EDITION

NURSING RESEARCH

간호연구

초판 발행 2018년 3월 2일
2판 2쇄 발행 2022년 2월 20일

저 자 양경희, 김동옥, 김영희, 고가연, 김정호, 박금숙
박선정, 박순옥, 박인숙, 이명인, 최영애, 최은주

발행인 이 웅 현

발행처 **퍼시픽북스**
서울특별시 중구 충무로 29 아시아미디어타워 501호
TEL. 02-2272-7766(代) / FAX. 02-2272-7166
www.papu.co.kr

ISBN 979-11-6375-195-3

• 이 책의 일부 혹은 전체 내용을 출판사 발행인의 서면 동의 없이 무단으로 복사, 복제, 전재, DTP, 인터넷 상에 게재하는 것은 저작권법에 저촉됩니다.
• 낙장이나 파본된 책은 구입처나 본사에서 교환하여 드립니다.

정가 **28,000원**